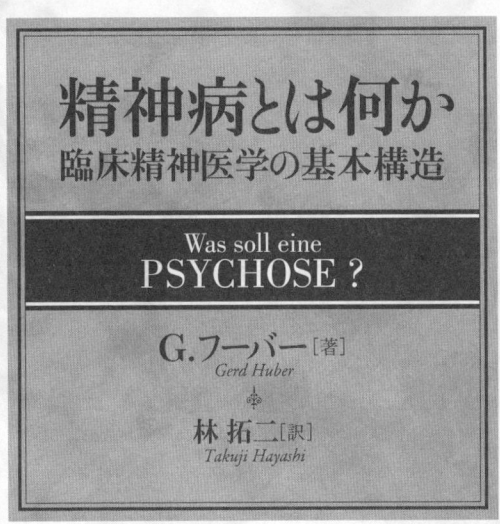

精神病とは何か
臨床精神医学の基本構造

Was soll eine
PSYCHOSE ?

G. フーバー [著]
Gerd Huber

林 拓二 [訳]
Takuji Hayashi

新曜社

Authorized translation of the 3rd German language edition
Gerd Huber
PSYCHIATRIE
Systematischer Lehrtext für Studenten und Ärzte
©1981 by Schattaur GmbH, Stuttgart-New York

Japanese translation rights arranged with
Schattaur GmbH, Stuttgart-New York
through The Sakai Agency, INC.

日本語版への序文

　私がボン大学精神科を主宰していた当時、我々のところには数多くの著名な精神医学の研究者が客員医師として訪れていた。京都からは福田教授が、ベルリンからは診断学を倦むことなく再検討し改定を行なっていたレオンハルト教授がお見えになった。そして一九八〇年代の初めに、林拓二医師が一年あまり滞在した。彼は、我々と一緒に研究し、仕事への情熱、粘り強さ、自制的で時には慎重に過ぎる厳密性において他の誰よりも優れていた。我々は彼をしばしば「静かなる男」と評した。なぜなら、謙虚さ、慎ましさ、そして思考の明晰さと結びついた寡黙さの中に、プロイセンの参謀総長ヘルムート・フォン・モルトケに極めて似ていると思われたからである。林は当時すでに——それについては話さなかったが——私の教科書第三版の日本語訳に取り掛かっていた。ある日、彼が私に直接、教科書の中での小さな誤りを指摘したとき、私は少なからず驚いた。それは、私も私の同僚もそれに気付いていなかったからである。

　そうこうするうちに、林医師は福田教授の後継者として研究を続け、京都で教授となった。そして、ドイツで初めて画期的なシステムとしてヴァイセナウ州立精神病院で精神医学の全講義を行い、ウルム大学を卒業した医学生のために出版した当時の教科書は、七版を重ねようとしている。この間、支配的な学説や、エビデンスに基づいた医学、それに「科学的な正確さ」においてその時代にうまく合わせた多くの教科書が出版され、そこでは専門の多くの著者がそれぞれに寄稿したものを収載している。そのようなこともあり、林によって翻訳される我々の教科書は、この第三版と同じくその後の版でも、一人の著者による教科書として、時代錯誤との批判を受けるかも知れない。

しかしながら、繰り返し宣言されるパラダイムの転換の時代に、統一と画一化に向かった精神医学が生物学的精神医学へと急展開したあと、古い絶対化が新しい絶対化に置き換わり、精神分析的・社会学的神話が、精神病理学的な知識を欠いた一面的な生物学的精神医学に置き換わってしまった。そのために、我々の学問領域の根源、歴史、発展を考慮しながら、伝統と進歩を結び付けた「鋳型となる」教科書が不可欠であると考えられる。この点で、我々が第三版を取り挙げるとしても、いかなる不都合も見られない。第三版では、増補と改訂によって文献が300ほどから1000を超えてさらにボリュームを増した最新版よりも、いわゆる内因性精神病、すなわち感情病性疾患と分裂病性疾患とが――すでにヤスパースによって概念化された伝統的な体系の枠内で――簡明且つ明快に記載されている。しかも、本質的には、本書における臨床精神医学の基本的な立場とその構想、関心事はなにも変わっていない。まさに、我々精神科医は、たとえばコンピューター技術のように、知識がたかだか三年という短い半減期しか持たないことにあまり驚かされるべきではない。精神医学では、一九七〇年代や八〇年代の初めの知識の半分、あるいはすべてが時代遅れになっているのではない。少なくとも、臨床精神医学の中心的な領域や精神病理学は古くなってはいない。ヤスパースが、一九四六年に「精神病理学総論」の第四版で記載し、あるいはシュナイダーが、「臨床精神病理学」で――この本は我々の解説付きで十五版を重ねているが――述べたことに有効期限はない。それは教条的でなく、新しい見解に開かれ、訂正も可能であり、精神医学の基本問題をさらに考える多くの刺激を与えている。そしてまた、患者に対する偏見の克服にとっても有益なものである。偏見は、精神医学の実際の進歩にとって最も重要な障害であり、それによって、適切な時期に適切な治療を受けることで助かる多くの患者が、今日までまったく治療を受けないか、あるいはあまりにも遅くしか我々のところに来なかったのである。

　我々は、林によって出版された日本版が、相変わらず克服されない精神疾患のスティグマ、差別、そしてタブーの中心問題を、我々の学問領域（アメリカの指導的な精神科医が言うところの「最低に評価されている医学の分野」）に対する信頼によって解決に近づけ、精神医学が持つ権利と支配的な地位を取り戻すのに寄与することを望んでいる。神経治療学が精神医学と神経学とに分離される以前には、精神医学はそのような地位を占めていたのである。近

年では、我々の学問分野に対する懐疑は、注目を浴びるイデオロギーや時代精神によって惹き起こされてはいない。そこでは、新しい可能性なしに、研究の隙間をしばしば魅惑的な思弁に置き換え、十分に根拠のある所見、構想、そして分類を諦める傾向が見られたのである。

　最後に、もう一言述べておきたい。これまでの疾病学的な分類の努力がすべて水泡に帰せられるにしても、循環病群と分裂病群とは、確かに、疾患単位ではない。個々の疾患を、とりわけ「分裂病のグループ」から取り出すことは、カールバウムやクレペリンの方法による精神病理学的状態像や長期の経過研究だけでは成果は見られず、ただ疾病に特徴的な身体的脳所見を明らかにすることによってのみ成功する。林の研究（「非定型精神病とシュナイダーの分裂病」Neurol Psychiatry Brain Res 2002; 10: 59-66 を見よ）がその好例である。このような形で、おそらく遠くない将来に、実際に個々の独立した精神病の病型を、たとえば非定型精神病として、取り出すことが可能となり、それによって、原因不明な精神症状群の間には鑑別類型学ではなく、真の鑑別診断学が可能となるであろう。

　　二〇〇五年八月

　　　　　　　　　　　　　　　　　　　　　　　　　　ボンにて
　　　　　　　　　　　　　　　　　　　　　　　　Gerd Huber

邦訳刊行に寄せて

　原著者G・フーバーは、「精神医学のメッカ」「古典的分裂病教室」などと謳われたドイツの名門、ハイデルベルグ大学精神科のK・シュナイダー門下の一人である。数ある業績のなかでも特記すべきは、1971年ウルムに在職中、「ヴァイセナウ・シンポジウム」と名づけたシンポジウムを創めたことであろう。主として分裂病中心の諸問題をさまざまな角度から取り上げたこのシンポジウムは、主題を変えながらほぼ二年おきに開催され、第五回が転任先のリューベック医大の近郊、ラーベミュンデ（1975年）、その後ボンに落ち着いてからはそこを根城として続けられてきた。最近は「K・シュナイダー賞」も創設され、米のゴッテスマン、ミュンヘン・マックスプランク精神医学研究所のV・ツェルセンがそれぞれ受賞している。文字どおりシュナイダーの後継者としての地歩を固めつつある訳で、同門でライバルでもあるW・ヤンツァリク（前ハイデルベルグ主任教授）も「……最近の四半世紀間の分裂病研究の進歩は、フーバーの『ヴァイセナウ』シンポジウムに大きく負っている」と讃辞を贈っている。

　本書は、訳者による抜粋の集約である。初版の倍以上にぶ厚くなった第五版はあまりにも大部であるため、「学生および医師のための教科書」としては過重すぎると言う現実的な理由が、この操作を余儀なくさせた。訳者の意図は原著者のそれを汲んだ上でのことである。必要最小限度というよりも〝必須〟であることを優先したのであろう。原著者の臨床への執着を留学時代に見極めており、その細心さ、慎重さ、完全癖などを心得た上での作業であったに違いない。邦訳は、訳者がボン大学に留学中にすでにほぼ完了しており、愛知医科大学および京都大学での精神医学講義には、本書の図表などを利用していたとのことである。今回の出版にあたり、訳語の正確さを期し

て、ゲラ刷りで原文との対照を何回となく繰り返しておられる時に少々拝読させて頂いた。生硬な訳語が結構あちこちに散見されるが、全体としては行き届いた目くばりを感じた。専門用語が多いのは精神科の特徴でもあるが、最新の知見などもかなり豊富にちりばめてあって、寝転んだまま読むというわけにはいかないが近年珍しい好著と云える。

　ＤＳＭなどの操作診断が、とりわけアメリカ精神医学会にとっては大変革となったのは周知のとおりだが、この数年来、若い人たちが（精神科の）臨床離れ傾向を示している、などの声を耳にする。日本でも「臨床の浅薄化」を取り上げる人が居るようである。本書は、原著者が現存する当代一流の正統派精神科医の一人であり、しかも臨床に撞着する最たる実例でもあって、その著作を身近な邦語で読み親しむ好機を与えてくれる。臨床に親しみ、考え、クランケに始まってクランケに終わる、けだし精神科の醍醐味を本書によって味わえれば、訳者の苦労も酬われるのではなかろうか。

生物学的精神医学会
世界連合・名誉理事長
福田 哲雄

目　次

日本語版への序文（G・フーバー）i

邦訳刊行に寄せて（福田哲雄）v

序　章　精神医学の三分体系 3

第一節　身体に基盤のある精神病 9

第二節　内因性精神病 12

第三節　心的資質の異常な偏倚 14

第四節　総　括 16

内因性精神病　21
　　名称と概念
　　形態と類型

第一章　循　環　病（躁うつ病・感情精神病）　27
　　概念規定および名称
　　経　過　型
　　病相の数、個々の病相の持続と経過、間欠期と周期
　　生命に関する予後
　　初発時の年齢
　　罹　病　率
　　症　候　学

第一節　内因性（循環病性）うつ病の症状学　34
　　抑うつ性気分変調
　　思　考　制　止
　　精神運動性制止
　　いわゆる生気障害、いわゆる仮面うつ病
　　抑うつ性妄想思考
　　自律神経症状

第二節　内因性（循環病性）うつ病の治療　41

第三節　内因性（循環病性）躁病の症状学　50
　　　　躁病性気分変調
　　　　観念奔逸
　　　　精神運動性興奮
　　　　生気感情の昂揚
　　　　妄　想
　　　　身体的−自律神経症状

第四節　混合状態　54

第五節　内因性（循環病性）躁病の治療　55

第六節　循環病の診断と鑑別診断　57
　　　　診　断
　　　　鑑別診断

第七節　転　帰（予後）　67

第八節　病因、遺伝と体質、精神的
　　　　　　　および身体的誘因　69
　　　　遺　伝
　　　　体　質
　　　　精神的および身体的誘因

第二章　精神分裂病〔統合失調症〕　77

　　　名称と概念
　　　頻度と発病年齢
　　　症　状

第一節　精神病理学的症状学　83

　　　外　見
　　　行動および表出
　　　意識の障害
　　　気分変調、情動および疎通性の障害
　　　欲動と精神運動の障害
　　　形式的および内容的な思考障害
　　　知覚障害、感覚錯誤
　　　自我体験の障害
　　　記憶の障害
　　　知能の障害
　　　人　格

第二節　身体症状および身体精神性移行症状　110

第三節　亜　型　113

　　　破瓜病 – 単純型
　　　緊張病型
　　　妄想 – 幻覚型
　　　体感症性分裂病

第四節　診断および鑑別診断　120

　　　診　断
　　　鑑別診断

第五節　経過と転帰　132

　　　疾患の発病、前哨症状群、前駆症、
　　　　　　さらに後期の（精神病後の）非特徴的な経過
　　　経過様式、経過の独自性、状況依存性および可変性
　　　精神病理学的転帰、特徴的および非特徴的残遺状態、経過型
　　　社会的予後、予後にかかわる要因

第六節　病　因　148

　　　家系・双生児および養子研究
　　　身体的仮説のための間接的な証拠、
　　　　　　神経病理学的・病態生理学的・生化学的所見
　　　体質・体格および一次性性格
　　　多元性・環境規定性要因、誘発、心因および社会因説

第七節　治　療　166

　　　けいれん療法
　　　精神薬物療法
　　　リハビリテーション、社会治療

解　説　183

訳者あとがき　209

　　　文　献　211　　索　引　219

装丁　上野かおる

精神病とは何か
―― 臨床精神医学の基本構造 ――

本書は精神医学の教科書として書かれている。そこで、学生、研修医、あるいは精神科の専門医を目指す若手医師諸君が必要と思われる専門用語を、日本語訳とともに原語の併記をしておいた。多少の読みづらさはご容赦いただきたい。なお、精神分裂病は、近年「統合失調症」と呼称されることが多いが、本書はあくまでも精神医学の書であるため、従来どおりの呼称を使用した。

——巻末「解説」より

序　章
精神医学の三分体系

　いかなる精神医学の体系も、今日の知識水準では、**暫定的な性格をもっているにすぎない**。それにもかかわらず、我々はこのような体系を、有意義に、かつ有機的に精神医学の知識を取得し、それらを整理するための基盤として必要としている。それが指針となって、多くの個々の事実を見極め、学ぶことができるのである。このような体系を作成する際には、本質的なもの、変化しないと考えられるものだけが、疾患に特徴的であるとされ（これは、精神病——身体に基盤のあるものと内因性の——にあてはまる）、変化するもの、変化し得るもの、そして、その人に特徴的なものは、疾患に特徴的であるとは見なされない。ここに、「**診断中心** *diagnosezentriert*」の見方と「**人間中心** *persönlichkeitszentriert*・**患者中心** *patientenzentriert*」の見方との対立が生じるように見える。しかし、**両方の立場は互いに排除しあうものではなく、補いあっている**。医師は、精神科医もまた同様に、両方の視点のいずれを放棄することもできない。

　精神障害は、その障害自体によってではなく、本質的には、それぞれの精神障害の出現に関与し、特徴づけている全人格の枠内でのみ理解され、考察されるべきである（このことは、純粋な身体障害、例えば下肢切断の場合でも、ある程度あてはまる）。**精神障害が出現する人間全体が、常に精神医学的診察と治療の対象となるのである**。我々は、このように、てんかん、あるいはうつ病を治療するのではなく、またてんかん気質者や抑うつ者を治療するのでもなく、**発作や抑うつに悩んでいるある特定の人、まさにただ一人の人間を治療するのである**。医学のすべての専門領域において当然求められる**全体的な見方**は、臨床の医師として、出来る限り努力しなければならない理想として要請される。このことは、基本的には常に不充分にしか応えられていないが、医学の他の領域よりもむしろ、精神医学において必要とされる。**いずれにせよ、精神医学の総論や各論の知識や経験を得て、それを臨床に利用することに習熟した時、は**

じめて最善の力を尽くすことが可能になるのである。

いかにして、そのような体系が得られるだろうか？ 「**精神医学は、精神障害の学問であり、その精神的な異常の、その症状の、その身体的・精神的関係やその身体的・精神的治療の可能性の学問である**」[107]。その医学的な科学としての目的は、精神障害を疾患単位に分類することであろう。それは、共通な病因と病理解剖所見を持ち、同一か類似の精神病理学的な症状と経過を示す疾病学的な単位である。この目的は、なお二つの理由から達成されていない。

精神医学は、(1)**自然科学的な疾患の結果だけでなく、正常な心的資質の偏倚とも**、すなわち、人格やその発展、そしてその状況的な反応や行動に関する偏倚、さらに理解能力の偏倚とも関わっているのである。精神医学は、極めて異質な領域を含んでいる。それは、身体学と精神病理学という二つの柱に基づいている。クルト・シュナイダー Kurt Schneider[107]によれば、精神医学はこれらの極めて異なった科学を（今日、それらは多くの個別科学となっている）統一しようと試みている。「それゆえ、精神医学という統一された領域はなく、ただ精神科医だけは存在する、と言えるであろう」。精神医学は、このように、医学的・自然科学的な分野だけではない。精神医学が関わる精神的異常の大部分が、（狭義の）疾患を表すのではないのである。

我々は、ここでは物質的な自然科学的**疾患概念**を基礎においている。この概念は、今日ではとりわけ心身医学、精神療法、および社会学において、さらに医学や法学においても極めて広範に広がった疾患概念とは一致していない。精神医学的な疾患が話題になるのは、それが、身体の病的な変化によって、その機能的な結果や（機能的あるいは形態学的にとらえられる）残遺を伴った明確な器質的過程によって引き起こされる時だけである。

しかしながら疾患単位における分類は、(2) 次のことからも不可能である。それは、極めて頻繁に見られる精神医学的な疾患、**いわゆる内因性精神病の場合には、身体病理学的な物質が確かに存在しそうではあるものの、今日に至るまでなお知られておらず、あるいはやっと断片的に知られるようになったにすぎないからである。**

我々は、ここでとりあげられたこの二つの見地を、臨床精神医学の暫定的な体系の基礎にして、おおまかな三分性の（三単位の）分類を行っている。すなわち、(Ⅰ)身体に基盤のあるもの、(Ⅱ)身体には（未だ）基盤の見ら

れないもの、いわゆる内因性精神病、それに、（Ⅲ）正常な心的・精神的資質の偏倚である。
　この三つの大きなグループのなかで、さらに細分類が行われる。そこでは、統一的な視点による分類は不可能であり、それはさまざまな原理によって行われる。その際、最もふさわしい原理がその都度用いられる。

　身体に基盤のある（器質性の）精神病のグループでは、例えば中枢神経系の病理学的・解剖学的所見（例えば多発性硬化症の場合）、病因（例えば梅毒性脳疾患）、臨床的特徴（いわゆる真性てんかんの際の大発作やその他の脳器質性発作）、あるいは病因と病理解剖（進行麻痺の場合）が、分類に使用される。**疾患の結果として明白に知られている精神障害、すなわち身体に基盤のある精神病の場合ですら、疾患単位についてのすべての要請が例外なく満たされるわけではない。**一部の疾患においてのみ、中枢神経系で、ある特徴的な病理学的・解剖学的所見のように決定的な意味を持つ病因と、ある程度単一の臨床病像、それに経過とが知られているにすぎない。このことは、例えば進行麻痺に当てはまる。**内因性の分裂病性および循環性精神病の場合、一つの「単位」へとまとめるのは、ただ単に、同一あるいは類似の精神病理学的病像と経過に基づいて行うにすぎない。**すなわち、分裂病圏と循環病圏である。そこで、今日なお我々は「小疾患単位 kleine Krankheitseinheiten」で満足しなければならない。心的資質の偏倚のグループのなかでは、最終的にはいくつかの型だけが、現象学的に、そして発生的に了解できる分析に基づいて取り出されるが、本来の診断は不可能である。診断の重要性は、グループⅠから、グループⅡを経て、グループⅢへと減少してゆく。

　統一的で例外のない一つの分類原理に従って整理することは、身体に基盤のある精神病の場合でさえも不可能と思われる。分類のためには、多くの原理を使用しなければならない。それらは、病因、病理形態学的脳所見、精神病理学的症状、そして経過である。我々は【表1】に示される**臨床精神医学の体系**を考えている。
　この、K・シュナイダーを手本にして作られた三分体系は、単純で大まかな基本線によって、概略を容易に見通すことができる。もし、精神医学を理解しようとするならば、**一方で、精神障害が心的・精神的資質の偏倚としてあり、他方で、疾病の結果として存在することを、**はっきり理解しなければならない。ここから、さらに次の結果が生じる。すなわち、この精神医学的体系は、心的資質の異常な偏倚の場合、基本的に、ただ心理学的な（あるいは精神病理学的な）事実だけを用いており（体験反応性、神経症性および精神病質性人格障害の際に、精神的に生じて固定してしまった身体機能障害、すなわち心因性身体障害、あるいは器官神経症性症状が、症状学的に存在していたとして

[表1] 臨床精神医学の体系

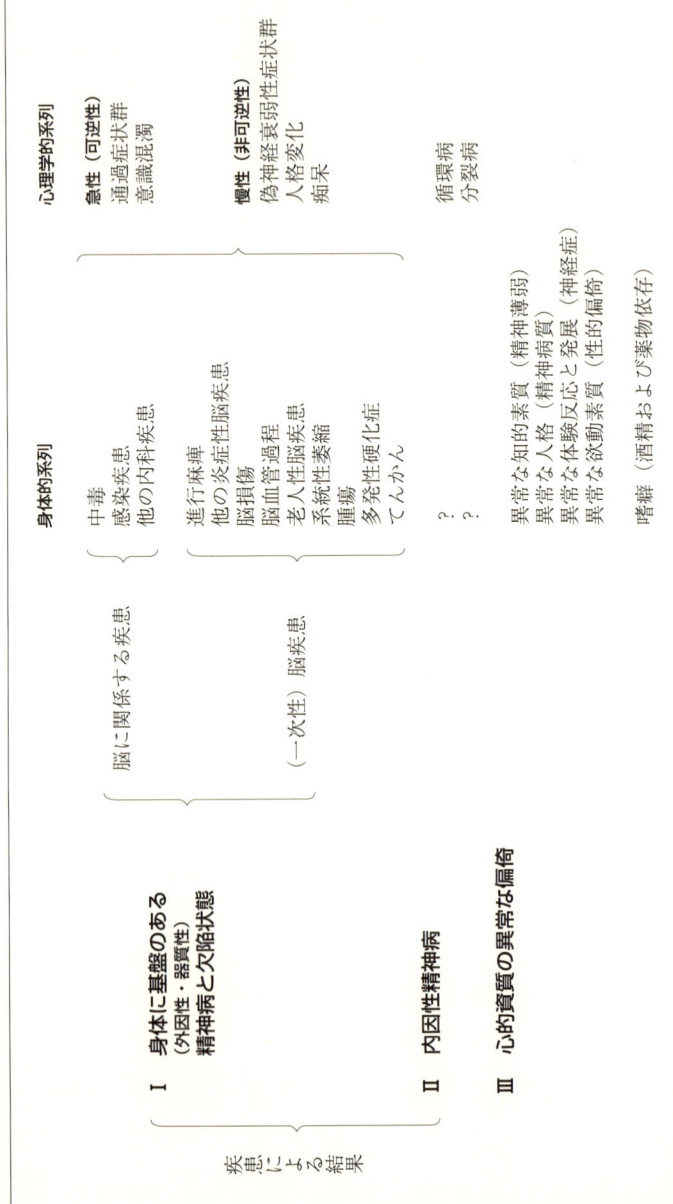

も)、一方で、身体に基盤のある精神病の場合、精神病理学的な事実と身体病理学的な事実、概念、そして名称が使用される。診断は、ここでは「複線的」である。例えば「器質性人格変化」は、ある精神病理学的な（同時に症状学的な）事態を意味しており、それに対して「進行麻痺」「脳血管障害」あるいは「脳挫傷」は、ある身体病理学的な（それと同時に病因病態発生学的な）事態を意味している。このように、今日、確かに身体に基盤のある精神病の場合に、一方では、身体的であり同時に病因病態発生的な系列を、他方では、心理学的・症状学的系列（「軌道」）を、区別しなければならない。それで、複線的（あるいは二軌道性）と称されるのである。

　精神医学的診断は、精神医学的疾患や障害のすべての場合に、**二つの手順**で実行される。最初の手順は、精神病理学的診察に基づいて行われ（暫定的に、三分体系の三グループのうちの一つに分類すること）、二番目は、身体的な診察に基づいて行われる。身体に基盤のある精神病の場合だけは、特徴的な身体的所見が証明され、それによって厳密な意味での診断が可能となるが、内因性精神病の場合には（基本的には、いわゆる真性てんかんの場合も）、今日の知識水準ではなお診断の可能性はなく、心的資質の偏倚の場合には、将来においてもそれを期待することはできない。

この手順による「偏倚」のグループと、他の二つのグループ、すなわち身体的に基盤があるものと身体にはなお基盤が見られない内因性精神病とでは、事情が全く異なっている。後者では、疾患が、疾患による結果とともに、心理学的・精神病理学的領域にみられる。心的資質の偏倚には、正常精神領域に対しては**ただ量的な相違にすぎず、いかなる質的な相違も原則的な相違も見られない**。このように、病的ではない精神障害の場合には、障害がなお極めて顕著であるとしても、精神病が問題となることはない。それに対して、症状の程度や社会的な影響とは関係なく、**疾患の結果**を表すすべての精神障害、すなわち身体に基盤のあるグループⅠ、あるいは内因性精神病のグループⅡが、科学的に厳密な意味における**精神病**として分類されるべきであると考えられている。

　グループⅠとグループⅡのなかには、その程度や外面的な特徴からは決して「精神病」とはみなしたくないもの、例えば頭蓋－脳外傷後の軽い精神的な変化のような、比較的軽度の精神障害や残遺状態がある。そのような可逆性あるいは非可逆性の身体的に基盤のある精神病の軽症型を、通過症症候群、あるいは偽神経衰弱症候群（または「脳機能減弱」あるいは「脳病質 Enzephalopathie」）という名称で、あるいは一般的に、（可逆性あるいは非可逆性の）**「器質性精神症候群」**という名称で呼ばれる。ＷＨＯによっ

て作成されたICD（国際疾病分類）では、以前から、「精神病とは呼ばれないが、脳に影響する身体疾患とは関係のある（軽症の）精神障害」は、その他の（顕著あるいは産出性の）器質性精神病とは別なものとして考えられていた。ICDの改訂九版で、それらは分類番号310の「脳傷害後の非精神病性の特殊な精神障害」として登場している。そのグループのなかに、例えば「前頭葉症状群」と並んで「他のタイプの知的変化や人格変化」と「脳挫傷後症状群」が分類されている。身体に基盤のある精神病の場合と同様に、内因性精神病の場合でもまた、そのような種類の、さほど顕著ではなく狭義の精神病とは言えない（脳外傷の場合には、ICDの分類番号の310で整理される）精神症状群が存在する。分裂病〔統合失調症──以下同〕の場合ですら、そこから発展する残遺症症状群の大多数が、決して「精神病」としての印象を与えず、それどころかむしろ「非精神病性精神障害」としての印象を持つのである。ICDは障害の**程度**に従って分類している。「精神病は、精神機能の障害がきわめて大きくなり、洞察と、いくつかの日常生活の要求をかなえる能力、あるいは現実との関連が、著しく傷害されている病的な状態である。それは、正確に、あるいは厳密に定義できる概念ではない」。

　この「精神病」概念とは異なり、我々の三分体系に関しては、「**異常**abnorm」あるいは「**異常性**Abnomität」という言葉が当たり障りのないものである。異常な精神障害について、我々はこの様に、精神病の場合と同様に心的資質の偏倚の場合にも用いる。同じことは「**精神病理学的**psychopathologisch」あるいは「**病態心理学的**patho-psychologisch」という概念にもあてはまる。

　我々は、臨床精神医学の体系の、この三つのグループを簡潔に概観する。最初に、身体に基盤のある精神病、それから内因性である分裂病性精神病と循環病性精神病、そして最後に心的資質の偏倚について述べる。

第一節
身体に基盤のある精神病
Körperlich begründbare Psychosen

　これらは、器質性あるいは症状性精神病、器質性精神症状群、精神器質性症状群、外因反応型、身体因性精神病、健忘性あるいは脳びまん性精神症状群という名称でも呼ばれている。ここでは、現実的な疾患単位を求める努力が、最も容易に満たされる。ここには、厳密な、最終的には身体的な診断学の可能性が存在する。ここにあるのは、疾患の種・属であり、病型だけではない。この障害は、進行麻痺で**ある**か、または進行麻痺では**ない**。方法的に比較し得る厳密な診断学は、心的資質の偏倚の場合には不可能であり、内因性精神病の場合でもまた不可能である。**これは次のことに起因する。診断は、身体に基盤のある精神病の場合、結局は身体的なものであり、ここでは、そしてここだけは、それを説明することができる。そしてそれは多かれ少なかれ特徴的な、病的な身体所見に基づくのである。**

　身体に基盤のある精神病の場合、急性あるいは可逆性、慢性あるいは非可逆性のタイプに区別される。**急性の身体に基盤のある精神病**は、主として「機能性」であり、それらには、いかなる形態的な脳変化も見られないか、あるいは、一過性で可逆的であるにすぎない。それゆえにそれらは、臨床的にはまた、一般的に完全な可逆性を示し、いかなる精神的な欠陥症状群も後に残さない（例えば、急性アルコール酩酊、急性熱性せん妄）。しかし例外はある。治癒――通常は――したり、致命的な結果（例えば、アルコールせん妄）になったりすることの他に、急性の身体に基盤のある精神病は、非可逆性の器質性精神症状群（基盤には形態学的な持続性変化もある）を後に残すこともある。その結果、いわゆる脳挫傷性精神病の後に、器質性人格変化が残ることもある。

　急性の身体に基盤のある精神病は、中枢神経系の二次的、あるいは一次的な疾患に基づいている。我々が述べるのは、（二次的に）脳が関与しているものの一次的には頭蓋外のものである場合と、脳自体の疾患の場合の、急性

の身体に基盤のある精神病である。脳が関与している疾患の場合、中枢神経系ないし脳は、まず循環、代謝、あるいは内分泌を介して、二次的に巻き添えにされる。そこで我々は、急性の身体に基盤のある精神病を、①（一般に重症な）**脳に関与する身体的な全身疾患**、例えば、中毒（アルコール・薬物）、感染症（腸チフス・肺炎）、内臓疾患、全身疾患や代謝疾患（尿毒症・糖尿・子癇・内分泌症・失血など）の場合と、②**一次性の脳疾患**、例えば脳炎あるいは脳外傷の場合とに区別している。

急性の身体に基盤のある精神病の主軸症状は**意識混濁**である。中枢神経系が一次的にあるいは二次的に傷害されるのかどうかは関係なく、そして、障害の種類（病因）とも関係なく、共通で統一的な精神症状群が存在する。我々は意識混濁を主軸症状とみなしているが、しかし、急性の身体に基盤のある精神病の必須症状とはみなしていない。それは確かに一般的に見られるが、例外なく見られるものではない。もし、意識混濁が見られず、あるいは比較的軽症で、臨床的には容易に認めることが出来ない場合、いわゆる**通過症状群** Durchgangssyndrom が存在するのである。

意識混濁は、産出性・精神病性の症状を作り出すことがある。そこでは、さまざまな精神病理学的症状群が成立し、例えばせん妄やもうろう状態、あるいは意識混濁が回復すると幻覚症、急性コルサコフ症状群、興奮と気分変調、焦燥性病像、不安に満ち－夢のような（夢幻様）病像、昏迷様病像、無欲状病像が見られる。それらは、部分的には、急性分裂病と区別することが困難である。ボンヘッファー Bonhoeffer は、急性の身体に基盤のある精神病の、この多様な（選択的）形態を「**急性外因反応型** acuter exgener Reaktiontyp」と呼んでいる。

急性の身体に基盤のある精神病は、最もしばしば治療により消失するが、時にはまた致命的となったり、あるいは精神器質性欠陥症状群を後に残したり、さらには進行性の身体に基盤のある精神病に移行する。器質性精神病の急性と慢性、可逆性と非可逆性の病像は、互いに境界なく移行する。慢性の身体に基盤のある精神病の経過中に、稀ならず急性外因反応型の一過性の増悪が見られる。例えば、脳血管障害の際の器質性人格変化の場合に、夜間のせん妄性エピソードが見られることがある。

慢性の身体に基盤のある精神病は、非可逆性の一次性、あるいは（稀には）二次性の脳疾患ないし脳傷害が基礎になっている。ここでもまた次のことがいえる。疾患あるいは傷害が、炎症（例えば脳梅毒）、変性（例えばアルツハイマー病）、血管障害（脳血管硬化症）、外傷性障害（脳挫傷）、脳腫瘍、あ

るいは——脳に関与する疾患の場合——中毒（例えば薬物乱用）により生じるかどうかは関係なく、同一のあるいは類似の精神病理学的変化が見られる。慢性の身体に基盤のある精神病の主軸症状は、**器質的な人格変化と痴呆**である。逆に言えば、器質性の人格変化や痴呆は、形態学的に把握されうる（限局性であるよりは、しばしばびまん性である）脳疾患ないし脳傷害が存在する時に特徴的である。しかし、それらは疾患あるいは傷害の種類（病因）に対しては、非特徴的なものである。また、慢性の身体に基盤のある精神病の主軸症状は、必須なものではない。それが見られなくても、いわゆる（慢性で非可逆的な）**偽神経衰弱性症状群**が見られるのである。

　慢性の——当然ながらまた急性の——身体に基盤のある精神病の基盤に、むしろ**限局性**の脳疾患があるかも知れないこと、そして、そこに現れる精神病理学的症状が、場合によっては、特有な徴候を示すことを、我々はとりあえずここで除外している。我々は、そのような種類の「**脳局在性精神症状群** hirnlokales Psychosyndrom」[8]が、**びまん性の（全脳上の、全般性の）脳疾患**の場合の器質性精神症状群から原則的に区別され、境界が定められるとは考えていない。類似の病像は、比較的軽症のびまん性脳疾患あるいは脳傷害にも見られる。限局する脳病巣で見られる様々な局在性の精神病理学的病像、例えば脳幹症状群を、前頭葉症状群あるいは側頭葉症状群から確実に区別することはできない。

第二節
内因性精神病
Endgene Psychosen

　我々は身体に基盤のある精神病から、身体にはまだ基盤が見られない、いわゆる内因性精神病を区別している。これは、精神医学の大きな問題である精神の疾患や感情の疾患そのものであり、すなわち、分裂病と循環病（情動性精神病、躁うつ病）である。分裂病と循環病とは「内因性精神病」としてまとめられる。それらは以下の共通のメルクマールを持っている。

　（1）**分裂病と循環病は、身体に基盤のある精神病にも心的資質の偏倚にも含まれない。**身体に基盤のある精神病との区別は、病的な身体的基盤、すなわち、その基礎になっている神経組織学的に一致する脳疾患や身体疾患が、今日までここでは証明されていないことである。

　　病因病態発生的に単一でない**さまざまな**疾患に、「分裂病」ないし「循環病」と同一あるいは類似の精神病理学的症状群が生じ、この状態が、身体に基盤のある精神病の場合と合致することは、充分考えられることである。そこで見られるように、急性と慢性、可逆性と非可逆性の型、ないし症状群の間の区別も可能であろう。急性型の主軸症状は、例えば産出性・精神病性、幻覚・妄想性、「力動的不安定性」の基本的布置によって特徴づけられる症状群であり、非可逆型の主軸症状は「純粋欠陥」の力動不全である。

　他方、内因性精神病を「偏倚」とみなすこともできない。例えば、それを神経症性の偏倚と理解することは出来ない。なぜならば、分裂病と循環病の場合には、一連の**状況証拠**により、疾患、またはある特別な脳の疾患の可能性が推測されるからである。

　　精神病理学的事実としては、人生における発展の意味連続性の断裂、充分な動機の欠如（発生的了解性）、質的に異常な症状の出現、それに、決定的な精神的影響を受けないことが、伝統的精神医学によってとりあげられてきた。これらの事実は、この他には身体的原因が証明される精神病、まさに身体に基盤のある精神病の場合だけに見いだされるものであり、精神反応性や神経症性の障害には見られないのである。

（2）**内因性精神病の診断は**、たとえ多様な身体的症状群や中枢・自律神経性障害、それに神経学的・精神病理学的な移行症状があるにしても、**今日なお、ほとんど純粋な精神病理学的メルクマールだけに基づいている**。分裂病と循環病との二つの疾病圏の区別は、精神病理学的状態像と経過とに基づいている。分裂病と循環病は、「**純粋に精神病理学的な状態と経過の単位**」（**いわゆる小疾患単位**）[23)(58)(107)]である。クレペリン Kraepelin [77)]は世紀末に、特定の一群、すなわち分裂病性の状態像が、不良な予後方向性（＝長期予後）を意味しており、それに対して、他の一群、すなわち躁うつ病は、欠陥の見られない完全な治癒への傾向を示すことを見出した。この クレペリンの原則、すなわち、さまざまな精神病理学的な状態像が予後的に異なった意味を持っていることは、今日我々が知っているように、確かに多くの例外があるものの多数の経過から確認できるものである。分裂病性と循環病性の疾病圏の境界は、互いに曖昧である。それに対して、はるかに明確な区別は、一方に内因性精神病、他方に心的資質の偏倚をおいた場合の両者の間にみられる。

（3）内因性精神病は、結局のところ、**遺伝的な素因**が本質的に重要であるという共通性を持っている。分裂病と循環病は**主として遺伝に規定された疾患**である。遺伝の事実についての疑いはない。しかし、我々は、遺伝性の基盤も一般的な遺伝様式も知らないし、例えば、ハンチントン舞踏病の場合のように、どのような疾患が遺伝するのかも知らない。

第三節
心的資質の異常な偏倚
Abnorme Variationen seelischen Wesens

　疾患が原因の精神障害、すなわち、身体に基盤のある精神病と内因性精神病に対して、疾患が原因でない偏倚が対峙している。その際、本質的には、人格に関しては**異常な人格**、状況や体験に規定された行動や反応に関しては**異常な体験反応や神経症**、知能に関しては**精神薄弱**、そして性的欲動の素因に関しては**性的行動の偏倚**という、極端な偏倚が問題である。ここでは、正常な個人の精神的な存在に対する根本的な区別は見られない。体験反応性、神経症性あるいは精神病質性人格障害は、正常な精神状態と本質を同じくするものである。あらゆる生物学的指標のように、遺伝的に引き起こされ、体質的に固定された精神の身体的な基盤もまた、ある幅での変動が見られる。そして、その身体的な基盤によって、ある特定の環境では、あるものには都合が良く、他のものには多少悪い影響がみられ、あるいは明らかに不利に作用して障害が発生するという、多様な発達状況が生じるのである。

　生来性のすべての**精神薄弱状態**が、単純な知的能力のマイナスの偏倚であるとは限らない。多くの、とりわけ重症型は、早期の脳の傷害や染色体の迷入、あるいは、例えばフェニールケトン尿症のように、遺伝に規定された脳の酵素欠損の結果としての状態である。

　平均からの偏りである人格の偏倚の場合、我々は精神病質性人格と、異常人格とを区別している。その際、「**異常人格**」は上位の概念である。それによって、全く不明確な形で、**その異常性に悩み、あるいはその異常性のもとで社会が悩み**、[106]そして、それゆえに治療のために（一部はまた鑑定のために）精神科医を訪れる人たちが、**精神病質**として分類される。精神病質人格（ＩＣＤによってもまた、人格障害）は、平均からはずれた、人格の異常な偏倚である。嗜癖もまた異常な人格構造や、あるいは人格発展の表現として見るべきである。嗜癖手段（薬物、麻薬、アルコール）の慢性使用の結果として、慢性中毒が結果として生じるとき、それは例えば、急性のアルコール中毒ある

いは器質性の（アルコール因性）本態変化へと導かれるが、これらの状態は、嗜癖の結果として、身体に基盤のある精神病に加えられるべきである。我々はすでにここで、**多元的な観察**と診断を容認するしかない精神医学の現状を知るのである。

　我々は、異常人格や精神病質性人格と、他方の**異常体験反応** abnorme Erlebnisreaktionen とを、厳格に区別することが出来ない。なぜなら、人間の**素因**と**環境**とは、密接な相互関係にあるからである。精神病質性の人格構造は、しばしば精神反応性障害や神経症の成立のための条件を形成している。ブロイラー Bleuler[(8)]は、精神反応性障害はとくに遺伝性の人格偏倚の基盤の上に生じると考えている。確かに、性格因性の色あいが強く、人格に規定された体験反応（例えば、自己不全性性格の葛藤反応）や、性格を越えて環境に規定され、重点は外的な宿命にある体験反応がある。この限りでは、異常体験反応の学説は、体験処理の平均からずれた偏倚の表現と異なるものではない。**神経症性発展** neurotische Entwickerungen の大部分は、その際に原因となっている体験状況や、その実際の症状と障害との関係が、無意識の中に抑圧されていて、多くは性格因性のものである。神経症は、異常体験反応の特殊型である。**異常人格や体験反応の全領域にあてはまるのは、ここでは「診断」が類型学的にそして多元的に行われ、理念型** Prägnanztyp **との間にある程度明快な境界をひくのが不可能なことである。**

第四節
総 括

　精神医学的な障害の診断は、**二つの手順**によって行われる。まず、出現した精神病理学的症状と病歴に基づいて、三分体系の三つの大きなグループ、すなわち、身体に基盤のある精神病、内因性精神病、あるいは偏倚のうちの一つに――常に暫定的であるが――分類する。二つ目の手順により、本来の診断がはじめて試みられる。それは、厳密な意味では、身体に基盤のある精神病だけに可能である。特定の身体病理によって特徴づけられる疾患、例えば脳腫瘍、びまん性脳脊髄膜炎あるいは進行麻痺が、ここで確定出来るのである。内因性精神病のグループの診断は、純粋な精神病理学的クライテリアに基づく二つの疾病圏だけに関係するが、ここでも、例外のない厳格な二者択一的性格はみられない。

　確かに、ここでも多数の患者を二つの疾病圏のうちの一つに分類することは可能である。しかし、厳密な分類が不可能な内因性精神病は数多く存在する。そこでは、分裂病圏と循環病圏の**どちらかに**分類することができず、中間の場所を示す（「混合精神病」「中間例」）か、あるいは、多かれ少なかれ、ただ、グループの一方かあるいは他方に、すなわち分裂病の極か、あるいは循環病の極かのどちらかに、対応させるのである。それゆえ、分裂病と循環病の間には、いかなる鑑別診断学 Differentialdiagnostik も存在せず、ただ**鑑別類型学** Differentialtypologie があるにすぎない。

　心的資質の偏倚と内因性精神病の場合にも、あるいは、もっと詳しく言えば、内因性・精神病性、あるいは神経症性・精神病質性と見られる精神病理学的状態像の場合、確定的な診断は、まず**身体的な診察**の結果に基づいてはじめて可能となる。具体的な脳疾患の場合、分裂病と思われる状態像が見られる。それは、本当の「真性」分裂病とは現象学的・精神病理学的に区別されない、いわゆる**症状性分裂病**である。同じようなことは、神経症あるいは精神病質としての印象を受ける多くの精神医学的症状群にもあてはまり、その背後に脳障害あるいは重要な（過程的な）脳疾患（あるいは、またしても内

因性精神病）が隠れているかも知れない。**しかし一般的には、精神病理学的な神経症性・精神病質性の病像の場合、あるいは分裂病性の内因性・抑うつ性病像、あるいは内因性・躁性の病像の場合、病的な身体所見を除外することが肝要であり、それに対して器質性精神症状群の場合には、身体的な病的所見を証明し、それにより基礎疾患の診断を可能にすることが重要なのである。**

　心的資質の偏倚の場合、診断はただグループ全体に関連している。すなわち、グループのなかでは、**精神反応性および精神病質性人格障害の場合に、症状記載や発生的に了解できる分析により、理念型を取り出すことだけが可能であり、本来の診断は不可能である。**

　ここでは、具体的な症例で、人格やその反応、その運命やその発展を、出来る限り完全に、正確に把握し記載しようと試みられる。診断はそれほど重要ではなく、ただ類型を分類することだけに向けられている。器質性精神病の場合、疾患の種・属——そこへある症例を所属させたりさせなかったりする——によって診断され、偏倚の場合は類型で理解される。**診断の意義は、身体に基盤のある精神病から、内因性精神病を経て、偏倚へと、小さくなってゆく。**診断は、身体に基盤のある精神病の場合は、正確な理解をもたらし、内因性精神病の場合には、大きな疾病圏の扉を開くだけであり、偏倚の場合には、結局のところ、異常人格や体験反応の領域のグループ全体に向けられるにすぎない。⁽⁶⁸⁾

　稀ならず、器質性、分裂病性、それに抑うつ・躁病性、さらに「類神経症性（神経症様）」あるいはヒステリー性の精神症状群が並行し、あるいは相前後して生じる。このようにさまざまなグループの症状あるいは症状群の出現に際しては「**階層規則** *Schichtregel*」⁽⁶⁸⁾が、三つのグループの診断学相互の間で適用される。**精神病質・神経症性、抑うつ・躁病性、分裂病性、精神器質性という順番に従い、最も深く達する「階層」が診断を決定する。**診断学では、このように常により深い「階層」に属するグループが優位を占めている。

　この順序を、精神病理学的な症状や症状群の階層図に基づき、ここに実例で示したい。上層には、精神病質性・神経症性症状があり、次に、躁・うつ性および分裂病性症状が続き、最後に器質性の症状となる。例えば、まず神経症と見られ、次に内因性抑うつ、そして最後に分裂病性の症状と症状群が現れたとすれば、診断は分裂病である。また、たとえ、その後の経過中に再び内因性の抑うつや、あるいはまた類神経症性状態、あるいは他の心因性と思われる徴候が出現するとしても同じである。精神反応性および神経症類似の症状は、内因性および器質性精神病の際には、とりわけ初期にしばしば見られる。分裂病の場合には、**偽神経症性分裂病** *pseudo neurotische Schizophrenien* も考慮される。⁽³³⁾

序章　精神医学の三分体系　　17

この臨床精神医学の体系は、精神医学が**神経学**との境界をどの程度まで定めることができるかを示している。この体系のなかに含まれていないのは、末梢神経や脊髄の疾患であり、そしてもっぱら神経学的症状を生じる脳疾患である。しかし、臨床的にはそのような脳疾患はほとんど見られない。まさに一般医や精神科ではない医師にとって、初心者にも容易に認められるような、多くの精神症状を伴う重大な精神病性障害は重要ではなく、**むしろ比較的控えめで、著しい特徴がない精神症状群が重要なのである**。そこでは、神経症あるいは内因性精神病に対する器質性脳疾患の鑑別診断が、しばしば困難であり、長期間不可能となっている。まさにそのような、精神病理学的にはとらえられず、主観的にとどまる訴えや障害を伴い、あるいは容易に精神病質や神経症と見誤る軽い症状を伴っているが、客観的な身体的所見や明確な神経学的脱落はしばしば認められない、多かれ少なかれ曖昧な愁訴が、臨床にとっては最も重要なものである。なぜなら、それによって**早期診断**が行われ、適切な治療が早期に開始されるからである。

　この体系は、神経学的症状のほかに精神病理学的症状をも有する脳疾患、例えば進行麻痺、脳梅毒、脳炎、脳血管障害、ハンチントン舞踏病、あるいはてんかんが、臨床精神医学の体系のなかでも、例外なく理解されることを示している。これらの疾患像は、精神医学や神経学の教科書のなかで取り扱われている。**少なくとも脳疾患の領域においては、精神医学と神経学との間にいかなる明確な境界も引かれない**。両方の学問の領域は著しく交錯しているのである。

　　その限りでは、我々はW・シャイトScheidとともに、精神医学と神経学とを、あり得る組織形態とはかかわりなく、ひとつの科学的・医療的な領域とみなすことができる。そして、第二次大戦後、西ドイツにおいて、大学のほとんど至るところで行われた二つの学科の分離（最後が、リューベック、ボン、エアランゲンであった）が、長所と並んでまた重大な短所をもたらし、神経学と精神医学のどちらにとっても、無制限に歓迎されるべきものではないことが確認されるのである。[102]

　精神医学においてもまた、**診断**は基本的に、そして一般的には一元的なものである。本来の意味での診断を行うためには、無くてもよくて交換が可能な因子と、その状態にとっては**必要不可欠で十分な因子**とを区別しなければならない。例えば、ある体験によって誘発された循環病性うつ病の場合、病態発生的にも体験反応性の要因を仮定する時、それらは内因性の要因よりも、すなわち「疾患因子」よりも重要性は少ない。この病相は、具体的な症

例では、確かに精神的・反応性要因が無ければ見られないであろうが、それが無くとも見られるかも知れない。しかし、内因性の要因がなければ、それはあり得ないのである。それゆえに、もし、個々の症例の観察を超えた臨床的知識や診断を得ようとすれば、これらの要因を評価しなければならない。診断にとって決定的なものは、その要因がなければこの状態が**起こるはずがない**という要因であって、それなしではこの状態は**起こらないであろう**要因ではない。このように、具体的な症例では、すべての要因（発生条件）が、病態発生には同じく重要であるように見えるのである。⁽¹⁰⁷⁾

このことはまた、**精神障害の場合、個々の症例で常に多元性**multikonditional**の（多次元性の**multidimensional**）見方**が用いられていることを意味している。これは心的資質の偏倚の場合に、まさに前景に見られるのであり、このことは、内因性や身体に基盤のある精神病の場合にも、個々の患者で示されるのである。⁽¹⁰⁵⁾そのうえさらに、**精神医学には、まれならず多因子性**multifaktoriell**の診断だけが受け入れられる疾患像**がみられる。これには、嗜癖と脳に関与した疾患とが結びついた慢性アルコール症、あるいは、いわゆる接枝破瓜病（すなわち、生来性の精神薄弱の患者に発生した分裂病）が属する。最後に、多因子性の見方はまた、分裂病と循環病の特定の型の場合にも使用されている。それは「内因性気分失調」「分裂病性反応型」「状況規定性分裂病」の場合である。【表2】には、臨床精神医学の、いうなれば柔軟な体系が示されている。それは多元性の見方を考慮して、出来る限りさまざまなグループの間のいくつかの結びつきを示している。

【表2】臨床精神医学の体系・多元的見地

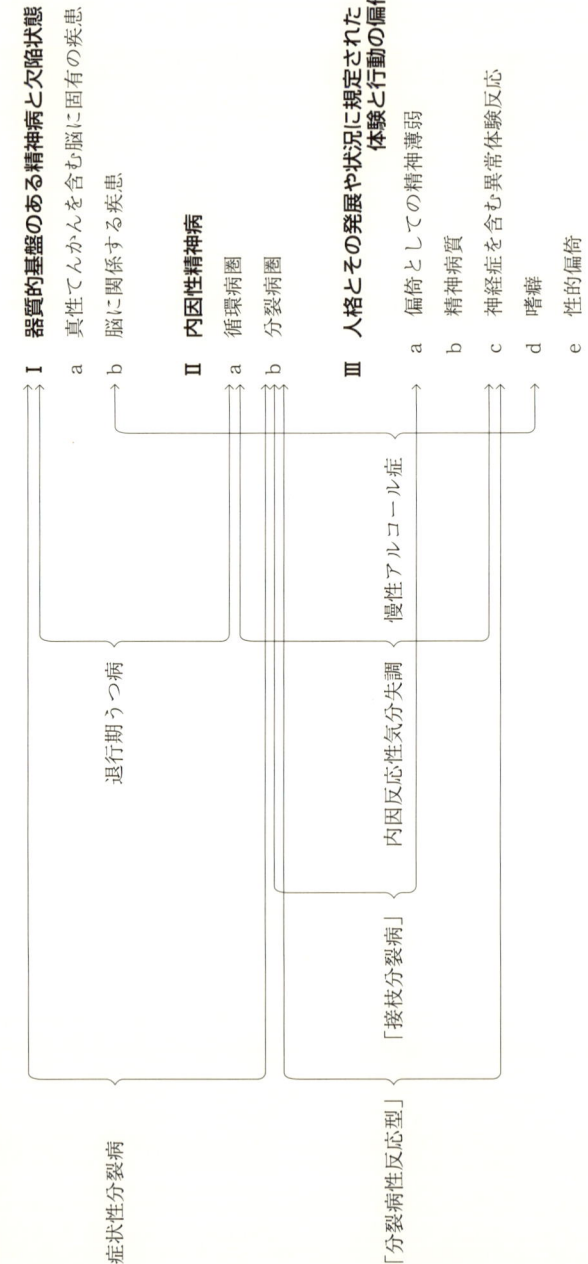

I **器質的基盤のある精神病と欠陥状態**
 a 真性てんかんを含む脳に固有の疾患
 b 脳に関係する疾患

II **内因性精神病**
 a 循環病圏
 b 分裂病圏

III **人格とその発展や状況に規定された体験と行動の偏倚**
 a 偏倚としての精神薄弱
 b 精神病質
 c 神経症を含む異常体験反応
 d 嗜癖
 e 性的偏倚

症状性分裂病 ─ 退行期うつ病

「分裂病性反応型」「接枝分裂病」 内因反応性気分失調 慢性アルコール症

内因性精神病

第一章
循 環 病
(躁うつ病・感情精神病)

第二章
精神分裂病
〔統合失調症〕

名称と概念

　我々は、分裂病圏および循環病（躁うつ病）圏の精神病を「内因性」精神病と呼んでいる。「内因性」精神病は、「外因性」あるいは身体に基盤のある精神病、すなわち問題の疾病が直接的または間接的に脳に帰せられることが今日すでに判明している精神病とは異なる。「内因性 endogen」は、「発生不明の kriptogen」（「特発性 idiopathisch」「本質性 essentiell」あるいは「真性 genuine」）とも称され、今日まで、分裂病圏および循環病圏に数えられる精神病の病因についての確かな知識は無いとされる。「内因性」の名称を正当化する根拠、とりわけ優勢な遺伝関係についてはすでに取り上げられた。

　身体に基盤のある精神病を「**外因性 exogen**」精神病として、内因性精神病から取り出して名づけることには問題もある。なぜなら、かなり多くのいわゆる外因性精神病の原因もまた「外部」から生じるわけではないからである。「外因性」は、例えば頭部外傷後や、あるいは脳炎の際の精神病についてあてはまる。しかしピック病の萎縮の場合や真性てんかんの際の精神病についてはあてはまらない。精神病理学的病像はここでも「外因性」ではあるが、病因的な規定ではない。そのために我々は、身体に基盤のある（あるいは症状性または器質性）精神病という名称を好んで使用するのである。
　内因性精神病に関するもう一つの可能な名称は「体質性精神病 konstitutionelle Psychosen」であろう。身体に確かな基盤を持っている精神病、例えばかなり多くの動脈硬化性精神病は、本質的にある特定の体質を基盤としている。エルンスト・クレッチマー Ernst Kretschmer による本来の構想は、分裂病や循環病を「人格体質性精神病 persönlichkeitskonstitutionelle Psychosen」と名づけることであった。それによって、これらの精神病は、人格、すなわち身体的なものや精神的なものをも含んでいる精神身体的な体質全体のなかに、その根源を持っていると表現される。しかし、ある特定の素質だけが充分な病因的要因なのではない。多くの人が、分裂気質や分裂病質の特性によって分裂病になるのではない。逆に、分裂病者の大多数は、病前に、如何なる分裂病質性の人格構造をも示さないのである。
　科学的にも臨床的にも、「内因性精神病」の概念を維持する必要はない。我々は何の先入見もなく、「分裂病 Schizophrenien」と「循環病 Zyklothymien」とについて、類型学的に互いに区別し得る精神病の病型として論じることができるのであり、その病型は、確実な身体的所見を欠き、もっぱら精神病理学的状態像や経過に基づく「状態－経過－疾病単位」を示している。さらに、それらは心的資質の偏倚や身体に基盤のある精神病とは明らかに区別されている。

　いわゆる内因性精神病の**共通の特徴**は次の通りである。

（1）「心因性」でもなく「身体に基盤を持つ」こともなく、心的資質の偏倚にも、身体に基盤のある精神病にも、含めることができない。我々は今日まで、身体に基盤を持つ精神病と異なり、病因となる身体的な基盤を知らない。しかしながら、疾患仮説を考える一連の間接的な証拠は存在する。

（2）診断は、**純粋に精神病理学的に**行われている。分裂病と循環病は「純粋な精神病理学的状態－経過－疾病単位」であり、確かに、大多数の分裂病が不幸な残遺状態という結果に終わる一方で、循環病は一般に、それぞれの病相の後で完全に治癒する良好な経過が特徴的である。

（3）家族研究や双生児研究の結果によれば、主として遺伝に規定される疾患とされ、その際、優勢な遺伝規定性は、多因子性の複雑な病因と密接に関わりあっている。(31)

（4）経過はたしかに「自律的 eigengesetzlich」であるが、環境要因や病前性格と関係している。

形態と類型

クレペリン(77)は世紀の変わり目に、「二次的な痴呆 sekundär Blödsinn」あるいは「二次的なパラノイア sekundäre Paranoia」に移行する急性精神病と、良性で挿間性に経過する他の急性精神病との間に、精神病理学的な相違を見出した。病初から慢性に経過する精神病の多くは、予後の悪い急性精神病と症候学的に一致することが証明されている。そこで、精神病理学的な病像から「精神疾患」の**二分律**（ディコトミー）が生じた。**クレペリンの法則**は次のことを意味している。すなわち、オイゲン・ブロイラー(7)以来、分裂病性と呼ばれた特定の症状には、不良な転帰（「欠陥 Defekt」「荒廃 Verblödung」）が対応し、一方、躁うつ病性のものは、完全に回復する良性の病相型が対応する。この法則は、我々が今日知っているように、数多くの例外を有している。完全に回復しうる分裂病があり、他方で、非可逆的な残遺を伴う循環病が存在する。クレペリン的な理解は、今日でもなお、内因性精神病の分類に関する基礎となっている。分裂病と循環病はいわば「小疾患単位」である。その診断は、その時々の同じような精神病理学的病像と経過（転帰）に基づいている。クレペリンの功績は、分裂病性および循環病性（躁うつ病性）の症状の意味を、予後が異なる点に見出したことである。

分裂病と循環病（躁うつ病）の診断は、各学派によって、さまざまに取り扱われている。**診断**は、精神病理学的な状態像に基づいてなされるか、あるいは、経過が決定的であるとするかのどちらかである。分裂病は、いわゆる欠陥とされる不良の転帰に際してのみ診断される。いわゆる経過診断であり、いうなれば転帰による診断である。ブロイラーとシュナイダーの定義に従って言えば、分裂病の診断は精神病理学的**状態像**に基づいている。いわゆる分裂病性人格変化である欠陥が生じるか否かという**転帰**の問題は、診断にとって決定的なものではない。分裂病は、たとえ完全に治癒しても分裂病である。このことによって、**治癒不能性と基本的に予後が不良であることとが結びついた、クレペリンの初期の早発性痴呆概念**は放棄される。この概念はすでに1911年にブロイラーによって、分裂病あるいは「**分裂病群**」に置き換えられ、疾患の予後についての如何なる判断も加えなくなっている。(7)

　分裂病と循環病の間には移行がある。それは分裂病と循環病の両方の疾病圏の間にある、いわゆる中間例あるいは**混合精神病** Mischpsychosen であり、「**類循環精神病** zykloide Psychosen」あるいは「**分裂感情精神病** schizoaffective Psychosen」とも呼ばれている。心的資質の偏倚と内因性精神病との間には、鑑別診断学が存在する一方で、**分裂病と循環病との間には、ただ鑑別類型学しか存在しない**。すなわち、症例は、多かれ少なかれ分裂病性か、あるいは循環病性の病型に属するのである。ここでの鑑別は、厳密な二者択一の性格を持っていない。

　分裂病症例のすべてを含み、分裂病だけしか含んでいない**分裂病のポジティブな概念規定**は、困難である。すべての定義は、あまりにも狭い（例えば、クレペリンの早発性痴呆 Dementia präcox 概念）か、あまりにも広い（例えば、いわゆる分裂病スペクトル Schizophrenie-spektrum 診断）。なるほど、特定の症状すなわち分裂病性の一級症状の体験様式の場合、循環病とそのバリエーションに対して、これが分裂病である、ということはできる。しかし、これらの症状の他にも、**なお多くの他の症状が分裂病**には見られる。(107) ポジティブな面から見ると、分裂病は主として、遺伝的に規定された精神病であり、それはある質を持った異常な精神病理学的な症状によって特徴づけられ、しばしば（循環病とは対照的に）精神的な残遺状態や欠陥状態を呈することが確認される。分裂病にとって**特別な**症状はない。分裂病の一級症状さえ、ときおりまた、身体に基盤のある精神病の場合に見られる。**ネガティブな面から見ると**、分裂病は性格異常－神経症性障害、身体に基盤のある精神病や循環病を除外したあとの、残余の精神障害のグループと定義される。

　循環病は、うつ病性や躁病性の内因性精神病であり、一過性で、普通は完

内因性精神病　25

全に治癒するが、悲哀と制止の病相や、あるいはごく稀には爽快と興奮の病相が、一生の間にたいていは繰り返し出現するとされている。その際、純粋なうつ病型（単極性）の経過が、躁うつ病型（双極性）や全く純粋な躁病型（同様に単極性）よりもさらに頻繁に見られる。

　シュープ Schub（**増悪**）、**ファーゼ** Phase（**病相**）、**エピソード** Episode（**挿話**）、**プロセス** Prozeß（**過程**）の概念は、統一性なく使用されている。**エピソードとファーゼ**は、完全な寛解を伴う精神病性発現であり、たとえば、分裂病の経過において、分裂病性疾患の発病前の状態へと戻らない場合でも、それぞれのファーゼが始まる前の水準には寛解するものである。**シューブ**は、いわゆる欠陥に至る精神病状態である。シューブの始まる前の水準には決して再び回復することはなく、精神病理学的には、この精神病状態が「完全寛解」することは決してない。

　「**プロセス**」はさまざまな意味で用いられている。この言葉は、次のように理解される。①　**心理学的に推論できないこと**。すなわち、治癒するものかしないものか、身体に基盤を持つものかあるいは「内因性」のものか、ということには関連のない精神病状態である。②　完全には寛解しない精神病状態であり、欠陥様の精神的な変化を残す。あるいは、③（その言葉の定義に従って）実際に停止せず、進行（前進）性に経過する。ただ、**最初の定義のみ例外なく分裂病**〔統合失調症〕**にあてはまり、二番目のクライテリアは分裂病の大多数にあてはまり、三番目は分裂病性疾患の全経過を考慮した場合には全くあてはまらない**。このプロセス概念は、分裂病の場合には、持続的で停止することなく進行するという意味では使われず、ある特定の疾病段階や以前に陥った水準の静止状態にまで進行したり、あるいは、その後の経過のなかで軽快や寛解を伴いながら進行したりするという意味で、必要に応じて使用されている。

第一章

循 環 病
(躁うつ病・感情精神病)

第一節
内因性（循環病性）うつ病の症状学

第二節
内因性（循環病性）うつ病の治療

第三節
内因性（循環病性）躁病の症状学

第四節
混合状態

第五節
内因性（循環病性）躁病の治療

第六節
循環病の診断と鑑別診断

第七節
転　帰（予後）

第八節
病因、遺伝と体質、精神的および身体的誘因

概念規定と名称

循環病は、抑うつ – 制止性あるいは躁 – 興奮性の、動機のない気分変調によって特徴づけられる。それは病相性であり、すなわち時間的に区切られ（挿話性）、その前後には正常で安定した感情状態があり、通常は一生のうちに何度も認められる。個々の病相は完全によくなる。すなわち、以前の状態に戻り、完全に回復する。それ故にこの感情精神病は、感情と意欲の領域において生じる。それは情動の疾患そのものであり、患者は、典型的な「狂った irre」という感じはなく、気が沈んでいたり、あるいは躁であったりする気分の変調が見られる。

循環病には一連の**同意語**が存在する。感情精神病のグループ、躁うつ病、内因性の抑うつ性や躁病性精神病のグループである。古い名称である「躁うつ病 Manisch-depressives Kranksein」は、今日ではもはや使用されない。躁うつ病の名称は、循環病のなかにある明らかな双極型から由来し、そこでは躁病相やうつ病相が出現する。

経　過　型

先ほど取りあげられた双極性の躁うつ病の経過型（約28％）の場合、躁病相よりもうつ病相が優勢であるが、これに対し、**抑うつ病相だけが見られる単極性の経過型**がある。この病相は、多かれ少なかれ規則正しく、あるいは不規則な間隔をおいて繰り返し、全ての経過の約2/3であり、最も頻繁に見られる。**躁病相だけを伴う単極性の経過型**は、極めて稀である（多くても6％、3.2％）【表3】。

【表3】循環病の経過型

単極性経過（主として抑うつ病相を伴う）	約66％
双極性経過（抑うつ病相と躁病相を伴う）	28％
単極性経過（主として躁病相を伴う）	3-6％（？）

第一章　循　環　病

うつと躁のエピソードが規則正しい間隔で繰り返される時には、厳密な意味で十分な根拠があるとされるものの、うつ病相と躁病相とを備えた双極性の経過型を、我々は循環性あるいは周期性と呼んでいる。

病相の数、個々の病相の持続と経過、間歇期と周期

一般に、患者はその一生の間に一回以上の病相を体験する。病相がただ一回しかない症例がいったいあるのかどうかは疑わしい。病相が一回ある疾患は、単極うつ病の経過型の場合には15%に見出され、双極性の場合には全く認められなかった。平均**病相数**は、約二十年の観察期間で、四回の単極性うつ病型より、両極性の病型の場合は約九倍と多い。[3] **病相の持続期間**は、個々の症例の間で極めて大きい変異があり、一週間から十八年の幅がある。また各症例の内でも、病相の持続期間には著しい相違がある。最も頻繁に見られるのは、半年から一年までの病相である。稀ならず数年続く病相もある。一方、異常に長い病相で十年（あるいは十八年）も続くことがある。単極性抑うつ病相は平均して六ヵ月続き、両極性経過型の病相は四～五ヵ月持続する。最後に観察された病相は、単極性の患者の25%、双極性の患者の18%において、一年を超えて持続した。その際、一年以上も病相が続いた患者の約2/3が、二年よりも長い様相を示している。

個々の病相は、一般にはゆっくりと、稀には急性に、あるいは最急性に、数時間あるいは数分のうちにも始まる。そして、下降局面、底（「谷底」）、上昇局面が区別される。下降局面では、抑うつ性あるいは躁性気分変調の増悪が見られ、動揺しながら数週間後には部分的あるいは完全な寛解が生じ、また新たに悪化する。このことは、また同じように上昇局面についてもあてはまり、その場合には、調子の良い日が次第に多くなってくる。抑うつ状態と躁状態は突然に消失することがある。双極性の病型では、時々、抑うつ状態から躁状態へ、あるいは逆の方向へと、一夜のうちに突然変化する。抑うつ病相があとで**軽躁性の動揺**を伴い、あるいは躁病相が軽うつ性の動揺を示して終わるならば、これらは循環病として診断学的に利用できる徴候である。

各病相の間の間隔が完全に欠如することがある。一方、二つの病相の間に数年あるいは数十年が経過することもある。その**間歇期**は、単極性の抑うつ

性の経過型（ただうつ病相だけを示す）の場合、うつと躁のエピソードを持つ双極性の経過型の場合と較べると、平均して長い。躁病相だけを示す非常に稀な経過と、（同様に稀な）うつ状態と躁状態を規則的に繰り返す型の場合、明らかに症状のない間隔が短縮する傾向が示される。アングスト Angst によれば、**周期**は、すなわち、病相の始まりと次の病相の始まりとの間の間隔は、比較的早く短縮するとされる。

生命に関する予後

生命に関する予後は、循環病の場合はただ自殺（うつ病相での）による影響をうける。循環病性うつ病の際の自殺頻度は7-10％の間にある。自殺率は通常、比較的予後のよい単極性抑うつ経過型で最も高く、アングストによれば10％である。全体では（単極性と双極性の型で）、オルトマン Oltman とフリードマン Friedman によると7％になる。タシェフ Taschef とログレフ Roglev によって報告された322例の死亡した循環病の患者のなかでは、26％が自殺していた。基本的には、内因性うつ病の場合、いかなる外来治療も自殺のリスクを含んでいる。自殺の危険性は、病相の初期と終期に最も大きい。なぜなら、そこでは、自殺へ発展する可能性を持つ抑うつ性気分変調が、既に、あるいはなお存在していて、抑うつ性の欲動障害がさほど目立たず、そこで、患者は自殺の衝動を実行することができるからである。自殺傾向の評価は、外来治療かあるいは入院治療かを決める最後の判断となる。あらゆる配慮にもかかわらず、信頼できる親族が患者から絶対に目を離さないと請け負っていたとしても、「**メランコリーの発作** Raptus melancholicus」による自殺行為が、患者の生命を終局に導くことがある。そこでは、予期せずに侵入してくる自殺衝動が、直接に自殺行動をもたらすのである。

初発時の年齢

初発時の年齢は、思春期から七十歳までである。最も頻繁なのは、発病が二十・三十・四十歳代（遅発性うつ病）に明らかとなる。初回の病相はしばしば、患者とその周囲の人にとり、そのようなものとして認められていな

い。個々の病相は、とりわけ秋と春に多く出現する。

　子供と思春期の内因性うつ病は稀である。若年者の躁病性とうつ病性の病相は、さらに経過を追えば、しばしば分裂病〔統合失調症――以下同〕性疾患の初期の症状である。双極性循環病の患者（平均三十五歳）は、単極性抑うつ病型（平均四十五歳）よりも発病が早く、十歳代ですでに1/5が発病している。

罹　病　率

　循環病の罹病率は（欧州では）人口の約0.8％になる。おそらく疾病期待値は、実際のところ、統計的に把握できない軽症例を考慮した時、さらになお多くなるだろう。循環病は上流社会層に頻繁に現れるとする仮定は証明されていない。おそらくすべての階層が同じ頻度で罹患する。これと反対に、明らかな性差がある。女性と男性の比は七対三である。

症　候　学

　感情障害（気分変調）は、循環病の主たる症状である。感情精神病は、さらに一次的な、決して気分変調からは導かれない一連の症状【表4】を呈する。一方で、抑うつ性気分変調と（「観念連合性の」）思考制止および（「遠心性の」）精神運動制止が、他方で、爽快さと思考および精神運動性の興奮が結びつくことによって、最も頻繁に見られる循環病の症状、すなわちうつ症状と躁症状とが生じる。たとえ抑うつ症状と躁症状との間に一貫した鏡像性の対応が見られないとしても、教育的な目的により、最も重要な症状を【表4】のように配置することができる。

　自殺へ発展する可能性のある抑うつ性の気分変調は、この表のように、爽快な気分変調に対応し、思考制止は奔逸性（いわゆる観念奔逸）の意味の思考興奮に対応し、精神運動、自己決断、そして行動の制止（「意志の制止 Willenshemmung」）は、これらの機能の昂進に対置される。罪業と罪責、貧困および心気の意味でのうつ病性の妄想内容は、躁病性の誇大妄想に対応する――それはうつ病性よりもはるかに多いが――躁病性基本状態の象徴と見なされる。うつ病の際の生気感情の低下の対極にあるのは、躁病の際の昂揚感であ

【表4】循環病の症状

循環病性抑うつ症状	循環病性躁症状
① 抑うつ性気分失調	① 躁性気分失調
② 思考制止	②「興奮性思考」いわゆる観念奔逸
③ 精神運動性制止	③ 精神運動性興奮
④ いわゆる生気障害	④ 生気感情の昂進
⑤ 抑うつ性妄想着想	⑤ 躁性妄想着想
⑥ 自律神経障害	⑥ 自律神経症状

り、内因性うつ病の場合には、いわゆる生気性の障害がつけ加わる。それらは異常な身体感情であり、痛みと知覚異常、そして自律神経障害（例えば睡眠・食欲・消化器症状）である。

第一節
内因性（循環病性）うつ病の症状学

　内因性うつ病は、典型的で顕著な症例では抑うつ性気分変調、思考と精神運動性の制止、いわゆる生気障害、自律神経障害とうつ病性妄想思考によって特徴づけられる【表4】。**しかし、これらの症状のどれもが必須ではない。不完全な、非定型な、軽症の型の方が、完成された典型的なものよりも頻繁に認められる。**精神薬物療法の時代では、これまで以上に精神病理学的症状の画一化と平準化が見られ、抑うつ状態もまた出現する。それが診断と鑑別診断とを困難にし、個々の症例ではしばしば、横断面での診断を不可能にしている。

抑うつ性気分変調

　動機のない抑うつ性気分変調 depressive Verstimmung は、内因性うつ病の中心症状である。軽い落ち込み、楽しさの欠如から、重篤な不全感情や自己価値の低下傾向と結びつく深い悲哀までの、あらゆる移行が認められる。表情や発語では、深刻で苦悩に満ちた表情、あるいは硬く、乏しい表情、弛緩した姿勢、抑揚のほとんどない、単調で、しばしば低くてゆっくりした発語が目立つ。涙が涸れると、「**涙がでない泣き声** tränenlosen Weinen」となる。重症例では、自分の状態に展望が無いように思われ、その後の人生に意味がないものと考え、自殺を唯一の、最後の逃げ道と見なす。症状があまりない場合、患者は、楽しむことができないと訴え、感情的な鈍さや、親しい人間に対して同時に悩む共感感情のなさを訴える。すなわち「**感情のない感情** Gefühl der Gefühllosigkeit」である。感情喪失は、そもそも**情動的な共鳴能力の萎縮**のようなものであり、苦痛として知覚される。彼らは、好意と愛情を以前のように親族（子供や配偶者）に示すことができないと言って、自分を非難する。

抑うつ性の基礎気分は、しばしば**身体に親和性がある生気的性格**を有している。悲哀感は、これらのいわゆる**生気的な抑うつ**の際に身体的なものとして体験され、身体の内部や周辺、胸や胃や頭のあたりに局在する。その他、気分変調に生気的な性格が欠けている場合にも、さまざまな身体の感覚異常が訴えられる。

思考制止

　思考制止 Denkhemmung は、精神運動性制止と同じように、**精神的な流れのすべてに関連する全般的な制止の部分症状**であり、それはまた、一過性で可逆的である精神的なエネルギー・ポテンシャルの減衰の表現として理解される。もちろん、循環病性うつ病の症状は、ある仮定された基本障害、例えば、力動性減衰あるいは「力動的な制限 dynamischen Restriktion」(65)から、直ちに導かれるものではない。すべての症例やすべての状態で、この症状が存在するというわけではない。思考と精神運動性の制止も、欠如することがある。それは少なくとも「臨床的な眼 klinischen Blick」で見分けられないことがよくある。重篤で苦しい思考制止は、運動面での遅鈍化や、身体に関連した深刻な悲哀感とともに、古典的で特徴的な状態像とされている。患者の会話は、言葉が少なく内容も無く、思考は遅鈍で着想に乏しく、二、三の数少ない主題の周りをめぐる。同じような抑うつ性の思考内容が絶え間なく繰り返されることを、たとえ強迫症のクライテリアが充分に満たされていなくとも（患者は、その時の意識内容を馬鹿なことと**判断しない**。あるいは、根拠なく圧倒されているという**判断をしない**）、「詮索強迫 Grübelzwang」と呼んでいる。思考制止の場合、患者は話をしたいが、あらゆる努力にもかかわらずそれができない、という印象がある。集中力と理解力、聴くことあるいは書くことを続けるのが、大変な努力をするにもかかわらず、しばしば障害される。そこで、記憶と知的な機能が障害されていると考えられて、痴呆性の荒廃という誤診が生じるかも知れない。

　制止性の思考は、思考内容に障害はなく（妄想体験のように）、思考過程の形式的な障害である。思考制止はそれ自体、単独では循環病性うつ病に証明されない。現象学的に類似の思考障害は、性格因性・精神反応性あるいは神経症性に規定された、困惑、内気、自己不確実、そして制止の場合に認められる。

精神運動性制止

　精神運動性制止 psychomotorische Hemmung（いわゆる意志の制止）は、運動の進行が遅くなって（思考と同様に努力を要する）、**決断能力と処理能力が乏しくなり、「抑うつ性昏迷 depressiver Stupor」にまで達する**。そこでは、患者はほとんど動かず、硬直し、質問して促がしてもほとんど反応がない。**精神運動性制止には軽症型がしばしば見られる**。それは、他に由来する、例えば、器質性本態変化の場合の意欲低下とはしばしば精神病理学的に区別できないことがあり、臨床的な全体の症状を考慮することによってのみ区別することができる。患者は、何事にも全力を集中することができず、毎日の最も単純な行為すなわち起床・着衣・食事に対して極端に長い時間を要し、仕事ははかどらない。欲動障害がさほど目立たない場合にも、患者は、仕事あるいは家庭上の通常の活動が以前のように簡単にできないと訴える。なぜなら、何かを決断して活動を開始し、それを完遂することが、彼には困難であるからである。「生気性落ち込み vitale Baisse」すなわち力動性減衰は、かなり多くの症例で、分裂病性疾患に見られる特定の非特徴的な無力性（純粋）残遺症状と現象学的に一致しており、一般的には、行動の能力や体験の能力の減少とされている。この障害は、欲動に限られていて、気分の領域が障害されないこともある（「抑うつ感のないうつ病 Depressio sine depressione」）。

　一部の症例では、制止と気分変調が朝方にとりわけ強く認められ、午後になると次第に改善される。そこで、このような患者は、夕方には健康で問題がないように見えることがある。**この「日内変動 Tagesschwankungen」は、鑑別診断的に、とりわけ体験反応性うつ病に対して有用な症状である。この日内変動では普通、深刻な抑うつが朝方に見られ、夕方に認められることは極めて稀である。**

　大部分の患者の場合、外部からは隠れていることの多い内的不穏や、部分的に不安な色彩を伴う動きが、欲動の制止と結びついている。「焦燥性うつ病 agitierte Depression」という病型の場合、不穏がまた、せわしない運動心迫や、ある場合にはしつこく単調な号泣（「悲哀性うつ病 Jammerdepression」）の形で、前面に現れてくる。一般的に、制止性うつ病の患者でも内的な不穏が見られること、反対に、激越性のうつ病患者でしばしば、思考と決断力に制止が同時

に認められるということは、臨床上大事なことである。

いわゆる生気障害、いわゆる仮面うつ病

　一部の症例では、全般的な生気性緊張喪失（生気性落ち込み、生気感情の低下）に、いわゆる**生気障害** Vitalstörung すなわち**身体的な感覚異常** leibliche Mißempfindungen が結びついている。それらは、鑑別診断がとりわけ難しいかなり多くの症例において、抑うつ性気分変調と制止が消退した後、自律神経障害と並んで支配的な症状になる。そこで、内因性（循環病性）うつ病が、身体症状の「仮面 larve」の背後に隠れているために、**仮面（マスクされた** maskiert**）うつ病** larvierte Depression と呼ばれる。このような患者は、主として医師、とりわけ家庭医や内科医を訪れるので、医師は内因性うつ病の可能性を考えておく必要がある。この誤解を招きやすい概念は、しばしば大きな誤謬へと導かれることがある。というのは、他の可能性のあるすべての（体験反応性・脳器質規定性および内因性の）気分失調状態を、診断学的に鑑別することなく、この概念に含めてしまうからである。

　身体感情の障害（生気あるいは一般感情とも言われる）は、内因性（循環病性）うつ病の場合、通常では非常に静的な性格を有しており、心臓部・胸部・上腹部や頭部における限局性の圧覚、重量覚、痛覚として、あるいは全身や両足の重い感覚として表現される。いわゆる**疎隔性うつ病** Entfremdungsdepression の病型では、感覚欠如、こわばり感や違和感が優勢に見られるかも知れない。それは、精神過程の疎隔体験（自己精神性離人症 autopsychische Depersonalisation）や、知覚世界の疎隔体験（現実感喪失 Derealisation）とともに、自己身体の疎隔感（身体精神性離人症 somatopsychische Depersonalisation）へまで発展する。

　疎隔性うつ病の患者は、例えば次のように述べる──『私は、もうここにはいない、私にはもう胃がありません、中はもう全部空っぽです、私がここにいるのを、私はわかりません』。正常な膀胱の充実感もまた、しばしば無くなっている。

　質的に奇妙な身体感情障害が支配的であるとき、我々はそれを「**体感症性うつ病** coenästhetische Depression」と呼んでいる。この身体感情障害はすなわち狭義の体感症であり、患者にとっては表現するのが困難で、よく知られた知覚異

常や疼痛と比較するのも難しい。この体感症性うつ病は、鑑別診断として、（体感症性）分裂病、（心気的な）転換神経症、それに器官神経症との間の境界をはっきりさせねばならない。

　身体的な感覚異常と自律神経障害とがしばしば前景に見られるので、まず患者は家庭医、あるいは内科医に相談する。日常臨床において重要なこの型は、今日、以前よりもなお頻繁に見られるように思われ、**自律神経性うつ病** vegetative Depression、**抑うつ感のないうつ病** depression sine depressione、体感症性うつ病 coenästhetische Depression、あるいは仮面うつ病としてとりあげられている。しかし、このことはそれほど知られてはいない。逆にまた、例えば脳腫瘍あるいは脳炎という器質性疾患や脳疾患が、稀ならず「仮面うつ病」と誤診される。自律神経障害や身体感情障害が前景に見られる内因性うつ病の場合、抑うつ性気分変調と制止とは、さほど表に出ない背景現象として確認される。一方で、循環病性うつ病の古典的な理念型である「**生気性うつ病** vitale Depression」では、身体の内外で知覚される限局性の悲哀感が病像を支配している。

抑うつ性妄想思考

　罪業と罪責、貧困、心気という**うつ病性妄想思考** depressive Wahngedanken は、いずれにせよ一次妄想として、少数の患者に認められる。それはシュナイダー[107]により、うつ病によって露呈された人間の原不安——魂の救済への不安、物質的実存への不安、それに身体的健康への不安——と見なされる。多くの抑うつ的内容は、気分変調あるいはその他の一次症状から派生している。一部の罪責感情や自己非難、健康や経済的実存の度を越した憂慮は、疾病の症状に対する感情移入可能な反応と理解することができる。患者は生気的な低下によって生じた自らの失敗によって自らを非難し、もはや健康になれず、決して働けず、稼ぐこともできないと信じる。内因性うつ病の他の症状から導かれる（すなわち二次性の）**妄想類似の意識内容**は、大多数の患者に存在する。彼らは悲観的となり、不安に満ちていて、経済的な収入を考え、健康を考え、仲間同士や宗教的あるいは社会的な規範に基づく名声や評価を考えて動揺する。この抑うつ性の状態は、症例間の比較をすれば、病前に自信があって、外向的で、人生を肯定する性格の場合にとりわけ顕著である。

一次的な罪責、貧困あるいは疾病妄想を有する患者は、自律神経性うつ病、体感症性うつ病、あるいはいわゆる仮面うつ病のタイプのような身体に比較的親和性を持つ患者とは反対に、如何なる病感も病識も示さない。後者の場合では、たとえ病識を部分的に持つだけにしても、明確に病感を有するのである。**一次性の罪責妄想***primärer Schuldwahn*の場合、いろいろな形を区別することができる。(127) 一つには、自分自身が、例えばオナニーとか堕胎によって、何かを駄目にしてしまい、あるいは自らの健康をなおざりにしてしまったと考えるような懸念、二つには、小さな不公正や些細で不適切な動機（倫理的な罪責感情）と結びついた行動や怠慢、願望や信念に関する自己非難、そして三つには、自分が知っていて生じた不正義すべてに責任を感じ、あるいはまだ具体的ではない自責感情（「私は責任があると感じるが、なぜなのか知らない」）を持っているという存在への罪責感がある。自己非難の場合は、はるか以前の些細な失敗や不正（ウソや子供時代のつまみ食い、オナニー、小さな手続き上のミス、軽い不貞の振舞い）のために、しばしば奇妙な歪曲と価値判断の欠如が見られる。それにより、現実にある罪責スペクトラムから些細な悪事が取り出され、過度に強調される。既に述べた二次性の罪責感情、すなわち仕事や家事での失敗あるいは共感感情の消退のために、内因性うつ病の他の症状から導かれる罪責感情は、一次性の罪責妄想と区別されるべきである。**一次性の心気妄想***primärer hypochondricher Wahn*、すなわち身体的破滅についての妄想的確信、例えば癌・結核あるいは梅毒により破滅するという確信は、健康への過度の心配による生気性緊張の喪失から生じる二次的な反応と区別されるべきであり、**虚無的な一次性貧困妄想***nihilistischer primärer Verarmungswahn*、仕事ができないことから生じる経済的困難に直面して、ある程度はなお了解できる物質生活への憂慮と区別されねばならない。

　妄想性の誤解*paranoide Fehldeutungen*、理由のない自己関係づけもまた時々見られる。それは、ある程度はなお（了解できず、疾病に規定された）抑うつ−不全性の気分失調から導かれるものである。患者は、目をつけられ蔑視されていると信じる。みんなが、自分について能力がなく怠惰であると誤解し噂している。稀には、抑うつ性の自己非難と活発な空想性の観念が、感情誘因性（すなわち、強い情動に基づいた体験に帰せられる）の**偽幻覚***Pseudohalluzination*の形で、感覚性の性格を帯びることがある。患者自身はその時、それを「内なる声」「良心の声」「幻視」、それに「まぼろし」と語る。それは、抑うつ性の、罪責を背負った感情状態の表現として出現し、患者もまた、そのように体験して、判断する。

さらに稀な症状は、強迫思考、強迫性の怖れや衝動である。例えば、自分の子供たちを殺さねばならないというものである。循環病性うつ病の7%は強迫的な色彩を示し、その症例の1/3はまた、その病前性格にいかなる強迫現象の傾向をも認めない。それゆえ「**制縛性うつ病** *anankastische Depression*」とされている。

自律神経症状

　生気障害や体感症と密接な関係があるのは、自律神経性機能障害 vegetative Funktionsstörungen であり、それにより、睡眠・食欲および消化器性の障害（便秘）が、とりわけ初期から気づかれる。患者は寝つきが悪く、睡眠は浅く途切れがちで、早く目が覚める。睡眠障害はしばしば、病相の最初と最後の症状である。食欲不振や便秘と並び、しばしば唾液分泌の障害（口腔の乾燥）と涙分泌の障害が見られ、発作性頻脈、あるいは期外収縮の型の心臓律動障害が見られる（分裂病の場合にも類似している）。リビドーとポテンツの喪失、無月経、体重減少、たるみや萎み、それに年老いた印象を与える皮膚緊張の低下、薄い髪、汗腺の分泌低下、そして、体温と基礎代謝率の低下が見られる。

第二節
内因性（循環病性）うつ病の治療

　どのような内因性うつ病の場合でも、反応性うつ病や神経症性うつ病の場合とは異なり、**精神薬物による身体的治療が優先される**。それとともに支持的な精神療法が行なわれる。それは、最初は診断的な観点のもとで行われる医師との会話から始まる。同時に信頼関係が作られ、とりわけ、治療が必要な疾患に罹っていて、それが自らの意志の努力を奪ってしまうものであることをはっきり確認することによって、患者の心の負担は軽減される。

　精神薬物療法は、それゆえに最も合理的な循環病の治療である。なぜなら、循環病がおそらく活性アミンの領域ではもっとも早く、（一過性の）脳代謝障害に起因しているからであり、近代的な精神薬物が、脳へ働く中枢神経系の攻撃的な物質であり、それがまさにこの活性アミンの代謝（まずノルアドレナリンとセロトニン）に影響するからである。内因性うつ病の具体的な症状の成立には、生物学的な疾病要因だけでなく、さらに多くの病因となる因子が関与していて、治療の場合にはそのことを考慮するべきであるという見解はともかくとして、このことは一般的に認められているのである。

　　セロトニンないしノルアドレナリン代謝の障害を伴う内因性精神病（循環病）に、少なくとも二つの生化学的に異なる型が存在するということは、かなり多くの人が賛成している。内因性うつ病は、神経伝達物質の遊離（前シナプス神経終末から）の減少と、後シナプス・リセプターの活動性の低下に基づくとされる。三環系抗うつ剤は前シナプス神経終末でのノルアドレナリン、あるいはセロトニン再取り込みの阻害により作用し、モノアミンオキシダーゼ阻害剤は――モノアミンオキシダーゼの抑制によって――神経伝達物質の崩壊を阻止することにより作用するであろう。その結果は、あらゆるところで、多くの神経伝達物質（アミン）が再び後シナプス・リセプターで自由に使用されることとなる。セロトニン代謝障害があるうつ病は、おそらくセロトニン代謝に介入する抗うつ剤（例えばアミトリプチリン）によって影響を受け、ノルアドレナリン代謝障害に見られるうつ病は、ノルアドレナリン代謝に関与する抗うつ剤（例えばマプロチリン）により影響を受ける。しかしながら、臨床的に確かな鑑別は、今日まで不可能である。

精神薬物療法の一般原則はあとで記載される。臨床において、極めて重要な内因性うつ病（同様に分裂病性の疾患も）の治療には、次の一般的な原則が適用される。

（1）医師はできる限り、作用と副作用を熟知している薬物を少量使用することに勤めるべきである。

（2）狭義の精神薬物、すなわち感情調整薬（抗うつ薬）と抗精神病薬は、常に長期間、治療的に使用される。すなわち、効果が少なくて薬物の変更をする前には、少なくとも三週間、同じ薬物を続けるべきである。

（3）過剰投与も過小投与も避けるべきである。しばしばあまりにも少量で効果がない投薬がなされている。個体差が極めて大きい薬物動態や、なお投薬──作用関係の知識が不充分なために、図式的に、必要な投薬量は決められていない。

（4）治療は基本的に、服薬と監視を容易にするため、そして併用療法の危険を避けるために、できる限り単純にするべきである。基本薬物として、できる限り一剤の抗うつ剤で治療することを試みなければならない。多剤の併用は、異なった作用スペクトルのものに限るべきである。

（5）精神薬物の催眠薬と鎮痛薬との**相乗作用**、ニコチンとコントラゼプチバとの相互作用、アルコール摂取は避けるべきことは、注意しなければならない。このことはとりわけ外来患者にあてはまる。治療の期間中、いかなるアルコールも摂取せず、治療を開始して少なくとも二週間は、自動車の運転をしてはならない。

（6）入院治療が必要かどうかの決定は、第一に、**自殺の恐れ** *Suizidgefährdung* の緊急性に求められる。

自殺の数は、精神薬物療法の時代でも決して減少しなかった。内因性精神病の自殺頻度は約10％で極めて高い。もし、精神科での入院治療が患者にとって是認できない負荷を意味し、できる限り入院させないで済ますべきであるという先入見が存在しないならば、自殺の多くは避けられるであろう。**強い自殺傾向は、どのような内因性うつ病の際にも基本的に存在する。**自殺企図が既往歴にあることや家族内での自殺もまた、その深刻さを常に示唆している。**内因性うつ病（そして分裂病も）の患者の自殺行為は、一般に、非精神病患者のそれよりもはるかに真剣な自殺への意志により支配されている。自殺企図に対する自殺既遂の割合は、本質的に前者が後者よりも高い。**まさに、病相の初期および改善の時期には、重篤な抑うつ性意欲障害が欠如

するので、自殺の危険性が最も大きい。薬物療法の間、欲動の制止が気分変調によって影響され、自殺の危険性は高まるかも知れない。医師は、閉鎖病棟での治療をためらわず進んで行なうべきである。自殺の危険のないうつ病だけを**外来**で治療するように勧めることは、患者が家庭に留まり、仕事が負担とはならず、交通の危険にさらされることがないにしても、臨床でそれを行なうことは困難である。自殺傾向の判断は、絶対確実と言うことはできない。それゆえ、外来治療の際に強い自殺傾向がある場合、親族による厳しい持続的な監視が必要で、病院では治療スタッフによる監視を欠くことはできない。自殺は「**メランコリー発作**」においても見られ、それはとりわけ早朝に行なわれ、確実に防ぐことはできない。

　まず第一に、感情調整薬（抗うつ剤）と、緩和抗精神病薬（いわゆる神経感情調整薬）が使用される。**これらの薬物や単剤だけの使用は、内因性うつ病の際に効果的であり、一方、感情調整薬や抗精神病薬の治療の際の耐性・依存・嗜癖は恐れるべきものではない。**薬物の治療への適用には、明白な優先順位が存在する。**疾病学的な分類**は、治療法あるいは少なくとも治療の重点を決定する。内因性うつ病や内因性精神病の場合、重点はとりわけ薬物療法に置かれる（それに対し、心因性うつ病の場合は精神療法である）。このことは次のことを意味している。反応性および神経症性うつ病の場合、例外を除いて（二次性の生気化）、感情調整薬による治療は必要ではない。

　内因性うつ病としての循環病に対する**疾病学的分類** nosologische Zuordnung によって、治療法の適用に関する最も重要な決定が行なわれる。基本の治療は薬物療法であり、それも感情調整薬（神経感情調整薬）による治療である。いかなる感情調整薬が投与されるべきかという次の疑問に答えるためには、現象学、すなわち、その都度みられる**精神病理学的標的症状** Zielsyndrom が重要である。抑うつ性「精神運動性」制止と衝動の減退が主なのか、あるいは内的不穏や不安に満ちた興奮と焦燥が優勢であるかによって、それに適した薬が選び出される。我々は、詳細な薬物の適用について、キールホルツ Kielholz の**三要素シェーマ**を基本にしている。それは、連続的な移行のなかで抗うつ剤の作用プロフィールが配列され、左に置かれた極「賦活」（制止の解除、精神運動性の活性化）から、主にうつ病を解除する効果のある中間的な薬を経て、右に置かれた極「鎮静」（不安焦燥の解除、静穏――不安解除作用）にまで広がっている【図1】。

　この系列は、モノアミンオキシダーゼ阻害剤――今日では副作用によって

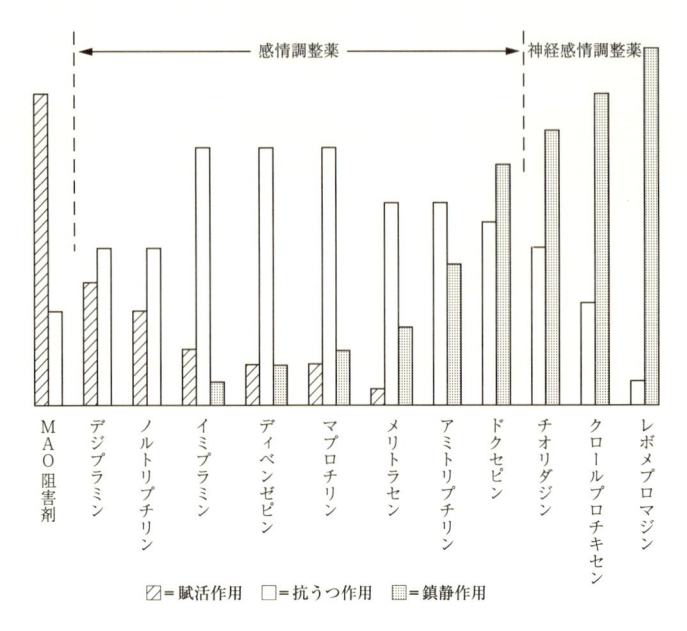

【図1】様々な抗うつ効果を持つ精神薬物の
作用スペクトラムを示した概略図（キールホルツの図を修正）

（左から）MAO阻害剤、デジプラミン、ノルトリプチリン、イミプラミン、ディベンゼピン、マプロチリン、メリトラセン、アミトリプチリン、ドクセピン、チオリダジン、クロールプロチキセン、レボメプロマジン

感情調整薬／神経感情調整薬

▨＝賦活作用　□＝抗うつ作用　▦＝鎮静作用

極めて稀にしか使用されていない——から、デジプラミン、ノルトリプチリン、プロトリプチリン、ノミフェンシン、ヴィロクサシンと、中間にある薬物のイミプラミン、クロミプラミン、ロフェプラミン、ディベンゼピン、マプロチリン、とメリトラセン、アミトリプチリン、デクセピン、トリミプラミン、最後に、チオリダジン、クロールプロチキセンとレボメプロマジンの型の神経感情調整薬となる。**制止が支配的であればあるほど、左側に位置する感情調整薬が、主として制止を緩める作用により使用される。不穏や不安、さらに焦燥が強くなり、この症状を左右すれば、右側に位置する感情調整薬や神経感情調整薬が、これらの症状を鎮静させる作用の程度に従って投与される。**大多数の内因性うつ病では、重篤な制止は見られない。すなわち、制止はあまり顕著ではなく、一般に内的不穏や不安と結びついている。それゆえ、左側に位置する賦活性の感情調整薬は、通常、適応とはならない。図の中央と、中央左側の薬物、例えばイミプラミン、メプロチリン、メリトラセン、アミトリプチリン、それにドクセピンは比較的刺激が少なく、

チオリダジン、クロールプロチキセンやレボメプロマジンの型の神経感情調整剤と同様に、充分な緩和効果を持つために、最も早期の使用に適している。とりわけ、著しく不穏で急速に自殺の危険が迫った場合、弱い力価の抗精神病薬、例えばトルキサール、あるいはノイロシールを（筋肉内投与が最も良い）、限定した期間、トランキライザーに追加して処方される。

デシプラミンは、賦活性感情調整薬の原型として、抑うつ症状の制止が優勢な場合に処方される。睡眠障害を避けるため、あるいは悪化させないために、一日量は50-150mgで、朝方と昼間だけに投与される。

ディベンゼピンは、漸増ではなく、240-360mg（例えば3×80mg）の間の一日量が直ちに投与されるべきである。なぜなら、好ましい抗うつ剤の作用とともに、自律神経の随伴効果が早く減少するからである。アミトリプチリンとまたメリトラセンは、焦燥感がある場合、クロールプロチキセンあるいはチオリダジンの型の神経感情調整薬が併用される。メリトラセンは、75mgから始め、ゆっくりと一日250mgまで増量して投薬される。高用量では抑制と不安の緩和に、低用量ではさらに賦活的に働く。

アミトリプチリンは、より強い鎮静作用を有し、入院時最初の八日間、毎日250mgにまで筋肉内に投与される。必要とあれば、弱い作用の抗精神病薬を併用する。外来での投与量は75mgと150mgの間にある。ここでは、他の抗うつ剤の場合のように、患者は第二治療週になってはじめて、普通、十日後あるいはなお少し遅くなってはじめて、改善が見られるとされる。薬物性錯乱状態、とりわけ高年齢患者の場合、普通、さらに少ない日数でおさまる。その後、しばしば、気分は著しく晴れやかとなると記載される。

チオリダジンとクロールプロチキセンは、両方とも、中用量および低用量の抗うつ剤である。それらはなお、アミトリプチリンよりも強い静穏作用がある。外来治療の場合、投与量は75-300mgである。

マプロチリンあるいはミアンセリンのような、新しい**四環系**物質は、自律神経性の副作用はより少ない。ヴィロキサシンは一日投与量が150-300mgで、主として制止－抑うつ症状の際に使用されるが、一方、沈静作用の要素は大幅に少なくなっている。

「鎮静 Dämpfung」極と「欲動亢進 Antriebssteigerung」極との間に分類するキールホルツの表は、投与量にも依存している。そこで、「**投与原則** Dosisregel」に注目しなければならない。150mgを超える一日投与量は、一般的に著しい静穏効果を有している。治療の初期には、150mg以下の投与の場合も、「**病相原則** Phasenregel」に従って、鎮静効果を計算に入れなければならない。それは、その後の治療病相、すなわち二～三治療週内に、漸次減量される。とりわけ、アミトリプチリンの型のもっと強い静穏作用を持った感情調整剤は、日中には比較的少量、夕方には、まさにその睡眠導入効果を考慮に入れて投与量を

多くする。しばしば、また一日に投与する全量が、例えば遅効性アミトリプチリンの75mg、あるいはマプロチリンの75mgが、夕方に投与される。

　穏和精神安定剤は、付加的に――併用薬として――使用される。ジアゼパムは5-15mg、オキサゼパムは20-40mg、あるいはディカリウムクロラゼパットは10-20mgである。睡眠障害の場合、フルラゼパム（15-30mg）、プロメタジン（50-100mg）の他に、チオリダジン（50-100mg）あるいはレボメプロマジン（50-100mg）が使用される。より強い不穏や不安の場合、付加薬としてβ－レセプター阻害剤、例えばプロプラノロール（30-120mg）あるいは遅効性オキシプレノロール（朝、160mg）が有効である。

　抗うつ剤の望ましくない随伴作用ないし副作用は、なによりも発汗、口渇、頻脈、便秘、排尿障害や眼調節障害のような自律神経刺激症状であり、とりわけ、より強い抑制作用の抗うつ剤の投与の場合、循環障害が起立性調節障害や倦怠感として現われる。患者は考えられる副作用について、あらかじめ示唆されていなければならない。なぜなら、そうしなければ、患者は考えもつかず、場合によっては、自分の状態が悪化したと思われる症状の出現に、医師と薬物に対する信頼を失って、治療を中断するからである。患者はまた、感情調整薬の最初の治療的な作用がすぐに現われるのではなくて、しばしば二ないし三治療週になって初めて見られることを知らされねばならない。さらに、稀な合併症は、とりわけ老年患者の場合は、せん妄、尿閉と麻痺性イレウスであり、これらは、稀な心臓律動異常や、抑制できない低血圧発作（起立性虚脱症状）と同じく、治療の中断を余儀なくされる。

　抗うつ剤の治療は、病相がおさまるまで継続されなければならない。このための基準は、夜間睡眠の持続的な正常化（睡眠障害はしばしば病相の最後の症状である）と、日内変動での朝方の落ち込みが完全になくなることである。**一般に投薬は、軽快が見られた後もなお二～三ヵ月、ゆっくりと減量しながら続けるべきである。**新たな悪化が見られるときは、薬物の投与を直ちに再増量すべきである。精神薬物療法は、「回転式の再発」を避けるために、あまり早く中止してはいけない。

　寛解率は、内因性うつ病の適切な薬物療法の場合、約70％に達する。真の病相短縮が確認されるのではないが、患者の大多数は著しく軽快し、我慢できる状態となり、昔ながらの日常活動を早かれ遅かれ再開することができる。治癒率は、病型と重症度に従って様々である。とりわけ非定型で不完全な、しかもかなり多くのいわゆる仮面（自律神経性および体感症性）うつ病も

また不充分ながらしばしば感情調整薬に反応する。

　二つの抗うつ剤を三週間ごとに投与して成果のない時に、治療抵抗性とされる。電気けいれん療法の前になお、入院での抗うつ薬治療、例えばクロミプランとマプロチリンの静脈内点滴が試みられるべきであろう。

　他の全ての可能性を尽くしたあと、**けいれん療法**が適用される。薬物抵抗性うつ病は、六～十回の電気けいれん療法の後に、消退しうる。また老年の患者でも、重症の心・循環障害や大脳血液循環障害が存在しない場合、けいれん療法が今日普通行なわれる方法（短期麻酔、筋弛緩剤による防護）により実行される。

　内因性うつ病の場合はとりわけ、体重減少（標準以下の体重）と食欲不振によりいわゆる**小インシュリン療法**が考えられ、その場合、何週も、毎日朝方、インシュリンの少量（亜昏睡量）を増量して、4から40単位まで投与される。治療の作用はとりわけ、一般および栄養状態の改善と静穏－不安除去効果にある。さらに高齢の患者の場合、以前好まれたアヘン療法の代わりに、今日、感情調整薬で随伴作用が小さいもの、ないし、より少ない量、例えばアミトリプチリンを3×25mg、あるいはロフェプラミンを3×35mg投与される。

　完全な（朝まで）断眠と部分的な（後半）断眠（また選択的断眠＝ＲＥＭ睡眠の中断）は、サーカディアン二十四時間リズムに影響することによって、抗うつ的に作用する。しかし、その効果は長く続かず、しばしば一日だけであり、それを繰り返し、感情調整薬を併用することが必要である。

　内因性うつ病の外来治療は、常に責任重大であり簡単なものでは決してない。それは時間と忍耐を必要とする。支えていく関係を作って維持することや、多くの症例で親族による患者の絶え間ない監視が不可欠である。**この必要条件が満たされないならば、自殺のリスクを有する内因性うつ病の外来治療を引き受けることは、我々の考えでは、医療ミスとみなされるべきである。**

　抗うつ剤の効果は良好であるもののしばしば不完全なことから、とりわけあまり目立たない型とか寛解状態では、心的な葛藤が重要となる。**心因反応性の重畳や、二次的な神経症の形成は、内因性の要素が少なければ少ないほど、それだけになおさら、予想しなければならない。**確かに、内因性うつ病の場合、分析的精神療法は禁忌である。しかし薬物療法は、最初から、そしてまさに病状の改善するなかで、医師の人格による精神療法的な関与と並行して行わなければならない。それは、患者の人格への支持的精神療法として

行なわれるのである。

リチウムによる予防。循環病の場合、予防薬としてリチウム塩の長期間の治療が有用であり、うつ病相および躁病相の頻度と強度を減少させる。前回の無症状の期間が二年より短く、少なくとも三年に延長させるべきであるならば、遅くとも三回目の病相で、リチウム治療を開始するべきである。なぜなら、以前の信用できる効果判定は不可能であるからである。アングスト[3]は、とりわけ高齢の患者と、比較的短い無症状の期間（一〜二年）の場合、双極型の場合は二病相の後、単極性の場合は三病相の後、持続投与の開始を薦めている。リチウムの中止は、感情調整薬の投与量をすでに減少させて病相が消失した時に、定期的な血清リチウム価の測定に基づいて行なわれる。前提となるのは、正確な身体的予備診察（特に腎機能と心循環機能）、それに患者の教育と協力である。最初は、標準的な条件（錠剤を服用したあと十二時間）でリチウムの血清濃度をコントロールし、毎週、規則正しく診察することが必要であり、その後は四週から長くとも八週ごとの診察となる。禁忌は腎疾患と心疾患、それに食塩の少ない食事を必要とする他の疾患である。循環病の場合のリチウムによる予防的効果は、薬理学的精神医学における最も重要な進歩の一つである。

リチウムの用量は個々人で異なり、約二錠から四錠の酢酸リチウムあるいは炭酸リチウムで、普通、一日量20-50mvalであるが、漸増していく。効果的なのは0.8-1.2mmol/lの濃度である。1.2mmolの場合、患者の一部では、既にかなりの副作用が見られ、2.0からは、場合によっては知らぬうちに、生命の危険を伴うリチウム中毒となる。おそらく、長期の投薬ではすでに0.6mmolから、あるいは0.5mmolのかなり低い血清濃度でも効果は充分にある。**副作用**は、胃腸障害（腹痛・嘔気・下痢・食欲不振）、眩暈、倦怠感と日中の眠気、筋力低下、それに――比較的しばしば投薬の初期に、しかし後でもまた――微細な手の振戦、後期には、頻尿、口渇、踝や顔面の浮腫、体重増加、正常機能性甲状腺腫（10％）、（稀な）甲状腺機能低下（粘液水腫）である。腎機能の障害による乏尿、嘔吐、下痢、粗大な振戦、構語障害、後には、強直、筋繊維束攣縮、痙攣、そして昏睡までの意識混濁がリチウム中毒の徴候である。リチウム塩は、強心配糖体と比較され、治療閾が狭い。副作用は、治療閾の血清濃度ですでに現われうる。併発疾患（感染）や、排泄と血清濃度に影響する一連の他の要因により、投与量を減らさなければならなくなるかも知れない。

上記の理由から、また近年の所見によれば、リチウムによって非特異的な腎障害が見られることから、とりわけ、リチウムに不適合な患者の場合、リチウムの代わりに予防的に三環系（例えばアミトリプチリン）や四環系（例えばマプロチリン）の**感情調整薬**も用いられる。それらは、単極性うつ病の経過を示す患者の場合に効果的であるかも知れない。この「教科書」の以前の版でも述べられたように、感情調整薬の長期使

用に予防的な価値は無いと考えることはできない。しかし、それらが、かなりの症例で慢性化を促進しているという疑いは、依然として存在する。高力価の**抗精神病薬**のデポ製剤（例えばフルアンキソール・デポ）を一週から二週の間隔で、筋肉内に投与することもまた、再発予防として時には考慮に値するものである。

第三節
内因性（循環病性）躁病の症状学

　内因性（循環病性）躁病は、教科書的には、内因性うつ病の対極の病像として記載することができる。それゆえ、本質的な症状は、躁病性気分変調、興奮と思考および精神運動の脱抑制、生気感情の昂揚、躁性妄想（あるいは妄想様）体験【表4】〔33頁〕である。妄想と自律神経症状に関しては、循環病性うつ病とは逆の陽性病像として類推することがある程度可能である。ここでは、躁病の症状を順次とりあげる。

躁病性気分変調

　躁病性気分変調 manische Verstimmung は、**根拠のない爽快さを示し、病的に昂揚し、機嫌よく、晴れやかで、楽天的な印象があり、そのうえ、しばしば自然な影響されやすい気分状態であり、自己を過大に評価し、人生への不安は見られない。**この状態と自己の価値感情の異常な亢進は、通常、他人の価値感情にかまうことなく出現し、内因性うつ病の「感情のない感情」の場合のように、患者自身を不安にさせる「欠損 Defizit」として認識されることはない。そもそも、躁病の場合は、内因性うつ病の身体型とは異なり、疾病に規定された精神的変化に対して、客観的な距離をとって批判的な立場を示す可能性はほとんどない。病感と病識は欠如している。感情的な会話が増大し、別な方向へ向かう。気分はしばしば動揺する。その際、一過性に、あるいはさらに長い間、ある特定の感情的色彩が優勢になるかも知れない。類型としては、極めて爽快－陽気な型、あるいはさらに易刺激的－怒りっぽく－好争的な型、それに興奮－狂乱性の型とが区別される。不機嫌で、追い立て－急き立てられる躁病（「刺激性躁病 gereizte Manie」）の場合、しばしば好訴的な振舞いが見られ、この刺激性は、一部、患者の企画やその過活動性を周りの者が制

止しようとする際の反応として理解できる。

観念奔逸

　いわゆる観念奔逸 Ideenflucht は、**流動性で、興奮性の、そして着想が豊かな思考である**。そこでは、思考の目標が拡散して常に変化することにより、転導性が同時に亢進して、思考を「限定する傾向」が欠如している。思考と言語的表現との関連は非常にゆるくなり、その結びつきは、きわめて皮相な視点（言葉の響きの類似、言葉の二重の意味）によってなされる。患者は、休むことなく俊敏に行動し、機知に富み、当意即妙の新しい着想を次々とひけらかす。その際、まさに「連想性の架け橋」が見てとれるのである。

　診察者にとって、ある考えが他の考えとともに関連なく見られると、もはや事情は違ってくる。もはや観念奔逸とは言えず、既に思考散乱である（あるいは思考滅裂）。いわゆる**錯乱性躁病**である。もし、幻覚性や妄想性、そして緊張病性の症状が、躁病相の極期に一過性に加わって来るなら「吹きこぼれ躁病 überkochende Manie」と呼ばれる。そのような症例では、循環病性（抑うつ－躁病性）病圏から離れて、分裂病群へ移行する領域に達すると考えられる。その時、「**混合精神病**」(81)あるいは「**中間例**」(107)と考えることが可能であり、診断の際に、循環病性躁病として残すか、あるいは分裂病とすることもできる。循環病と分裂病との間には、そもそもいかなる厳密な鑑別診断もなく、我々はただ、**鑑別類型学**と分裂病極から躁うつ病極への連続的な一連の移行を認めるに過ぎないのである。

精神運動性興奮

　精神運動性興奮 psychomotorische Erregung、活動性と脱抑制は、言語心迫・運動心迫・活動心迫の亢進を示し、決断と行動とを容易にしている。思考と欲動は、分別のある思慮と批判的な吟味なしに（「分別能力 Besinnungsfähigkeit」なしに）、「欲動と志向性との抗争」もなく、決断と行動へと切り換わる。それらは、躁病でなければ、重要な決定の前では必ず行なわれるに違いないものである。

自己過大評価や、批判力に欠け、楽天的で思慮なしに経験と現実を無視する行動、そして全般的な脱抑制の結果として、馬鹿げた金銭の費消、向こう見ずな投機、実行できない義務、気前のよい寄付、そして、浪費やいかさま、性的不節制やアルコール過多、それに脱線行為への傾向が見られる。人望や社会的・経済的生活基盤が損なわれる重大な危険性、周囲のものや役所との衝突、それに躁病性精神病に起因する他の結果から、この状態像を外来で制御できないならば、施設への入所や閉鎖病棟での入院治療が必要となる。

生気感情の昂揚

　生気感情の昂揚 Gehobenheit der Vitalgefühl は、内因性うつ病の際の意気消沈に対応すると考えられる。躁病では、ネガティブな生気感情、たいていの身体的－自律神経性の障害と同様に、異常な感覚異常や疼痛を欠いている。生気感情の亢進は、病的に亢進した気分状態の構成要素である。しかし、爽快さは、類似した形では「生気うつ病」の場合のように、ほとんど身体的に体験されず、限局もされない。それゆえ、躁病性の病相でこれらに対応するものは存在しない。躁病者はしばしば非常に健康で、有能であると感じている。しかし、また、すでに病期に自分の状態は決して無条件に正常ではなく、何か本物でなく不自然なものを感じる、という患者もいる。これは、精神刺激剤（例えば覚醒アミン）服用後の、嗜癖でない健康者の自己の知覚と比較できる。

妄　想

　躁病性妄想 manischer Wahn は、一次性のうつ病性妄想体験とは異なり、基本の気分から充分理解できる。それは、二次性のうつ病性妄想と似て、あたかも誇大性－躁性の基本気分による具体的な説明である。躁病性の妄想様（真性の一次性妄想は、ここではほとんど見られない）内容は、むしろ大言壮語、自己過大評価と過度の感情の表出であり、それらは、速やかに変化し、むしろ遊び半分・冗談半分に話され、ほとんど深い確信に支えられているわけではない。そのような躁病の誇大型では、心に浮かぶ全てのものが誇大的な特徴を備えている。

患者は、問題は全て簡単に解決されると信じ、大きな企業や会社の設立、緊張感あふれる企画や発明、あるいは政治的な革新について語る。抑制が解除される結果、躁病者は、しきたり、規範や法律をないがしろにする。その際、不道徳や不穏当という意識はなく、また罪業感もない。それらは、正常な状態では、社会的－権威的な良心によって、あるいは自主的な良心によって、義務と感じられていたものである。精神分析は、この社会文化的な、しきたりによる制限からの開放を、超自我に対する自我の効果的な反抗と解釈している。

身体的－自律神経症状

　身体的－自律神経症状 körperliche-vegetative Symptome（それは基本に、身体的なものと精神的なものとが同時にあり、いわゆる精神身体的な現象である）は、その主観的・肯定的な色合いによって、生気感情の昂揚の枠のなかに組み込まれていて、内因性うつ病における自律神経障害に対置するものではない。睡眠は、躁病者の場合にも確かに障害されているが、それを訴えることはなく、この睡眠の不足を否定的に感じてはいない。躁病者はいかなる疲労感も感じず、溌剌として有能であると感じる。**食欲**は良好であるにもかかわらず、しばしば体重は減少する。時には、感覚性の障害、とりわけ視覚や知覚の変化を来たし、分裂病の場合に似ている。患者はしばしば年齢よりも若く見えるが、それは、機敏で弾力性のある精神運動性が関係している。性的領域では**リビドー**の亢進が見られる。

第四節
混 合 状 態

　混合状態 Mischzustände は、循環病の状態像のなかで躁病の症状がうつ病のそれと結びついた時、すなわち躁症状とうつ症状とが同時に互いに並立して存在する時に認められる。混合状態は、それゆえ、分裂病と循環病との間に見られる「混合精神病」とは区別されるべきで、双極性循環病の場合のうつ病相と躁病相との交代（多かれ少なかれ、うつ病と躁病との間に長い無症状の間隔を有する）とも同様に区別されるべきである。

　混合状態は、躁病相からうつ病相へ交代する際、あるいは逆の場合に現れ、独立して症状が揃った病相と比べて、極めて稀なものである。我々はすでに、循環病性うつ病の場合に、しばしば抑うつ性気分変調、思考および意志の制止が、（とりわけ退行期に観察される）「**焦燥性うつ病**」の場合のように、内的不穏、不安や焦燥と結びつくのを知っていた。爽快な気分変調が思考と欲動の制止と結びついていることを示す「躁病性昏迷 manischer Stupor」は、通常、分裂病圏に数えられるものである。また、同じような精神機能の混合も見られる。例えば、思考制止と「観念奔逸」とが結びつくことがあり、その際、重苦しく努力が必要な思路（決心ができないために）が、思考の逸脱と集中力の欠如を伴っている。

第五節
内因性（循環病性）躁病の治療

　完成された躁症状は、多彩な産出性‐精神病性の分裂病と同じ原則により治療される。我々はここで、**高力価の抗精神病薬**、例えばハロペリドールを5-15mg投与する。重篤な躁病性興奮の場合、ハロペリドールは（さらに、超急性精神病の場合のように）筋肉内あるいは静脈内に投与される。その際、5mg（1アンプル）の一回量が数時間以内に繰り返し再投与される。それに加えて、神経感情調整薬、クロールプロチキセンあるいはレボメプロマジンのような薬物も、筋肉内に一日平均量が150-400mgの間で投与される。ただ極めて稀に、抗精神病薬に対する治療抵抗性がある場合、けいれん療法が必要である。場合によっては抗精神病薬が併用される。ハロペリドールのほかに、他の強力な抗精神病薬、例えばベンペリドールが使用される【表15】。予防的には一般に、循環病の場合のように、リチウムの有効性が認められている。

　　リチウム塩は、急性躁病の場合にも有効であるが、作用の出現は抗精神病薬の場合よりも遅い。それゆえに、リチウムと抗精神病薬との併用によっても治療しがたい症状があるので、我々はリチウムを一般的にただ予防薬として使用している。

　躁病が完成されると、患者自身の利益を害する危険や、他の人を妨害したり危険にさらしたりすることから、**入院治療**が勧められる。病識を欠如するために、ここではしばしば強制的な入院が避けられない。躁病相では、著しいうつ病相と同じように、一般には刑法20条によって責任能力はないと判断され、民法105条2項により就業不能とされている。

　　病院では、治療者は躁病患者の過剰な感情表出に、あまりに巻き込まれ過ぎてはならず、患者の非礼さや刺激性、攻撃性によって挑発されてはいけない。患者は、人の弱点をすばやくつかみ、当意即妙に、機知に富んだやり方で笑いものにする。患者は外部の刺激からできる限り遮蔽されねばならない。外部の刺激は、抗精神病薬のもと

でも、新たに言語的な興奮や精神運動性の興奮を引き起こしうる。診療には、明確な距離感と断固とした態度が必要であり、それを、鷹揚で感情に流されない寛容さや目配りと結びつけなければならない。本来の精神療法は、急性期では不可能であり、間歇期においてもまた、他の双極性や単極性の循環病の場合のように、成果は望めない。

第六節
循環病の診断と鑑別診断

診　　断

　診断は、まず第一に、精神病理学的状態像と病歴とに依拠する。うつ病の**生気的で身体に親和性を持つ性格**は、循環病性うつ病の精神病理学的症状のなかでは、ある程度特徴的なものである。それは、二次的に生気的な症状を示す反応性うつ病の場合のように、長い経過の後にはじめて認められるのではなく、初めから認められるのである。**さらに指摘すべきことは、主観的に重要な体験が欠如していることや、あるいは葛藤が持続的に存在しないことである。それは、動機が存在しないこと、そして、この状態が持続しないこととして理解される。**考慮しておかねばならないことは、心因反応性に誘発される内因性うつ病が存在することである。この誘発にかかわった事象が、この状態の動機であると認めてはいけない。循環病性うつ病には、以下の症状がみられる。すなわち、さらに著しく明確な思考制止と精神運動性制止、ネガティブな生気感情、むしろ静的な性格の感覚異常（質的に独特な身体感覚——狭義の体感症——これは、内因性うつ病と分裂病の際に存在する）、そして（一次性の）罪業妄想や罪責妄想、それに貧困妄想の形の抑うつ性妄想思考である。「罪の責任を負う人」[103]は、その際（周囲の人にではなく）患者自身に向けられる。診断的に重要なのは、さらに典型的な**日内変動・睡眠障害**（初期症状の、とりわけ早期覚醒を伴う熟眠障害）、そして**病相の後の軽躁性動揺** *hypomanische Nachschwankungen* である。

　常に考慮すべきことは、循環病性うつ病に必ず見られる症状は何も無いことであり、そのうえに特有な症状も無いことである。個々の症状は、その診断学的な価値を、症状全体（症状群）の枠の内でようやく保持している。また、急性あるいは最急性の発症——徐々に発展することはしばしばあるが——、数日あるいは数週間持続する小康状態、あるいは間歇期をも経過した後の突然の症状出現、そして最後にこの状態の突然の終結が訪れる。一時間

か、あるいは数分間で始まって終わるうつ病が存在する。そのような**内因性の発現**とその後の動揺は、どちらかといえば内因性うつ病とされ、心因反応性の状態とは見なされない。

病歴としては、正常な精神状態に対して、**時間的に抑うつ症状が際立った病相性の経過を示すこと**が、診断にとって重要である。疾患は――いつものように――徐々に、あるいは急性に発症するにしても、その個人のなかでは、健康で正常な精神的気分と生命的基礎気分に対して、多かれ少なかれ著しく目立つものである。**動機なしに抑うつあるいは躁性の病相が際立ってくる状態像が以前に見られること**は、さらに重要な診断学的状況証拠である。それに対して、家族像、ことに血縁内の内因性精神病の存在は、診断学的にさほどの意味はない。

テストもまた、例えば評価表とか質問法は、作業テストと同じく診断に利用される。とりわけ標準化した所見調査の研究では、数量化と記載のため、さらに症例内および各症例間の比較のために用いられる。内因性うつ病の自己評価は、個々に確認した程度を評価しているが、例えば、ベックBeckやツェルセンvon Zerssenのうつ病評価表、レールLehrlによるエアランゲンうつ病評価表がある。制止テストから発展したエアランゲンの内因性うつ病のための作業テストは、ヴィークWiekによれば、制止の重症度とともに内因性うつ病の重症度(全症状の程度に並行して経過する「同質性症状力動」)に関する証拠となる可能性を示している。

躁病の際の中軸症状は**病的な爽快さ** pathologische Heiterkeit であり、普遍的で診断的には中立である精神運動性興奮ではない。他の症状で中心的なものはなく、循環病性うつ病の場合に見られる対極症状と比べて特徴的なものは少ない。躁病患者の病前性格に発揚性の特徴があるとき、病相性の性格を見出すのはしばしば困難である。生気的性格の気分変調や日内変動のような、診断に利用できる典型的な症状が他にも望まれる。その他の点では、内因性うつ病の場合と同じ診断的な観点が求められる。

鑑別診断

鑑別診断は、器質性精神病に対して、そして、反応性および精神病質性の気分変調に対しても行なわれなければならない。その他には、特に分裂病性

内因性精神病に対して、そして最後に、特殊な内科疾患である臓器性疾患に対しても、鑑別診断が行なわれなければならない。とりわけ、いわゆる仮面性（自律神経性）うつ病の場合は、しばしば心臓性、あるいは消化器性疾患として見誤られる。**正確な診断と鑑別診断は、効果が期待される抑うつ状態の合理的な治療に対する、まず最初の前提である。**【図2】と【表5】は、うつ病と躁病の疾病学的および類型学的診断と鑑別診断に関する概観を示し

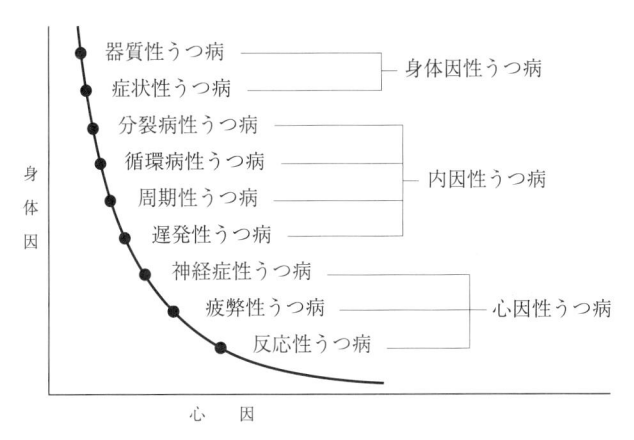

【図2】抑うつ状態の疾病学的位置づけ（キールホルツによる）

【表5】抑うつ性（および躁性）の状態像の疾病学的診断と鑑別診断

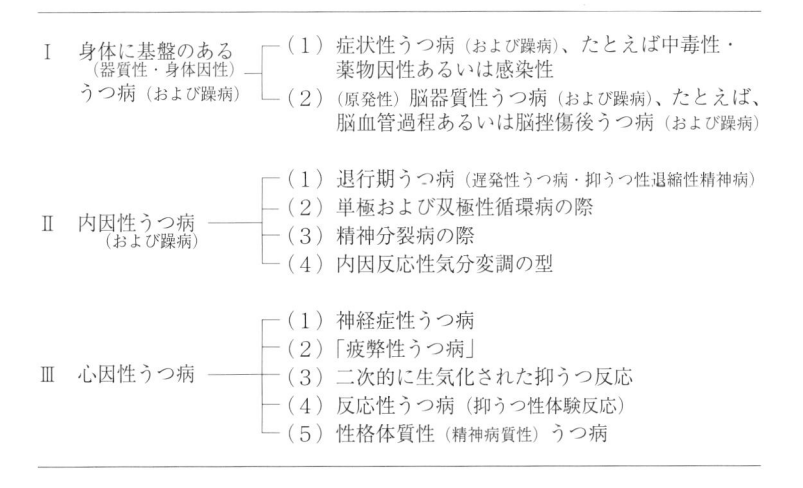

Ⅰ　身体に基盤のある（器質性・身体因性）うつ病（および躁病）
- （1）症状性うつ病（および躁病）、たとえば中毒性・薬物因性あるいは感染性
- （2）（原発性）脳器質性うつ病（および躁病）、たとえば、脳血管過程あるいは脳挫傷後うつ病（および躁病）

Ⅱ　内因性うつ病（および躁病）
- （1）退行期うつ病（遅発性うつ病・抑うつ性退縮性精神病）
- （2）単極および双極性循環病の際
- （3）精神分裂病の際
- （4）内因反応性気分変調の型

Ⅲ　心因性うつ病
- （1）神経症性うつ病
- （2）「疲弊性うつ病」
- （3）二次的に生気化された抑うつ反応
- （4）反応性うつ病（抑うつ性体験反応）
- （5）性格体質性（精神病質性）うつ病

ている。

　ゼルバッハSelbachやヒッピウスHippiusを手本にしてキールホルツが提示した疾病学的な抑うつの模式図【図2】は、我々と同じように、三分体系に基づいている。キールホルツの模式はまた、どのように身体因から内因を経て心因性へと、心因反応性および精神力動的要因が身体因性－生物学的要素に対して重要性を増していくかが図解されている。

　脳器質性・内因性および心因性の原因に基づく抑うつ状態の分類は、治療的な適応や予後にとって欠くことができないものである。それは、疾病学的に異種のうつ病が横断面では類似の症状を示して広範な交錯がみられ、そのうえさらに、経過の観察によっても、鑑別診断的分類の困難な症例が存在するからである。このことはとりわけ、若干の**内因反応性気分失調**endoreaktive Dystimieの型のうつ病、いわゆる**疲弊性うつ病** Erschöpfungsdepressionや、**二次性に生気化した反応性抑うつ状態** sekundäre vitalisierte reactive Depresionszuständeにあてはまる。ここでは、具体的な症状の多元的・多因子的見方と、病態発生に関する様々な因子を区別し、重みを判定する試みが示される。基本的には、繰り返し次のことが指摘される。すなわち、人格の間には、さらに正確に言えば、人格の偏倚の間には、**精神病理学的な症候像の移行が存在すること**であり、一方で、人格の発展とその状態に規定された体験と行動の偏倚の間にそのような移行があり、他方で、身体に基盤がある精神病と内因性精神病との間にも移行が存在する。そして、そのような症例やそのような時期では、時間的な横断面や純粋な精神病理学によっては、鑑別診断がしばしば不可能であることである。それゆえに、患者と対面したはじめから、診断と鑑別診断のための徹底した努力を行ない、**少なくとも器質性（身体に基盤のある）うつ病、内因性うつ病、および心因性うつ病を、基本的な身体的および精神病理学的診察によって、それぞれ類別することが不可欠である**。このことが行なわれないならば、しばしば、患者にとっては重大で不都合な結果を伴い、誤った治療がなされることになる。

　我々は、うつ病の三つの疾病学的グループと、それぞれの群のなかで区別されうるタイプを観察した【表5】。類似の視点は（比較的稀な）躁症状の鑑別診断にも適用される。

I. **身体に基盤のある**（身体因性・器質性・症候性）**うつ病**（および躁病）

　ここではとりわけ、疾病学的診断の必要性が明白である。抑うつ性の状態

像を示すいかなる症例でも、(直接的あるいは間接的な) 脳器質性の原因は除外されなければならない。一般的には、既に精神病理学的病像のなかに器質性徴候が指摘されている。しかし、症状学的－現象学的に、循環病の枠内にある内因性うつ病の病相と区別できない症状群が存在する (「症状性循環病 symptomatische Zyklothymie」)。それゆえに、それぞれの抑うつ状態はまた、正確な神経学的および内科学的診察を必要としている。

(1) **狭義の症状性うつ病** (および躁病)　これは、原発的な頭蓋外の疾患の経過中に、二次的に脳を巻き込む形に発展するものである。病的な神経学的所見は、ここでは一般に見られない。それに対して、それぞれの基礎疾患による病的な身体的所見が証明される。抑うつ性の気分変調は、身体疾患あるいは一般の疾患の部分症状、あるいは随伴症状である。それらは、脳の (可逆的) 障害をきたし、例えば、感染性疾患の場合や、心不全の場合、中毒の際、あるいは医薬品の副作用の時などに見られる。基礎疾患の回復力が通常のように見られるかぎり、これは症状性うつ病にもあてはまり、一過性でしばしば短期間、挿間性に見られるに過ぎない。

　症状性うつ病は、内分泌疾患の場合 (内分泌精神症状群) や循環器疾患および胸部疾患の場合、例えば、薬物乱用やアルコール乱用の際と同じく、初期の心不全、感染性疾患後の回復期に、とりわけ、肺炎、肝炎、血栓性静脈炎、それに感冒性感染症の場合に見られる。また、長期にわたる治療用の特定の医薬品の使用、例えばステロイド、レセルピンや抗精神病薬 (いわゆる薬物因性うつ病)、それに、排卵抑制剤の使用は、症状性うつ病を生じる。全ての婦人の約1/3に見られる月経前期性気分変調は、抑うつ－不機嫌の色彩を持ち、内分泌精神症候群の枠内で症状性うつ病として理解される。

(2) **脳器質性うつ病** (および脳器質性躁様症状群)　これらは、実際に全ての一次性脳疾患の場合に、とりわけ初期に現われうる。特に重要なことは、**腫瘍・炎症および血管性脳疾患**の際の基礎疾患の確認とその診断学的理解である。たとえ炎症性あるいは占拠性脳疾患の疑いがわずかであっても、神経学的診断のために全力が投入されなければならない。それによって、例えば進行麻痺・脳梅毒あるいは脳腫瘍が見逃されずに済み、同時に適切な治療がなされる。脳器質性として直接規定された抑うつ性精神症状群の大多数は、脳血液循環障害 (脳血管性障害) や、初老期や老年期の (一次性) 脳萎縮、および脳挫傷の症状である。経過中に、抑うつ (あるいは躁様) 症状と並んで、(可逆性あるいは非可逆性の) 器質性精神症状群のありふれた症状、とりわけ記銘

力や新規記憶の障害、遅鈍化や保続傾向、感情不安定や感情失禁が認められる。

しかしながら、内因性－うつ病相の「生気性落ち込み」が強化システムのように働き、一時的に精神器質性の徴候を浮かび上がらせるかも知れないことを、我々は知っておかねばならない。それは、病相の寛解とともに、再び完全に消えてしまう。

てんかんの場合の抑うつ性気分変調は、脳器質性の発作によって、また、うつ病性エピソードの突然の発症と短い持続によって、さらにまた、しばしば「粘着性enechetisch」のてんかん性本態変化の特徴的な徴候によっても出現する。

Ⅱ. **内因性うつ病**（および躁病）
内因性精神病のなかでの循環病の鑑別診断は、主として退行期うつ病、あるいは遅発性うつ病、分裂病性疾患の経過中に生じる抑うつ症状、および内因反応性気分失調の型の抑うつ状態が問題となる。(128)

（1）**退行期うつ病**（遅発性うつ病・抑うつ性退縮性精神病）　ここには、**退行期（初発は四十五歳以後）に内因性－抑うつ病相を伴う**経過が属していて、以前にはいかなる抑うつ性あるいは躁性の病相も経験していないものである。おそらくは、循環病の遅発型が問題となる。そのように考えれば、単極性内因性うつ病と退行期うつ病とは同じ疾患のあらわれであり、単に**異なった初発年齢**による区別に過ぎない。そこで、それはちょうど、分裂病が四十歳代・五十歳代になってはじめて（「遅発性分裂病Spätschizophrenie」）あるいは六十歳代になってはじめて発症する（「老年期分裂病Altersschizophrenie」）のと同じで、疾病学的に特異な位置を占めている。ともあれ、我々はそれらを一つの理念型として、分離して考えることができる。

退行期うつ病は、長引く病相期間、心因および身体因性の誘因の多さと、精神病理学的病像では不安に彩られた精神運動性不穏が支配的であり、妄想性および心気性、そのうえヒステリー性および強迫性の特徴が頻繁に見られることにより特徴づけられる。そして、おそらくはまた特定の変調性の病前性格特徴（内向性、あきらめの悪さ、順応能力のなさ、小心さと完全主義）と比較的長い前駆症の時期によって、さらにまた、多くの循環病者に較べて治療が困難であることによって、特徴づけられている。患者はただ一回だけ発病し、その後の再発は稀である。しかし、器質性本態変化あるいは（稀な）進

行性痴呆の型から——非可逆性の——器質性精神症状群への移行が見られる（「器質性に陥る遅発性うつ病 organisch ausmündende Spätdepression」）。

　退行期うつ病あるいは遅発性うつ病は、四十五歳から六十五歳の間に発症し、男性の場合が女性の場合よりも明らかに遅い。女性の場合では、発病は一般に更年期やあるいは閉経が見られる時期ではなく、平均して三年から七年後に始まる、これは、内分泌－卵巣性の転換過程や退縮過程が、そのような本質的な病態発生性の因子にもなっていないことを示している。すなわち、性ホルモンを使っての治療には効果がない。**心因反応性因子による誘発**、順応できない喪失状況、根こそぎ状況、疎隔状況による誘発は、他の内因性うつ病の場合よりも頻繁に見られる。ここでは、子供たちからの別離、新しい環境への転居（「引越しうつ病 Umzugsdepression」）、男性の場合は、物質的な収入、威信と影響力の減少、仕事からの引退（「恩給退職性破綻 Pensionierungsbankrott」）、男女のどちらの場合でも、配偶者・同年輩・友人の死による孤独、および精神的および身体的作業能力の衰えを苦しいと体験することが原因となる。もちろん、これらの因子の病態発生上の意味は、厳しく評価されるべきである。なぜなら、それらは同じように、おそらくまさに同じ頻度で、退行期うつ病にならない人にも見られるからである。

　(2) **単極性および双極性循環病**　心因により誘発された内因性うつ病などは、他の項目を参照のこと。

　(3) **分裂病性疾患の際の内因性うつ病**（および躁病）　これは、初期またはその後の経過中に見られる精神病理学的な内因性抑うつ症状群であり、分裂病のその後の経過や既往歴を考慮した場合にだけ認められるものである。今日では、以前よりも頻繁に抑うつ性の色彩を持つ（可逆性の）基底状態と純粋残遺症状群がみられ、その際、抑うつあるいは気分失調性－体感異常性の単調な起伏が、一時的にその状態像を決定していることがある。分裂病から循環病への症状変化、内因性抑うつ病相の出現は、以前に明らかな分裂病性症状が存在した後で、比較的しばしば（12%）[40]見られ、薬物が主体となった精神医学の時代以前にも、これらはすでに観察されていた。精神科薬物療法、すなわち特定の抗精神病薬ないし感情調整薬の選択に関しては、このような場合では精神病理学的状態像（標的症状）が指針となる（症状学的指針）ため、分裂病の経過における内因性抑うつ症状群は、感情調整薬（抗うつ薬）によって治療される。

　循環病と分裂病の間には、我々が見てきたように、いかなる明確な境界もなく、ただ鑑別類型学が存在するだけである。医療および社会復帰的観点から、循環病（うつ病）が多く診断される傾向にあり、患者は「分裂病」診断のレッテルによる社会的に

不利な結果から守られる。しかし、我々は科学的な診察のために、**階層規則**に基づいた診断をしている。このことは、分裂病性症状が証明された場合、その後の経過中に初めて、あるいは新たに内因性の抑うつ病相が観察されるとしても、この症例は分裂病群に分類されることを意味している。

「**単一精神病** Einheitspsychose」の概念は、分裂病の極から躁うつ病の極への一連の連続的移行を仮定している。状態像に、躁－うつ症状と分裂病症状が混在している時（経過中に分裂病相と循環病相が交代するものとは若干異なる）、（いわば循環病と分裂病との間に存在する）「混合精神病」「中間例」あるいはまた、分裂感情精神病が問題となる。それに対して、我々は、身体に基盤のある精神病や心的資質の偏倚（神経症や人格異常）に対する、内因性の分裂病性や循環病性精神病の明確な鑑別診断学を知っている。科学的理論的な考察とは関係なく、ここでは正確な診断が、治療に重大な結果をもたらすのである。

（4）**内因反応性気分失調**（ワイトブレヒト Weitbrecht）　この名称は、次のことを意味している。すなわち、ここでは病態発生的に内因性と心因性因子とが互いに入り混じっていて、我々は充分な確信を持って、それを区別したり比較したりすることができない。そして、抑うつ状態ではあるものの、心因性うつ病や、あるいは一般的な異常体験反応に属させることなく、一方でまた、循環病に組み入れることもできない。**我々は、内因性うつ病の周辺群の意味で、内因反応性気分失調** endoreaktive Dysthymie **を問題にしている**【表5】〔59頁〕。**心因反応性の誘発性要因**は、一回限りの急性体験は稀であり、むしろ通常長く持続する窮乏状況、仕事や社会的な立場の喪失、親しい関係者との離別、故郷や安心感の喪失である。この症状学においては、**自律神経性機能失調** vegetative Dysfunktionen が支配的である。気分失調は、しばしば心気的、不機嫌、そして、無感情－無気力の特徴を示している。そのような、気分失調はまた、身体的因子や過度の身体的消耗（繰り返された妊娠や中絶、疾病の回復期の遅延、戦争捕虜から帰郷する際の手術や栄養障害）によっても進行する。しばしば、身体的および精神的因子、身体の衰弱と同時に重篤で持続性の精神的負荷が、協同して働いているように見える。患者は明白な病感を示す。一方で、一次性抑うつ性妄想思考、例えば罪責妄想あるいは貧困妄想を欠いている。経過は長く遷延する。病前には、患者はしばしば無力性－易刺激性であり、傷つきやすく、人間関係は希薄である。

　内因反応性気分失調が、内因性うつ病と心因性うつ病との中間的な群であるかどうかの疑問は、最後まで未解決にしておかなければならない。明らかな心因性うつ病の

いくつかの型、疲弊性うつ病、二次的生気性反応性うつ病、それに若干の神経症性うつ病との区別は困難である。

Ⅲ. 心因性うつ病

　心因性うつ病の理念型として、神経症性うつ病、疲弊性うつ病、二次的生気性抑うつ反応、そして精神病質性うつ病が区別できる。これらと、内因性うつ病および器質性うつ病との区別は、生活史的な既往歴と精神病理学的な診察によって行なわれる。心因の立証は、動機として適切で充分な葛藤状況が究明されることによって行なわれなければならず、間接的に、身体的な基盤のあるうつ病や内因性うつ病が除外されることだけによってはならない。内因性うつ病の場合、主観的に重要な、急性の体験に対するなんらの契機も、あるいは、その存在と持続を説明できる持続的葛藤状況のなんらの誘因も認められない。**心因反応性に誘発された内因性うつ病**は、誘発性の体験に引き続いて発展し、それからは、早かれ遅かれ自立的に経過する。患者は、短期あるいは長期の経過後にも、おそらく原因となったであろう体験ともはや関わりを持たない。

　内因性うつ病の多くの患者とその親密な関係者が、考えられる全ての出来事をうつ病の原因にしてしまうことは、原因結果の必要性を満足させようとする人間の一般的な傾向を考えると、別に驚くにはあたらない。すでに長い間存在する真の悩みや葛藤は、時間のなかで制御され、人格のなかに適切に統合されているが、病相のなかで過度に評価され、主題にとりあげられ、患者およびその親族によりその動機としての責めを負わされる。我々は、これを引き潮の際に露出して見えるようになる「岩礁」の絵に例えて、説明することができる。うつ病の「生気性落ち込み」、すなわち、精神全体のエネルギー水準の低下、ある意味で「生気性水位」の低下によって、以前の葛藤が再び現実になる。その現実的な悩みは、なおも適切に処理もされず、代償もされていない。しかし、それはうつ病の寛解や生気的緊張の再上昇によって、再び人格のなかに統合され、彼の体験と行動にとっての重要性はなくなるのである。**葛藤はそれぞれ、このようにうつ病を誘発するのではなく、あるいは原因となるのでもなく、それはただ、うつ病によって再び明らかになったに過ぎない。**しかし、それはまた、内因性の出現による代償不全のあと、再代償がもはや成功せず、**二次的な神経症**が生じるかも知れないのである。

　心因性うつ病のさまざまなタイプの診断と症状学、および内因性うつ病に対する区別は、異常体験反応についての章で扱われている。一般的には、**病相性経過の証明、充分な動機が認められないこと**、そして**著明な欲動や思考**

の制止の存在、さらに生気性（身体に親和性を持つ）気分変調の色彩が認められることが、心因性うつ病と異なる内因性うつ病にとっては重要である。しかしながら、反応性悲哀の結果として、二次性の生気障害、すなわち二次性の生気性抑うつ反応もまた認められる。

　抑うつ性体験反応の経過中、身体的な共通感覚、いわゆる生気感情が、強い変化を受けるかも知れない。その際、身体感情の異常は体験の反応性悲哀と密接に結びついているため、悲しみ自体、同時に身体感情として体験される。横断像からは、生気的な性格の気分変調（生気性うつ病）を伴う内因性うつ病相を区別することができない。しかしながら、心因反応性に誘発された内因性抑うつ病相と異なって、反応性に生じた悲哀本来の内容が訴えられる。生気性うつ病がさらに存続して、元の状態に回復するか、あるいは躁性の動揺へと変化するならば、それは、おそらく内因性循環病が誘発された病相であると考えることになる。

第七節
転　帰
（予後）

　循環病の予後は、個々の病相が寛解するという点で一般に良好である。「クレペリンの法則 Kraepelinscher Regel」によれば、特定の症状すなわち分裂病性症状には不良な転帰が対応し、一方、他の抑うつ－躁症状は、良好な、病相性で完全に回復する転帰と一致する。個々の病相に対する「**短期予後** streckensprognose」は、患者や親族に対して自信を持って予後は良好であるということができる。しかし「**長期予後** Richtungsprognose」は、全ての患者の80-90％が二回以上の病相を、1/4で八回以上の病相が観察されているため、予後が良好であるとは言えない。

　そのうえさらに、クレペリンの法則には循環病に関して例外がある。すなわち、躁性あるいは内因性抑うつ性精神病は確かに消退するが、病相後の人格水準が以前の状態に再び回復しない場合もみられる。そのような転帰の場合、我々は「循環病性シューブ zyklothymer Schüb」と呼ぶことができる。ここでは持続的な変化が通常、無力性の残遺症状群のなかに見られ、分裂病性疾患の非特徴的な残遺（「純粋欠陥」）とは、精神病理学的に区別することができない。

　内因性うつ病による**無力性残遺** asthenische Residuen は、通常、病相が数回完全寛解したあとにはじめて現われる。その際、この病相は、無力性で普通はあまり目立たず、経過中に動揺の見られる残遺を後に残し、純粋な形の循環病性抑うつ状態のよう見える。しばしば観察されるのは、非定型的な体感異常性うつ病の場合の純粋な無力性残遺であり、それは、量的に異常な身体感情の変化により特徴づけられている。残遺は純粋欠陥の現象学的側面を示している。頻繁に見られる徴候は、軽い倦怠感、生気的な感覚異常を伴う無力状態、集中力減退、作業能力低下、被影響性の亢進、抑うつ性の過敏さであり、そこでは、気分失調性－体感異常性の平坦な波が認められる。この欠損は、患者自身によって知覚され、彼らは気力や判断力、独創性、生命力、それに持久力の減退を訴える。微妙なニュアンスを感じる能力や他者との共鳴能力は低下する。稀ならず問題となるのは、気分失調性の単調な波が繰り返される沈下傾向と、

間歇期での著しい代償である。このような無力性残遺は循環病の7％に観察される。このクレペリンの法則からの例外は、活力のない欠陥状態が、循環病の経過中にも存在し、分裂病や循環病性精神病の予後に関する特徴的な相違が明確でなくなり、内因性単一精神病の概念にとっての有力な状況証拠と見なすことができる。

循環病の際には、その他に**症状が乏しく精彩のない慢性化** symptomearme blande Chronifizierungen が見られる。それは、典型的な内因性抑うつ症状が消失したあと次第に発展したものであり、病相が異常に長期化したものとは、とりわけ精彩がないことによって区別される。ここでは、特徴のある発病前の変調性で問題の多い病前性格が一部に見出される。それは、欲動の減弱、本能の不全、秩序愛や完全主義のような特徴を伴っている。症状の乏しい慢性化と無力性残遺は、薬物療法の時代になり、以前よりも頻繁に観察されるように思われる。

少なくとも一部に見られる薬物因性の**病像変遷** Gestaltwandel は、分裂病の場合にも推測されるはずである。しかし、そこでは薬物因性に促進され、あるいは加速されて、非特徴的な無力性純粋残遺を示す精神病の軽快は、リハビリテーションが容易になることから、社会的予後にとって有利に働く。しかしながら、一方で、ある特定の循環病の場合には、自然の経過が薬物によって変化すると考えられ、それは、完全寛解する型にとって不利であり、長期予後を悪化させている。

極めて稀な**単極性－躁病性の経過型**（「周期性躁病 periodische Manie」）の場合、比較的頻繁に、軽躁性の持続性気分変調への移行を伴う慢性化（いわゆる進行性躁病）が観察される。とりわけ発揚性の病前性格の場合に、軽躁性の活動性、激越性、それに自己中心性という意味での人格特徴の先鋭化が、急性躁病性精神病の寛解のあとに残るのである。

アングストは最近の長期研究で、単極性うつ病の41％だけに、そして両極型の36％に完全寛解を認めている。方法論的な（例えば、個々の症例の経過観察がしばしば不可能であった）欠点にもかかわらず、この今までの理解と異なる結果は、少なくともクレペリンの法則が絶対的ではないことを確認し、そのうえ循環病の予後がさほど良いとは言えず、分裂病の場合は、今まで考えられていたほどは悪くはないことを示している。この結果はまた、リチウム療法の適用を決定する際、再発の危険と並びに、稀ならず不完全寛解や慢性化への傾向に注意するべきことを強く示唆している。

生命的予後は、もっぱら自殺の危険によって悪くなる。自殺頻度は、循環病の場合、7-10％の間にある。

第八節
病因、遺伝と体質、精神的および身体的誘因

　遺伝および生化学的所見は、遺伝的に規定された脳の代謝障害が、循環病の基礎になっているとの仮説を支持している。

遺　伝

　双極性および単極性循環病の中核群は、生物学的な基盤のある、**主として遺伝に規定された疾病と考えられ、それはおそらく一般的には、一過性——可逆性の脳代謝障害に起因している**。主として遺伝に規定されているとされるのは、（1）家族研究と、（2）双生児研究の結果による。遺伝性の要因は、神経化学的機構によって病相の時期と持続を決定する。

　（1）感情精神病の患者の家族には、同様な疾病が頻発する。親族には、平均人口の罹病率（疾病可能性は 0.6-1％）に比べ、循環病は約十五～二十倍も多く見られる。循環病の発症危険性を、循環病の親族について（もっと詳しく言えば、単極性および双極性の全住民について）通覧してみると、**循環病に罹患する危険性は、血縁関係が濃密であるほど高い**。循環病者の両親・子供および兄弟は、それぞれ 10-15％【表6】である。両親が二人とも循環病に罹患していると、子供の疾病危険性は約 30-40％である。循環病の家族環境では、その上さらに、平均人口よりも大きな割合で、循環病性ではない他の内因性精神病が見られる。双極性の病型は、ほとんど同じ疾患の負因を、単極性よりも幾分多く見られる。二、三の所見は、単極性抑うつ経過型（もっぱらうつ病相）が、躁病相とうつ病相を有する双極性の型とは遺伝的に幾分異なったものであることを示している。

【表6】純粋うつ病を含む躁うつ病者の親族のおおまかな発病危険率
(ツェルビン・リュディンによる)

平　均	0.4-2.5%
両　親	10-15%
子　供	10-15%
兄　弟	10-15%
二卵性双生児	20%
一卵性双生児	70%

　循環病者は、全体的に見れば、主として循環病性の疾病に罹患した親族を持ち、分裂病者は、主として分裂病の親族を有する。しかし、明確な遺伝病理学上の区別は、この疾病圏の間では不可能である。循環病者の家族では、稀ならず、また分裂病が見出されることがあり、またその逆もある。循環病は時おり、分裂病の子孫を持つ。「単一精神病の概念」は、今日まで充分には支持されていないが、循環病と分裂病の疾病圏の遺伝病理学的な類縁関係を推測することは可能である。

　（2）主として遺伝に規定されるということには、とりわけ**一卵性と二卵性双生児の間の一致率の相違**が挙げられる。二卵性双生児では、双生児の片方の発病危険性は、普通の兄弟姉妹の場合と較べそれ程大きくはない（約20%）。一方、一卵性の場合、遺伝を同じくする双生児は約三〜四倍も高い（70%）【表6】。

　双生児の所見はまた、今日では素因か環境かという二者択一が古くなっていることを示している。主として素因に規定された疾患か、あるいは主として環境に規定された疾患かというのが、連続した一連の変異の理論的な終着点である。終点に見られる組み合わせは、遺伝性の因子に重点がおかれるか、あるいは環境的な因子が重視される。「遺伝性」は決して絶対的な決定と同じ意味ではない。循環病の場合にも、多くの症例では、素因や遺伝要因のみを精神病の発現に必要とするわけではない。**一卵性双生児の場合に稀ならずある不一致例（約30%）は、環境因子がある役割を演じていることを示している。**それなくしては、おそらく、症例の一部の疾病は決して成立しないであろう。それらが、症状の発現時期や、症例と症例、型と型の非常にさまざまな程度の経過と転帰とを協同で決定しているのかも知れない。しかし、**特異的な誘発因子**や、あるいは、その知識が予防の出発点になるであろう予防因子は、知られていない。

　一般的な遺伝様式は不明である。考えられるのは、とりわけ、不完全な浸

透力を有する優性遺伝子である。弱い浸透力の仮定は、一卵性双生児の場合の不一致を説明でき、弱い表現性は、頓挫性というあまり目立たない型が存在することを説明できる。経験的な危険率は、古典的なメンデル比率を示さない。多くの点から言って、多くの遺伝子が関与し（ポリジーン）、循環病もまた、様々な遺伝子によるかあるいは遺伝子複合体によって規定されているに違いない（ヘテロジーン）。例えば筋萎縮症や、あるいは遺伝性聾唖のように、臨床的に明瞭に規定されている疾病像もまた、遺伝的に単一なものではないことが証明されている。

生化学的所見。神経生化学的メカニズムに関する遺伝的な要因が、もっとも早い生体アミンの領域での脳代謝の変化と、それと密接に結びついた中枢性の自律神経性調節、循環病の病相の発症時点、そしてその持続を決定しているという仮説には充分な根拠がある。生化学的研究は、今日、とりわけ中枢神経系でのカテコールアミン（ノルアドレナリンとドーパミン）と、インドールアミンであるセロトニンの代謝に集中している。ノルアドレナリン仮説は、循環病の一部の群で、脳の機能的に重要なレセプターの場所の——絶対的、あるいは比較的——ノルアドレナリンの欠乏が推測され、躁病の場合は、同じ場所でのこの伝達物質の過剰が考えられている。その際、伝達物質の生成、貯蔵、期限どおりの放出、不活性化、あるいはレセプターの感受性の障害が見られるのかどうかは、なお不明のままである。

とりわけ、中枢神経系のノルアドレナリンの主要代謝物、メトキシハイドロキシフェニールグリコール（ＭＨＰＧ）が尿で研究された。なぜなら、末梢で測定しうるＭＨＰＧは、30-50％が脳のノルアドレナリン代謝に由来しており、それで中枢性のノルアドレナリン代謝や、ある特定の身体的な治療手段（ここではとりわけ、特定の感情調整薬であるが）の効果をみるための指標として利用できるからである。ある研究者は、特定のうつ病の場合に、すなわち、ノルアドレナリン型（下記参照）のうつ病にＭＨＰＧ分泌が減少していることを見出し、躁病の場合には尿中に増加していることを見いだしている。尿と並んで、髄液や血液でも、生体アミンに関してその代謝物と酵素系が調べられた。循環病の場合の**セロトニン欠損**については、セロトニン代謝の遅延化が示唆されている（自殺者の脳組織での研究。髄液における五ハイドロキシインドール酢酸の減少）。もちろん、その所見もまたここでは単一ではない。おそらく様々な感情調整薬を必要とする循環病の色々な型があるのであろう。セロトニン代謝の減少した（髄液中の5－ＨＩＥＳが減少した）**セロトニン型**は、アミトリプチリンやプロミプラミン（おそらくまた5ハイドロキシトリプトファン）で改善し、**ノルアドレナリン型**（尿におけるＭＨＰＧの分泌減少）は、ノリトリプチリンやマプロチリンを必要としている。

第一章　循環病

視床下部 – 下垂体 – 副腎皮質系や、ここではコルチコトロピン放出ホルモン（ＣＲＨ）が、特に注目されている。これは、下垂体前葉ホルモンであるＡＣＴＨの分泌について、特徴的なサーカディアン・リズムを生じる副腎皮質のコルチゾール分泌を制御している。内因性うつ病の患者は、ＣＲＨ活性の制止に失敗した病相では、ノルアドレナリンやＧＡＢＡ系神経によって、症状の見られない間歇期よりも多くのコルチゾールを産出していて、それによって健康な人や、おそらくはまた神経症や反応性うつ病の患者とは区別される。今までに得られた所見によれば、循環病の場合にはセロトニン代謝と同じく、ノルアドレナリン代謝の障害が重要であり、そしておそらくまた、中枢性のカテコールアミン系とコリン系とのバランス、そしてドーパミン系、ＧＡＢＡ系、それにアセチールコリン系の物質代謝過程の一部の機能障害が重要であると考えられる。

体　質

　循環病の患者は、とりわけ双極性の感情精神病を示す者は、しばしば（40-70％）クレッチマーの意味での**肥満型体格** *pyknischer Körperbau* を示す。

　肥満型体格は中年になってはじめて顕著となるが、次の特徴を持っている。ずんぐりとして、丸々としていて手足は短い。顔の血色は良い。骨格は華奢で、どちらかといえば狭い背中に胸や腹まわりは堂々としている。顔は広くて丸く、前頭部は平坦な五角形、あるいは広い盾の形をしている。横顔は、おおきな鼻があって、柔らかく微妙な曲線を示している。頭髪はまばらで禿やすく、髭は豊かで体毛は濃い。手指は短く、手掌は広くて柔らかい。

　肥満型体格と一定の人格構造との間には同じような正の相関が存在する。クレッチマーはそれを「**循環気質** *zyklothym*」あるいはさらに強い特徴を持った「**循環病質** *zykloid*」と名づけている。今日「循環病 Zyklothymie」の名称は、クルト・シュナイダーに従い、うつ病型および躁病型の内因性精神病（以前は躁うつ病）の全ての疾病圏に対して使用されるが、一方でクレッチマーは、それによって、肥満型体格と関連する人格構造を考えている。その人格構造は、躁うつ病性精神病の患者にしばしば見出される。

　クレッチマーの体質研究は、体格と性格との密接な関連を仮定していて、その際、

体質は常に精神的なものと同じく身体的なものを含んでいる。**循環気質 − 肥満性の体質圏**は、そこで、身体 − 精神の体質の全体を意味している。それは、クレッチマーによれば、また躁うつ病圏との密接な関連を有している。それにより、正常な循環気質性人格、循環病質性人格偏倚、そして躁うつ病性の精神病との間に、連続性の移行が存在するとされる。精神病は、いわば体質的な人格特性が増強したものかも知れない。このことは、本質的に、特定の精神病に対する特定の人格構造の素因を超えたものである。それに応じて、分裂気質の普通の人から、分裂病質性精神気質を経て、分裂病へ至る一連の移行が見られるといわれる。そのような移行は、実際、特定の身体疾患との類似によって考えられている。それらが内因性精神病に関しても存在するということは、今日では概ね疑いの目で見られている。経過のなかで、異常人格か内因性精神病か——分裂病性かあるいは循環病性か——の鑑別診断ができない症例はほとんど無い。確かに、本来の人格と精神病との間に関連はあるが、決して移行ではなく、跳び越えが必要である。そこには、新しい要因、まさに仮説的な疾患要因を付け加えなければならない。一方に異常な人格と体験反応をおき、他方に循環病性精神病と分裂病性精神病をおくとき、両者の間には明確な鑑別**診断**が存在するが、循環病と分裂病との間には、単に鑑別**類型学**が認められるに過ぎない。

　それにもかかわらず、精神病理学的症状に関連して、とりわけ——内因性あるいは器質性の——精神病の発病初期や、緩やかな経過を示す時には、移行が見られることを想起せねばならない。このことは、身体的な基礎に移行があるということを意味してはいない。**我々は、精神病理学的症状の移行の問題を、身体的な基盤における移行の問題から区別しておかねばならない。**発病時の進行麻痺は、初期あるいは長期の経過において、本来の人格の先鋭化として考えられるので、精神的な症状には、人格と（器質性）精神病との間にいかなる断裂も認められない。ただ、精神病理学的病像における移行については、我々の考えによれば、精神病と正常からの偏倚との間に、境界領域が存在する。我々が、「ボーダーライン症状群 borderline-syndrome」を取りあげることになるのはこの領域においてである。

　我々は、内因性精神病の場合の「内因性」が、二つの異なった事態を意味していることを確認しておく。一つは、内因性の、遺伝的に明確な身体 − 精神的な**体質**であり、もう一つは、遺伝的に明確な**疾病要因**である。循環病の場合には、どのような病前の人格類型が見られるのだろうか？　クレッチマーの意味での循環気質性と循環病質性の人格偏倚はたしかに多い。それは、「爽快 heiter」と「悲哀 traurig」の両極の間を動揺する気質の「素因的な割合」によって特徴的である。とりわけそれは釣合いがとれた同調性の人格であり、柔軟で自然な、円満で魅力のある精神運動性を備えている（約40-50％）。同様に、他の人格型と人格特徴もまたしばしば見られる。例えば、おどおどして活気に乏しい性格、小事にこだわり几帳面で、くよくよし考える性格、あるいは敏感で不機嫌、そして内気な性格が、とりわけ、不完

全寛解の遷延病相や、慢性化する傾向の場合に見られる。(87)極端に真面目で、折り目正しく、几帳面、そして強迫的な特徴もまた、発病時の人格構造として一般に、調子はずれで問題を孕んでいるのであり、慢性化への傾向や不完全な可逆性という意味で、予後の判断を曇らせるかも知れない（しかし、必ずしもそうであるとは限らない）。秩序にしっかりと固定された病前の本態構造（「メランコリー型 Typus melancholicus」）の場合、(テレンバッハによれば)(121)「インクルデンツ Inkludenz〔封入〕」（厳格な秩序の世界の境界内に閉じ込められること）と、「レマネンツ Remanenz〔残存、仕残し〕」（自己の高い要求水準の背後で仕残し感を持ち続ける）の状況が、うつ病相を誘発するのかも知れない。(135)**しかし、内因性うつ病（および躁病）の大多数は、決して特徴的な、あるいは全く特異な病前の人格構造との関連はなく、特殊な前うつ病的な状況との結びつきもない。**

　二者択一性、すなわち分裂病性－変調性、あるいは循環病性－同調性の二つの人格構造は、時には長期の予後について慎重であるべき逆推論を許してしまう。同調性の本態構造は、飾り気のない爽やかさ、柔軟性、人格の単純さや統一性を有し、自己と共同世界との確かな同一性は、疾病の回復可能性にとって有利に作用する。内因反応性気分失調の場合、その経過は、その他の「内因性うつ病」の時よりも、なお「内因性の」疾病要因により左右されることが少ない。しかし、しばしば調子はずれで、動揺しやすく、受動的で、状況依存性が強く、負荷にはあまり耐えられない一次性の性格が認められる。このことはまた、経過と予後がそれ以外の感情精神病の場合よりも、影響されやすいことを意味している。例えば、作業能力を生活状況に適応させ、負荷の要因を除去することによって環境要因に作用させると、経過と予後が変わりうるのである。

精神的および身体的誘因

　個々のうつ病相や躁病相は、主として突然に（自生的に）出現し、その誘因を認めることができない。しかしながら、少なくない症例で、個々の病相の誘因（誘発）が推測されている。我々は3-10％に身体的誘因を、7-19％に精神的誘因を見出している。

　精神的誘因の場合、女性に顕著である。情動的な肯定的な色合いを持つ誘因はほとんど見られない。誘因となる状況は、それが由来する実存領域に従って区別される。最も頻繁に見られるのは、**家族性－家庭的な領域**が関係

している。それらは、近親者の死や病気、離婚、他の別離体験、例えば子供たちの結婚や引越し、それに家族のなかの意見の相違や負荷のある状況である。それに続いて以下の領域がある。すなわち、**職業や財産、愛憎の葛藤、引越しと同居者との葛藤、生命状況の重篤な外傷と社会的地位を脅かされること**である。女性の場合、引越しや愛憎の葛藤が誘因の状況として比較的頻繁にあり、男性の場合は、職業や財産の領域からのものとなる。全ての精神的な誘因の50％は、人間間のコミュニケーション領域における喪失状況を示しており、それは死や重篤な疾病、別離、離婚、見捨てられることなどによって、親しい関係者の――すでに起こってしまっているか、今にも起こりそうな――喪失状況である。この喪失体験およびその他の誘因は、一般に、多かれ少なかれ明白であり、注目される状況である。

慢性的な契機、すなわち、長く持続する負荷状況や、むしろ隠れて目立たないが切迫している葛藤の持続状況は、例えば、突然に始まり、外部から作用していて同時に主観的に重要である急性の誘発状況に対して、比較的稀ではあるが見出される。循環病の場合（それは分裂病にもまた当てはまる）、全体からみれば、喪失状況、職業および社会的葛藤が、倫理的・宗教的、それに愛憎に関わる両価性のプライベートな葛藤として、極めて大きな役割を演じている。たしかに、そのような葛藤は、一般には、特定の個人的な精神的構造を前提としてそれを過大に見るものの、内因性精神病の発症に不可欠のものではない。典型的な、あるいは全く特異的な誘発状況は決して見出せない。誘発因子は**非特異的な**精神的（あるいは身体的）契機である。その際、疾病の経過のなかで見られる「ライフ・イベント」の出現の時点が、おそらくまた重要であろう。

　これに対して、ある病相を誘発させるような発症状況が、同じ患者の場合でも、同じあるいは類似の構造を有するにも関わらず、時には同じ結果をもたらさない、すなわち病相を誘発しないことがある。このようにそれぞれの状況は、まったく同じ患者にとって、精神病の発現に対する十分条件ではないことを示している。病相が精神的に誘発されることは、控えめで同調性の一次性性格を有する患者の場合にも認められる。

初回の病相やその後の病相が誘発される場合だけでなく、**それぞれの病相の経過中においても**、環境性の要因、とりわけ生活状況的な要因は重要である。状況因子の影響は、寛解時や病相の終わりにとりわけ顕著に認められることが多い。精神‐反応性の要因は病相の発現には重要でないが、二次性神

経症の形成や寛解を遅延させることがある。**一般的に言えば、内因性の色彩が弱ければ弱いほど、状況や環境に対して有利か不利かに作用する精神的な影響が、ますます重要になってくる。**うつ病が消退する時、精神力動的な視点によって処理されていた葛藤が理解しやすくなり、寛解がいつ、どのように、どの程度に見られるについての精神医学的な教育が重要になる。

第二章
精神分裂病
〔統合失調症〕

第一節
精神病理学的症状学

第二節
身体症状および身体精神性移行症状

第三節
亜　型

第四節
診断および鑑別診断

第五節
経過と転帰

第六節
病　因

第七節
治　療

名称と概念

　クレペリン[77]は内因性精神病を二群に、すなわち、ある一定の精神病理学的症状を伴って病相性に経過するグループと、別の精神病理学的症状を伴って「荒廃」に至るグループとに分類し、前者を「躁うつ病」、後者を**「早発性痴呆 Dementia praecox」** と名づけた。早発性痴呆は、老年性の「荒廃」（＝器質性痴呆）とは区別される。なぜなら、この疾患の一部は「若年性 vorzeitig」（＝早発性 praecox）に、すなわち思春期や思春期後に始まるからである。この名称を構成する「早発性」と「痴呆」という二つの要素は、誤解を招きやすい。「早発性痴呆」は、知能の量的な解体とされる痴呆を生じることはない。この知的な能力は、特徴的な脳疾患に基づく、慢性の身体に基盤のある精神病の一部（少数）の場合と同じ形式で、同じような程度に、解体されることはない。重症の典型的な分裂病性欠陥状態の場合、病像を規定する精神的変化は、決して知能を障害せず、人格、とりわけ欲動や情動、それに人間関係を障害する。「早発性痴呆」はまた、大多数の症例が「若年性」にみられるのではなく、二十歳以後に初めて現れ、三十歳以後にもなお46％が発現する。

　E・ブロイラーにより1911年[7]に発表された「精神分裂病 Schizophrenie」ないし**「精神分裂病群 Gruppe der Schizophrenien」** の概念は、疾病の予後についての先入見を持たなかった。この概念は、同じような精神病理学的症状群を持ったすべての内因性精神病を、その転帰とは無関係に包含している。それゆえに、「早発性痴呆」の名称と、それに結びつく治療不能性や根本的な予後不良性の概念は、「精神分裂病」によって放棄されたのである。

　E・ブロイラーと、その後K・シュナイダーによって行われた分裂病の診断は、それゆえになお、経過と予後については何も意味していない。クレペリンの法則は相変わらず通用するが、多数の例外もみられる。分裂病の概念は、まず、診断が精神病理学的状態像に基づいており、転帰とは無関係に行われることを意味している。「分裂病」の診断はこのように、疾病の始まる前の状態 'statuo quo ante' への完全な回復 'restitutio ad integrum' と両立可能である。転帰、いわゆる欠陥に発展するか否かの問題は、診断にとって決定的なものではない。

E・ブロイラーは、本質的な障害が、「精神」（phren＝精神）の分裂（schizo＝分裂する）、意識や人格全体の分裂、思考や感情や意志の統一性の欠如、思考と同様に、欲動や感情の統合の根本的な減弱にあると考えたために、「精神分裂病」の名称を選んでいる。彼は用心深く、問題を先取りせずに、分裂病を一つの疾患ではなく「**精神分裂病群**」として報告した。

　分裂病の概念には次の特徴がある。

　（１）**分裂病は主として遺伝に規定された病気である。**あるいは、分裂病はその本質を同じくする、主として遺伝に規定された一群の疾病を示している。分裂病者の血族のなかには分裂病が頻繁に見られる。一卵性双生児では二卵性双生児の場合よりも約四倍の高い一致率が見られる。一方、稀ならず見られる一卵性双生児の不一致は、環境要因（Peristase＝環境）が重要であることを示している。その他に、体質が一つの役割を演じている。しかし、それは以前に仮定されたよりも小さい。分裂病の場合、循環病よりも頻繁に、細長型と形成異常性の体格、それに調子はずれの、いわゆる分裂病質性病前性格が見られる。**ある特定の、遺伝的に定められた、身体**Soma**と精神**Psyche**を含む体質を意味する「内因性」は、その点で、遺伝的に決定される生物学的疾病要因を意味する「内因性」とは、区別されるべきである。**

　分裂病の優勢な遺伝規定性は、多因子性の複雑な病因を仮定することと矛盾しない。社会的、精神力動的に、促進性や傷害性にはたらく周囲の人々や環境の要因は、個々の症例で多次元的な因果分析を行う場合や、ある特定の分裂病型（周辺群）の場合に、内因性の要因と同じくらいの重要な役割を果たすかも知れない。**中核群** Kerngruppe では、環境要因は（内因性の）疾患要因と較べて病因的な重要性はあまりなく、発症と経過にとっても比較的小さな意味しかない。**周辺群** Randgruppe の場合、「内因性うつ病群」の領域にある内因反応性気分失調と比較して、環境要因、とりわけ、その際の状況や人格構造に関わる要因が大きな意味を持ってくる。このようなタイプの分裂病性の疾病は、例えば「分裂病性反応型 schizophrene Reaktionstypen」として、「状況と結びついた分裂病 situative mitbedingte Schizophrenie」として、あるいは「状況規定性精神病 situagene Psychosen」として分類、記載されている。

　（２）**分裂病は原因の不明な疾病である。**今日まで、分裂病に特徴的であるとみなせる身体的な基盤は知られていない。身体因や脳器質性に関連する間接的な証拠は、後ほどとりあげられる。今日の知識水準では、分裂病は循環病と同じく、我々の精神医学の三分体系のなかで、器質性（身体に基盤の

ある）精神病にも、心的資質の偏倚（人格の偏倚、その発展、その状況性の体験や行動の偏倚）にも含めることはできない。

　（３）**精神病理学的症状は、多かれ少なかれ、循環病や器質性精神病とは明らかに区別される。しかし、器質性精神病との交錯はある**。分裂病性症状や症状群はすべて、時には、特徴的な（一次性あるいは二次性の）脳疾患を基盤に、すなわち、身体に基盤のある精神病の枠のなかでも出現する。その時は「**症状性分裂病** symptomatische Schizophrenie」と呼ばれる。これらの症例では、分裂病性精神病は、よく知られた脳疾患の「症状 Symptom」である。このことが臨床的に意味しているのは、このような精神病理学的に「典型的な」分裂病性精神病の症例においても、身体すべての診察により捉えられる基礎疾患（例えば脳炎、側頭葉腫瘍、てんかん、あるいは薬物乱用）が除外された時にはじめて、最終診断が行われうるということである。急性および慢性の身体に基盤のある（器質性の）精神病の主軸症状、とりわけ意識混濁と痴呆は、一般に、分裂病の診断とは相いれない。

　（４）**経過**に関しては、今までに次のことが認められている。分裂病が進行して欠陥を残す場合には**常**に、まさにある「**特異な**」人格変化を生じ、その経過は単一である。その人格変化は、身体に基盤のある精神病の際の精神症状群とは、精神病理学的に明確に区別される。このことは、確かにしばしば見られるが、常に同じとは限らない。すべての分裂病性残遺症状群の半数は、多かれ少なかれ非特徴的で、横断像では、病歴の知識がなければ、それが分裂病性の起源を有するとは認められない。分裂病性残遺症状群が、例外なく「特異的」な、少なくとも特徴的な外見を示すとの考えは、さらに新しい経過研究に基づいて修正されねばならなかったのである。

頻度と発病年齢

　頻度に関しては、頓挫性のいわゆる潜伏性分裂病（E・ブロイラー）[8]の問題があり、それが分裂病とは認められていないので、正確な数字は得られていない。しかし、人口の1％が少なくとも人生のうち一回、分裂病性精神病に罹患し（生涯－回数－危険性）、分裂病性精神病が残遺状態なく（分裂病性エピソード）、あるいは残遺状態を伴い（分裂病性シュープ）消失するか、あるいは慢性に持続するという事実を、出発点とすることができる。この発端

者のちょうど1/3、平均して人口の約0.3％が、分裂病のためにそれぞれ治療を受けている。有病率（特定の時点での頻度）は、このように0.3％に達する。ごく最近の調査では、分裂病の場合も（少なくとも明らかな精神病型の場合）、循環病の場合と同様に、女性に多いことが示されている。ボンの分裂病研究では、全患者資料のなかの64％が女性で、36％だけが男性であった。分裂病はそれぞれの年齢で、十歳前から六十歳代までに初めて発現しうる。半数以上（54％）で、疾病は三十歳前に始まり、26％で三十歳代に、18％でなお四十歳以後に、そして2％だけが十四歳前に始まる。女性は男性よりも著しく遅く発病する。女性の多く（53％）は三十歳以後に、男性の多く（70％）は三十歳前に発病する。

症　状

　分裂病の診断は今日もなお、ほとんど**精神病理学的症状**だけに基づいている。その際の診断は、まさに目に見える横断面から取り出すのではなく、縦断的な全経過像の把握によって疾患の本質を認識するとしても、**状態診断** *Zustandsdiagnostik* である。それは何よりも、特定の精神病理学的現象によって特徴づけられた状態像に基づいている。しかし「状態像による診断」は、その時点での横断面の観察に厳しく限定することを意味しては**いない**。それはまた、状態像の連続と発展を示す病歴として、現在までの経過と関連している。しかし、むしろ「**転帰診断** *Ausgangsdiagnostik*」と呼ばねばならなかった「**経過診断** *Verlaufsdiagnostik*」と異なり、その「転帰」、すなわち、いわゆる欠陥である分裂病性残遺状態が形成されるか否かの問題は、診断にとって決定的なものではない。このことは、とりわけ循環病に対する鑑別にとっても同じである。**我々は、たとえ横断像に明らかな分裂病性症状が見られる精神病が完全に治癒しても、転帰と無関係に、その時も分裂病と診断するのである。**

第一節
精神病理学的症状学

　我々は以下の項目のなかで、分裂病の精神病理学的症状を記載している。多くの資料を概念的・教育的に整理するためには、ある程度の図式化は避けられない。そのために我々は「精神的所見」【表2】〔20頁〕の図式に基づいて、ここに見られる十一項目を順次記載してゆく。その際、**個々の精神機能とその障害は、たしかに別個に観察することができ、観察しなければならないのであるが、しかし、実際には決して別個には存在しないこと**を常に思い起こす必要がある。すべての項目が他のすべてのものと関連している。そこから、個々の体験領域やその障害の境界はしばしば曖昧となり、交錯することになる。精神病における精神機能の障害、すなわち分裂病の個々の精神病理学的症状は、「それ以外は完璧なモザイクのなかにある、疵ものの小石のようなものではない」[107]。

　分裂病は人格全体の病 Erkrankung der Gesamtpersönlichkeit であるとしばしば言われる。しかし、全ての時期や全ての症例にあてはまるわけではない。すでに触れた非特徴的な残遺症状群（いわゆる純粋欠陥）の場合、人格の中心的本質は決して影響を受けていない。患者は欠損症状を自ら知覚し、それに悩み、それと対決することができる。急性期でもまた、少なからぬ患者は人間として精神病やその症状に立ち向かうことができる。多くの患者が、活動期やまた種々の慢性状態（混合残遺状態・慢性純粋精神病）において、精神病性の体験と関連して、絶対的確信、懐疑の可能性、それに批判的距離をとる能力、の間を揺れ動いていることもまた、ここで触れておくべきであろう。

外　見

　外見は、今日ほとんど利用できない指針である。以前には、服装や髪型が

目立つこと、例えば、普通とは言えない、独りよがりで、奇妙で、風変わりな服装、あるいは「予言者風の髭 Prophetenbart」や「風にひらめく長い髪 wallendes Haupthaar」が、使命者妄想や救済者妄想を持つ患者、分裂病性の伝道者や世界改革者に特徴的なものとして強調されていた。興奮性の、とりわけ「オフェリア型 Ophelia-Typus」の女性患者では、しばしば髪がほどけ、またもつれている。

行動および表出

　行動や表出では、以前は特徴的なものとして記載されていた多くのことが、今日ではもはや、精神病院の長期入院病棟でも見かけることはない。例えば「古い緊張病者 alte Katatoniker」は、へんてこで奇妙な持続性の姿勢をとり、膝をきつく引き寄せて蹲ったり、あるいはハリネズミのように丸くなってベッドに横たわり、そこではしばしば拘縮が見られた。あるいは患者は木製の人形のように長時間じっとして動かず、壁の前で立っていた。古い精神病院で見られる、運動や行動の常同症、カタレプシー症状、それに他のさまざまな緊張病症状を示す明らかな「古い緊張病者」の症状は、クレペリンによってしばしば好んで学生に提示されているが、これらの症状は、1930年には「現代的な治療」（実際には、当時はもっぱら社会療法、すなわち作業療法であったが）により、ほぼ完全に見られなくなっていた。ホンブルガー Homburger は1930年（！）に、すでに分裂病の「症状変遷」に気づいていたのである。[34][42]

　緊張病者や妄想患者では、表情に内的緊張や怒りあるいは猜疑的な不信が現れる。表情だけからは、幻聴の存在を推測することは決してできない。以前は、しばしば奇妙な表出の患者がいて、その関心は幻覚体験によってそらされ、おびえたり、夢想したり、あるいは幸福そうにその声に耳を傾けていた。医師と「最初に出会った」時、活動期や慢性化した状態の患者は、無愛想で拒否的に振る舞う。少なからぬ患者は大声で罵倒し、脅すような態度をとり、他の者は全く無視し、黙ったまま、そのときどきの仕事を続ける。誇大妄想を持つ妄想性の患者は、時々、もったいぶった威厳のある態度を示す。

　表出の奇妙さ、**表情やジェスチャー・歩行・声や話し方の奇妙さ**は、分裂

病の際にしばしば観察される。それらはしかし、特徴的であるとも顕著であるとも言えないために、診断のために取りあげることはできない。【表7】には、もっとも頻繁に見られる、狭義の分裂病性**表出障害**（かなり狭い意味での）の記載カテゴリーがまとめられている。

　一連の表出異常の場合、すなわち、以前には破瓜病性の亜型にとって典型的と見なされた腕白・生意気野郎症状群 Flegel-Schnösel-Syndromen あるいは小娘・馬鹿娘症状群 Backfisch-Gänschen-Syndromen の場合、二、三十年前には今日よりきわめて頻繁に見られていて、社会文化的条件との関連が明白である。破瓜病性の表出のゆがみは、思春期に見られる児戯的で粗野な徴候が肥大し残存したものとして、あるいは「抑圧能力の喪失」としても理解されていた。**錯表情**（Paramimie ── E・ブロイラー）は、情動性の障害に含められる錯気分（Parathymie＝錯感情）とは異なり、情動自体ではなくて、その時々の思考内容と関連する情動表出の不適切さに問題がある。患者は悲しい事があって悲しく感じるが、表情はむしろ楽しそうに見える。

　観察者にとって奇妙な表出症状は、少なからず患者自身によっても知覚され、それに適した感情的な狼狽を伴い、苦痛として体験される。それは自覚的な「**症状発現** In-Erscheinung-Treten **の障害**」(136)（ツットによる「感性的な症状 ästhetische Symptome」）である。この特有な症状発現の自覚の障害は、他の人間や状況、それに現状の本質を理解することが障害されることと関係があるのかも知れない。ここでは、認知的な一次障害、すなわち「環境の特徴を認識し再認すること」との密接な関連が見られる。

　しかめ顔 Grimassieren はまた、緊張病性の過動現象に数えることができる。それは突然に現われ、部分的にはチックのようでもある、顔面あるいは顔面の各部分のゆがみであり、ありふれた表情の空まわりである。ひそめ眉 Gesichterschneiden の背後には、それに相応するいかなる感情の過程もなく、表現

【表7】精神分裂病の狭義の表出障害

精神運動
　　ぎこちない－かどがある－硬い－わざとらしい
　　気まぐれ－唐突－ぶっきらぼう－鈍い、「優美さが失われる」

表　情
　　動きのない－硬い－こわばり、「表情錯誤」、しかめ顔

言語性表出
　　言語新作、つぎはぎ言葉の頻出、ひねくれた会話

さらに全体的な表出のゆがみ
　　無遠慮－無頓着－なれなれしい－抑制のない
　　児戯的－たあいのなさ（腕白・生意気野郎、小娘・馬鹿娘症状群）
　　演技的－わざとらしい、奇妙－奇抜、奇奇的－ひねくれ

するものは何もない。

意識の障害

意識混濁の意味での意識障害は通常見られない。時には、いわゆる夢に似た夢幻様の特徴を持つ分裂病性もうろう状態 schizophrene Dämmerzustand が見られるが、そこでは、本来の意識混濁はないものの、患者の意識は曇り、意識の変化があるように見える。時間、場所や固有の人物に関する**見当識**は障害されていない。急性（意識混濁）の、あるいは慢性（痴呆性解体）の身体に基盤を持つ精神病の際に見られる見当識障害に対して、精神病性－分裂病性の二重見当識 Doppelorientierung が区別されねばならない。ここでは、しばしば患者は正確に理解し判断ができる現実の世界と、精神病性の世界との二つの世界で生活している。分裂病の場合に見当識が不充分であることは、周囲の出来事に対する興味がないことに起因するのかも知れない。

気分変調、情動および疎通性の障害

気分の変動と、情動反応性および疎通性の変化が区別される。

狭義の**情動** Affekt は、例えば、驚愕あるいは激怒のように、精神－反応性に誘発される急性で激しい感情の動きであり、それは急速に変化し、しばしば、身体－植物神経性の症状と結びついている。**気分** Stimmung は、例えば、他のすべての体験内容がそれによってある特別の色彩を帯びる悲哀感のように、長く持続する感情状態を示している。分裂病の場合、躁性や抑うつ性の**気分変調** Verstimmung が見られ、時折、純粋な型の内因性－抑うつ性の気分変調も見られる。躁性の気分変動は、循環病者の躁性気分変調とは異なり、しばしば単純でも素朴でもなく、むしろ奇異な感がする。そして、爽快感がなく、平板で、単調であり、動きに乏しい。しばしば、不安に満ち（恐怖、絶滅感情 Vernichtungsgefühl、世界没落気分 Weltuntergangsstimmung）、不安で猜疑的（自己不全感や不気味な感情、困惑性）な、緊張して苛立った、そして恍惚性（至福感情 Glücksgefühl、有頂天、霊感を受けて何の疑いも持たない感情、荘厳さと重々しさ）の気分変動が見られる。また、具体的な内容なく衝動行為や攻撃的行動に至る運動促迫も見られる。

情動的反応性の障害として、特にとりあげられるのは以下のことである。すなわち、主観的にしばしば苦痛と知覚され体験された感情の欠如感、感情

の空虚感、それに感情の鈍麻感が見られる。そして全般的あるいは部分的に感動することが少なく、鈍感になり、(稀には)情動的荒廃にまで至る無関心が見られる。とりわけ、家族や自分の将来に無関心になりながら、(陽性の)他者への価値感情や共感感情(例えば愛情、愛着、信頼、同情)を示す。また感情的な調整(感情の微妙なあや)の能力が障害される(「硬さ Steifigkeit」がみられる)。**錯気分**(E・ブロイラー)(「錯感情」)は、意識内容とそれに属する感情の協調が崩れ、不適切に感情が反応することである。感情の状態は、発言の内容やその時の思考内容に対応していない。患者は無関心な時や重大でない時に抑うつ的に見え、恐ろしい妄想内容や、深刻で重苦しい自殺未遂について述べる時にも無表情でいるか、あるいは楽しんでいるように見える。ここでは、実際に感情の不適切さが問題なのか、それとも**感情表出**の不適切さ(「錯表情」)が問題なのか、診察者はしばしば判断ができない。精神薬物の導入以来、急に怒りだし、悪態をついて反論し食ってかかる易刺激性や爆発性は、減多に見られなくなっている。それは、例えば子供が泣きじゃくっていたかと思うと突然こおどりしたり、あるいはふざけ始めたりするようなものであり、いわゆる**総てのピアノの鍵を一度に鳴らす**のと同じである。

　ブロイラーによれば、情動の障害は形式的な思考障害(思考滅裂 Denkzerfahrenheit)や「固有の自我の主観的な体験の障害 Störung des subjektiven Erlebens des eigenen Ichs」と同じように、分裂病の「**基本症状** Grundsymptom」である。多様な個々の症状、例えば情動の鈍感さや易刺激性、錯気分や錯表情、また両価性や自閉は、チューリヒ学派の主張によれば、同一の情動性の基本障害であり、それらは一般的に「情動性の乏しいハーモニー」として、「情動表出の統一性の喪失」として、「思考・感情・意志および自己表現の解体」を表現している。これらの枠内で、分裂病者における「価値の再評価」、感情的意義の段階の変化、そこから健康者にとっての感情移入や予測の不能性も生じる。同じように、情動の**両価性** Ambivalenz や**両価傾向** Ambitendenz、それに環境から背を向け、社会的要求や現実との生ける接触の喪失を示す自閉も見られる。しかしまた、克服反応や回避反応として、とりわけ純粋残遺状態の患者の場合には「**二次性の自閉** sekundärer Autismus」が見られる。患者は感情的な興奮が不利に作用することを経験して引きこもり、他者との疎通の程度や方法を制御しようとするのである。[48]

三つの基本障害、思考滅裂、錯気分、それに「個有の自我の主観的体験の障害」（「離人症 Depersonalisation」）もまた、ブロイラーによれば、人格全体の分裂のさまざまな表現に過ぎない。ブロイラーは、「進行中の症例」で常に観察される基本症状から、基本の病像を一時的にあるいは持続的に複雑化させる**副症状** akzessorische Symptome を区別している。ここには、基本的には可逆性である産出性‐精神病性、幻覚性、妄想性、あるいは緊張病性の症状が属している。

　情動的な疎通性の障害。しばしば、主観的にも明確に感じられる感情的ラポールの障害は、例えば、ヘルダーリンにより萎びるとか枯れると表現された共人間関係の冷却であり、とりわけ緩慢な本態変化を示す経過では、早期診断にとって重要な症状であるかも知れない。しかし、すべての情動障害や疎通性の障害、それに一般的には広義の表出障害——ここには緊張病症状・思考障害それに狭義の表出障害が属している——の場合と同じく、これらの症状が主観的な印象のきわめて顕著な場合にだけとりあげられ、診断に用いられることを、思い起こさねばならない。今日、極めて明白な特徴が観察されるのは稀であり、大部分の患者では、臨床的に情動性と疎通性があまり目立たないので、少なくとも経験の少ない者にとっては、表出症状の診断的な価値はさらに少なくなるであろう。考慮すべきことは、感情が持続的に、決定的に破壊されることはめったに見られないことである。典型的な分裂病性欠陥精神病を伴う慢性分裂病ですら、数年から数十年後の、二度目の（陽性の）屈曲 zweiter Knick の後にも、再び多くの人生、暖かさ、愛着、それに興味を示すことがあり得るのである。(48)

欲動と精神運動の障害

　この項目によって、可逆性で一過性、あるいは非可逆性の欲動低下がまず記載される。欲動の麻痺、自発性と積極性の喪失は、より高い段階（目的志向性、生活の設計や構想、先見性）が障害されるだけかも知れないが、慢性の状態では、情動や思考の障害と並んで、通常は非可逆性の精神的変化が特徴的である。いわゆる分裂病性の欠陥は、欲動や感情の領域の変化が一括され特徴的となっている。

　能動性の変化はすでに、情動の障害と同じように、しばしば現象的‐客観的に、行動や表出のなかに認められる。それらは、溌刺さ・直截さ・活発さ

そして活動性の欠如として示される。生来の活発さ・自発性・活動性および積極性が低下し、目的志向性、とりわけ現在の状況を上回ろうとする志向性を喪失し、個人にとって重大な問題、すなわち自らの未来に対する無関心がみられ、あるいはまた、目標の方向性や持続性、それに集中力を欠き、（それ自体無方針な）欲動を制御し調整することができなくなる。最も顕著な特徴は、単純な目標に向けられた欲動の低い段階の変質かも知れない。極端な症例では、慢性の寡動−亜昏迷病像、すなわち「壊れたぜんまい症状群」となる。この症状群は「他の刺激に反応しない自発性の欠如」を示している。欲動の障害は思考にも及んでいる。それは**思考における志向性の弱まり**（「志向弓の緊張解除」）、漠然と目的なく、要点を押さえずに思考する傾向が見られる。それがあまり明確でなくとも、必要とあればテスト心理学的に、意味関連の把握の障害を明らかにすることができる（例えば、蜜蜂と鳩の寓話を聞いたとおりに話させる検査）。複雑な産出性−精神病性の体験や表出の特徴が欠如している非特徴的な残遺状態の場合、病像は**全精神エネルギー水準の低下**によって決定されるが、その多様な体験の表現が分裂病性であるという印象は直ちに認められるものではない。そのような、伝統的な分裂病概念による非特徴的な精神病のあとの残遺状態は、基本的な欲動や生気の減弱を有する「純粋欠陥 reiner Defekt」（ヤンツァリク Janzarik [65]によれば「力動不全 dynamische Insuffizienz」、コンラッド Conrad によれば「精神的エネルギー・ポテンシャルの減衰」）の性質からすれば、長い経過中にも、分裂病性のものであるとは見分けられず、むしろ特定の外傷性や栄養失調性あるいは脳炎性起源の偽神経衰弱性症状群と比肩されるのである。一般的に欲動障害は、それ自体単独で見れば、診断的には極めて中立的なものである。それらは脳疾患の際にもまた存在し、また性格因性あるいは神経症性の欲動減弱とも区別されねばならない。

　欲動や衝動の脱抑制は、欲動が変化したという「プラスの成分」として、また、欲動が秩序と中心を失ったという表現として、そして、それゆえに「間接的なマイナス症状」として理解される。分裂病性残遺症状群の枠のなかでは、しかし、活動的で可逆的な時期においてもまた、軽躁的で活発な症状とか厚かましい饒舌さが見られる。そして、突然に動機なく出現するように見える、いわゆる**衝動行為**もまた認められる。それは自分自身に対して、あるいは周囲の人々に対しても向けられるかも知れない。

　以前には、精神病院での慢性分裂病者の行動は、産出性−精神病性症状とともに、典型的な分裂病性欠陥精神病の病像を構成している欲動・情動それに思考の障害か

ら、できる限り理解しようと試みられていた。抗精神病薬を用いた長期治療や社会療法の影響によって、以前に頻繁に見られた粗野な行動異常、例えば、わめき、罵り、乱暴し、壊す、そして、食糞するに至るまでの不潔行為や、壁やベッドを毀損し、拒食や自傷行為を行ない、さらに、他者への攻撃的な衝動行為を行なうことは、今ではほとんど見られなくなっている。

緊張病症状 katatone Symptome。今日の活発な治療では、これらはほとんど、一過性の短期間のエピソードのなかで観察されるに過ぎない。この緊張病性障害は、個々に存在するのかも知れないが、おそらくこの多様な現象には内的な関連があるのであろう。それは「過大 'Hyper'」と「過少 'Hypo'」の観点からまとめられる。**過大現象** Hyperphänomene は、言葉の意味（Katatonie = 精神運動性の緊張および興奮）にもっとも合致していて、そこでは、**精神運動性興奮** psychomotorische Erregung、**運動性および言語性常同症** Bewegungs-und Sprachstereotypien、**衒奇症** Manieren、**命令自動症** Befehlsautomatie（反響言語 Echolalie や反響動作 Echoplaxie）、**型にはまった運動や自動症**（いじくり回し Nesteln、握りかえし Gegengreifen）や**しかめ顔**が含まれる。**寡動症** Hypokinese あるいは**無動症** Akinese は、**昏迷** Stupor・**途絶** Sperrung・**緘黙症** Mutismus・**拒絶症** Negativismus・**カタレプシー** Katalepsie・**蝋屈症** Flexibilitus cerea あるいは**行動の常同症** Haltungsstereotypie が特徴的な病像である場合に認められる。

精神運動性寡動症。昏迷（無動症）は、いかなる動きもない状態であり、そこでは、患者は意識の清明な状態で、たとえ、見て、聞いて、理解して、周囲のすべての出来事を認識しているとしても、外部の刺激に反応せず、喋らず（緘黙症）、食べず、飲まず、指示にも従わない。昏迷が消失したあとの患者の陳述によってはじめて、患者が昏迷の間に何を体験したのか、例えば不安に満ちた妄想思考や幻覚に襲われていたのかどうかを知ることができるのである。

いわゆる無気力で受動的な昏迷の場合には、運動性欲動が完全に欠如しているように見え、緊張性あるいは緊張性−拒絶性の昏迷の場合には、すべての運動の途絶や、しばしば思考の能動性の途絶も存在するように見える。それは、しかし、それが突然の衝動行為によって中断されることがある。**拒絶症**は、外部からのすべての刺激に対する反抗であり、あるいはまた、自らの意図に対立している（いわゆる内的拒絶症。両価傾向）ので、例えば、行動が開始された途端に突然中断する。もし矛盾した欲動が互いに相殺されるならば、「同時両価性」（ないし同時両価傾向）の病像が生じる。**緘黙症**の場合、言語だけが停止される。**カタレプシー**では、受動的にとらされたきわめて窮屈な体位が、異常に長く保持される時に（Katalambano = しっかり保持する）見られる。**蝋屈症**（蝋製の屈橈性）では、四肢を受動的に動かした時に、診察者は蝋人形の鋳型

に似た粘っこい抵抗を感じる。**姿勢の常同症**は「硬直したカタレプシー」と同じことを意味している。患者は長時間一定の姿勢で硬くなり、それを変えさせようとすると頑強に抵抗する。ここには「口とがらし Schnauzkrampf」や「精神枕 oreiller psychique, psychishes Kopfkissen」が属する。精神枕では、全く疲れた様子もみせず、何時間も頭を台の上に持ち上げたままの状態になっている。

精神運動性多動症 psychomotorische Hyperkinese。もう一方の側に多動症がある。緊張病性の、**精神運動性の興奮**や緊張であり、意味や目的のない運動心迫、精神運動性や言語性の不穏状態で（「狂乱 Tobsucht」）、わめき、叫び、罵り、衣服やベッドのカバーを破り、他人や自己への攻撃を行ない、裸になり、運動性や言語性の常同症を伴う。一定の目的がない運動や喋り方は、外部からの刺激によって引き起こされるのではなく、常同的に絶え間なく繰り返される。それらの一部は、しかめ顔の表情運動に似て、精神の内部の過程を表現しているのではなく、多かれ少なかれ自動的に行われる。しかし一部では、生活史を詳細に知れば理解できる内容を持っている。

運動性常同症は、例えば律動的に足あるいは上体を揺すること、なでたりこすったりする運動、指で拍子をとって叩くこと、両手を叩くこと、身体を揺り動かすこと、それに複雑で入り組んだ動き（常同的に行ったり来たり歩くこと、服のボタンを掛けたり外したりすること、食事の際に決まりきった一定の動きをすること、など）である。稀ならず、抗精神病薬で維持療法を行っている患者では、薬物因性の持続性の錐体外路性多動症と区別することが困難であり、または不可能である。**言語性常同症**は、いつも同じ文章あるいは孤立した言葉や断片的な言葉を空虚に繰り返すこと、無意味な音節を並列させること（**語唱** Verbigeration）である。その際、しばしば**ネオロギスム**（言語新作 Wortneubildung）が見られる。**反響動作**（周囲の人たちの運動や振舞いを常に真似ること）、あるいは**反響言語**（聞こえた言葉や文章を機械的に口まねすること）の形での命令自動症は、外部刺激に対する病的な従属性であり、拒絶症とは反対のものとして理解される。ここには「握りかえし Gegengreifen」も含められる。患者は、たとえ診察者が何十回も同じことを続けざまに繰り返しても、批判力や意志もなく、機械的に手を差し出す。

街奇や奇矯の場合、しかめ顔の場合と同様に、緊張病性多動性興奮との関係はさほど密接ではない。**街奇症**は奇妙で風変わりな常同的習癖であり、しばしば意味のある振舞いが奇矯なものに変わっているものであり、運動性の常同症に似ている。**街奇症**は、患者がそのようにする傾向のある特定の態度やポーズ、姿勢であるが、すでに表出障害の際に触れられている。特定の「**自動症** Automatismen」は、偽自発性運動とも呼ばれるが、**分裂病性自我障害**とされている。患者は特定の行動、例えば頭の揺れ、腕の回転あるいは口の開閉を行っていることを認めない。あるいは、確かに自動的な経過を認知するものの、それを自己所属性の（「能動性意識」の）体験と結びつけない。患者は、自分がその行動を意図していると感じない。その行動は、自分とは無

関係に行なわれるが、自我体験の分裂病性障害の場合と同じように、他者により、外部のものによって作為され操縦されるものとしては体験されない。この自動症症状群 Automatosesyndrom は、いわゆる金縛り状態 Bannungszustände に対置するものである。

緊張病症状は、数時間、時にはほんの数秒、あるいは数週間か数ヵ月持続する。それが数年を超して慢性の状態を示すこと（「古い緊張病者」）は、今日ほとんど見られない。

形式的および内容的な思考障害

Ⅰ. 形式的な思考過程の障害

これらは分裂病の場合に、とりわけ思考中断（途絶）や思考滅裂（思考解離）として認められる。それ以外は、分裂病でなくとも認められ、形式的な思考障害（狭義の思考障害）に数えられるのは、とりわけ思考制止や観念奔逸、それに迂遠である。思考滅裂は、ブロイラーの学説によれば、分裂病の基本障害の一つである。形式的な思考障害は、表出（狭義の）や情動の障害、それに広義の表出症状とも見なされている緊張病症状と全く同じように、分裂病の診断にとっては、異常体験様式ほどの重要性はない。軽い形式的な思考障害によって明確に分裂病とすることは難しい。類似の障害は、非精神病性の症例でも「思考散乱」として認められる。それは、特定の人格、興奮している状況、嗜好品（カフェイン！）や医薬品、それに薬物が影響する時、アルコール酩酊時や症状性精神病の場合にも見られる。

思考断絶 Gedankenabreißen（思考中断 Gedankenabbrechen：思考途絶 Denksperre：途絶 Sperrung）は、意識が障害されず、突然、通常ほんの数秒間持続する思考の流れや会話の中断である。その際、その「思考間隙 Denklücke」のあと、しばしば途絶の前とは全く関連のない新しい思考が浮かび上がってくる。この障害は、患者により「思考断絶」と述べられるが、「外部から為される」と体験される時、思考奪取の現象とともに、一級症状として評価される分裂病性の自我障害となるのである。

思考滅裂 Denkzerfahrenheit（思考解離 Denkdissoziation）の際、ある思考と先行する思考との関連を、診察者はもはや追体験できない。一瞬の思考の場合にもなお関連する連絡路が認められるが、ここでは、ある考想と他の考想とが関連なく並列して見られる。軽度の場合、個々の文章は確かにそれ自体意味も持つが、もはや互いの関連はない。さらにその特徴が強く見られる時、文章のな

かの関連も失われ、意味のない文章の羅列となる（「言語サラダ Wortsalat」）。思考解離は、連結部分の脱落を伴う単純なゆるみから、企てられた思考の連鎖が崩れはじめ、他への脱線を経て、思考関連の完全な崩壊にまで達する。しかし、多かれ少なかれ広範な言語性表現の脈絡の欠如と関連している。通常、分裂病者の滅裂思考は意識の明瞭な時に生じ、思考散乱 Denkinkohärenz とは区別されるべきである。散乱は身体に基盤がある精神病の際に、意識混濁の状態で観察されるのである。

　思考解離のなかの一つの障害として、とりわけ**概念の崩壊** Begriffszerfall が区別される。これらの概念は、その厳密な区別と確かな意味内容を失い、夢や入眠時思考のように、変わりやすく、不明瞭となる（**概念の移動**）。さまざまな意味内容が、互いに融合し（**混交**）、互いに移行する。このため、患者の思考のなかに奇妙な矛盾が生じ、思考は「明瞭さを失い」、「色褪せ」、そして「曖昧となる」。質問に対する答えの内容は、しばしば、意味のある了解関連を失っている（いわゆる**的外れ応答** Danebenreden, Vorbeireden）。象徴思考では、本来みられる通常の概念的特徴のかわりに、象徴的な代用概念が生じてくる。この象徴形成によって、夢における象徴言語と同じように、患者にとっては苦痛である内容を我慢することができ、他人にも喋れるようになる。
　さらに軽い形式的な思考障害の場合、他人からの質問によって、すなわち会話における質問と答えによる緊張から、「何かを決定すること」はなお可能である。しかし、患者を放置したまま、手助けすることなく、ある特定の思考課題（例えば寓話テスト）の解答をさせると、患者はうまく答えを出すことができない。通常の会話のなかに**潜在している思考障害**が、その際にはっきりと現れてくる。患者は、多文節の思考過程を処理することができず、例えば、ことわざの説明の場合に、その状況をすぐさま言語的・象徴的に理解できない。「志向弓の緊張解除 Entspannung des intentionalen Bogens」の結果、短い「思考」だけはなお可能である。さらに高度の思考をする機能を失うと、自発性のより高い段階での喪失に匹敵する。しかし、これはなお、一般的な意味での痴呆では決してない。

　学習心理学的観点からは非特徴的とみなされ、むしろ主観的に留まる、より軽症の思考障害、すなわち「**思考過程の制御の喪失**」のさまざまな側面が、選択的注意の障害、認知のずれ、会話での受け答えの障害として記載され、選択的フィルターの障害 Störung der selektiven Filterung や、長期に貯蔵された体験の解読（再使用）失敗による結果として説明されている。このことはまた、他の一連の分裂病症状にもあてはまる。**身体基質に比較的近縁の基底障害と**して、これらの症状をとりあげると、いくつかの仮説を立てることが可能になる。その仮説によって、一方で、行動と体験との間の関係を考え、他方で、リンビック・システムの領域での脳のメカニズムを構想することが試みら

れる。多くの事実から、選択的フィルターの障害、「**習慣的ヒエラルヒーの喪失** *Verlust an Gewohnheitshierarchien*」が、認知性の一次障害、すなわち分裂病の際に時間的にまず出現する基礎障害であることを示している。臨床上重要で記憶しておくべきことは、典型的な分裂病性思考障害は減裂であるが、最初に診察しても、多かれ少なかれ非特徴的であって、その分裂病性由来の症状のなかでは見分けることができないことである。そして、分裂病性疾病の経過中に、患者の自己描写のなかで初めてとらえられる思考障害が、客観的に（観察者によって判断される）、容易に認めることができる典型的な思考減裂（約50％）よりも、今日では頻繁に（63％）見られるのである。

II. 内容的な思考障害

ここではさまざまな表現形式の妄想をとりあげる。妄想の満足すべき一般的な定義はない。おおよそ我々は妄想を（病的に生じて）内容的に誤った確信と理解している。その確信は、決して他の体験から導くことができず、直接的にはっきりと（明白に）現れる。疾患の極期に知的能力が保たれている時、患者は、今までの体験との関連や客観的に確かめられる現実との不一致にも関わらず、反対のすべての理由にも動揺せず、耳を貸さず、その確信に固執する（「訂正不能 unkorrigierbar」）。活動期には、現実検討への欲求はしばしば失われている。妄想の**基準**は、内容の馬鹿らしさ、ありそうもないこと、あるいは不可能なことだけではない。可能性が残っている妄想体験もまた存在する。例えば嫉妬妄想、あるいは被愛妄想である。むしろ、妄想は充分な裏づけのない、揺るぐことのない確信であると言えるかも知れない。患者は証明を必要とせずに、それがそうであって決して他のものではないということを、単純にわかっている。その限りでは、妄想はむしろ信仰の病的な特殊例であり、「感覚的にとらえられた」直接的な自明さである。患者が妄想のなかで体験するもの、妄想のその時々の――そして分裂病のその他の精神病性体験様式の――**主題**は、性・年齢・職業・社会的文化的条件を考慮すると、基本的には個々の症例の生活史や現実の生活状況から了解される。しかし、患者がそもそも妄想知覚や幻覚さらに自我体験の障害などを持っているという事実は、了解できるものではない。

一次妄想 *Primärer Wahn*。純粋な意識心理学、すなわち**ある一つの**心理学的認識の方法に限定して、つまり発生的（内的）了解に限定して、無意識を持ち出すことなく、充分な動機や心理学的な推論の可能性が見られない場合に、

真性の一次妄想が存在する。体験として明確に取り出され、一部では診断的に重要な妄想体験に常に先行して現れる精神病性体験、例えば妄想気分は、妄想性体験全体の別の一面を示しているにすぎない。**たとえ——全体としてはその実存のなかで了解できないが——妄想形成のなかで、心理的かつ精神力動的に、多くのものが了解できるとしても、また臨床上かつ治療的に、その了解をできるだけ広く、妄想のなかで適用してゆく試みをしなければならないとしても、最後には、心理学的には解明されない、その先さらに還元することのできない一次性の体験に突き当たる。**

　神経症性発展の場合に行なわれたような、妄想と妄想疾患を心理学的に解明しようとするすべての試みは、我々の考えでは、さらに発展することはなかった。妄想発生の精神分析理論によれば、妄想は無意識の衝動性の願望を、部分的な達成を同時に可能にする複雑な防衛メカニズムの助けによって、無害にして封じ込めるという目的を持っている。妄想は、すでにショーペンハウエルによって名づけられた意味での「最終的」（目的論的）な観点に従って、たとえば自分自身の拒絶された同性愛的な志向性のような、何か別のものを抑圧して、生じさせないようにしている。あるいは、妄想の本態は人間の信仰や信頼の喪失のなかに求められ、孤独や「不完全さ」、それに環境や共同世界に対する自我の「いびつな立場」に求められる。他の面では、よく知られた脳疾患には、分裂病性の症状、とりわけ妄想性や幻覚性の症状も存在し、さらに、身体的な侵襲（特に抗精神病薬）によって妄想構造が変化することから、一次性妄想や他の精神病性症状の基礎には、脳の病的な機能変遷があるという仮説が支持されている。また、ある特定の基盤を有する分裂病性の基本症状、例えば妄想気分（段階1の妄想知覚）と特定の脳波の偏倚（異常な律動——いわゆるパーレンリトミー）[61]との間の相関も、同じ方向性を示している。さらに複雑な精神病性体験や行動の変化も、例えば分裂病性の一級症状の体験様式もまた、脳のフィルター機能の障害の結果として生じることは充分に考えられることである。

　いわゆる**二次「妄想」**_sekundärer Wahn_、妄想様の体験 wahnähnliches Erleben は、正常な体験の処理（実際にある敵視、良心のやましさ）、あるいは精神病性体験様式によっても生じる。近年の症例では、例えば行動に伴ってきこえる声は、患者によって「テレビやマイクロフォン装置」として説明される。そこで、基本的には真性妄想ではなく、「妄想加工 Wahnarbeit」の表現としての合理的な説明の試みであるとしても、その時には「説明妄想」ということになる。

　少なくとも、一過性の妄想の出現が見られない分裂病性疾患は、実際には存在しない。大多数（約3/4）は、初期に妄想－幻覚性の時期を経過する。55％では最初の六ヵ月間に、妄想－幻覚性あるいは純粋の妄想性症候群が優勢に見られる[38][66]。活発な精神病とともに完全に消失してしまう**急性の妄想形**

成から慢性の分裂病性妄想へは、あらゆる移行が見られる。妄想の持続と慢性化は、純粋欠陥の力動的欠損と密接に関連しているが、例えば「慢性純粋精神病」あるいは「精神病を伴う構造変形」の場合では、エネルギー・ポテンシャルの減衰との関係はない。

　そのような、しばしば治療に抵抗する妄想－幻覚性の持続型、あるいはパラノイアのような慢性の妄想形成は、「**構造変形** *Strukturverformung*」（人格構造の変形）仮説の助けを借りて説明がなされる。構造変形は、異常な分裂病質性の一次性性格という素因性体質を基礎にして、精神病の結果、おそらくは神経症性固定（妄想の課題に対する内的な抵抗）によっても促進され、発展し、固定される。(66) 慢性分裂病性の妄想形成のこの型の場合、可逆性の乏しさから、疾病を限定する要因、例えば一次性性格や生活史は、その他の分裂病の場合ほど重要ではない。

　妄想の型。多様な形態を有する妄想がある。臨床にとって、妄想気分・妄想知覚それに妄想着想がもっとも重要である。妄想知覚と妄想着想は診断に関わる章で詳しく説明される。また妄想性人物誤認も、知人を知らない人として（あるいは現代史の人物として）あるいは知らない人を知人として（例えば他の患者を、自分を監視するため田舎から出てきた特定の人間として）誤認する場合、しばしば妄想知覚に属する。**妄想気分** *Wahnstimmung* は、妄想知覚に先行することが多く、とりわけ疾病の始まりに、不気味な気分として、稀には昂揚と恍惚感情の気分として出現する。患者は「何かが起こって」いて、何かが起こりそうで、すべてが自分に関係して 'tua res agitur' いるような、一般的で漠然とした感情を持つ。周囲の出来事が、彼にとっては不思議で、奇妙に感じられる。彼は訳が分からず、自分を「弄んで」いるのが何なのかを知らないので不安となり、困惑し、狼狽する。この時期には、事態はすでに「何か」を意味しているが、しかしなお確かなものではない。さらに経過して初めて、確かな輪郭を持つ、具象化された妄想内容が、**妄想知覚** *Wahnwahrnehmung* の形で（自己関係づけと特定の意味を持って）明確に形作られる。先行する妄想気分、あるいは他の感情的に未分化な準備野なしに、いわば晴天から急激に妄想知覚が出現することはあり得ない。

　段階1と段階2の妄想知覚（コンラッドによる）(14)、すなわち、なおはっきりとした自己関係づけと特定の意味を持たない純粋な気分の体験（段階1――「妄想気分」）と、すでにはっきりした自己関係づけを有するがなお特定の具体的な意味を持たないもの（段階2）とは、稀ならず、感覚的表出性の特色や**知覚変化**によって特徴づけられている。そのような視覚や聴覚領域での知覚変化（感覚的な障害）は、異常な意味体験

とは無関係であることが多いが——妄想気分の如く——とりわけ疾病の初期に認められる。⁽⁵⁷⁾

　「動機なき関係づけ Beziehungsetzung ohne Anlaß」、すなわち、単純な自己関係づけ（いわゆる内因性の基盤を有する妄想反応）や「漠然とした妄想気分」を含む妄想知覚は、妄想全体を言い尽くしてはいない。我々は妄想の二番目の型を、K・シュナイダー⁽¹⁰⁷⁾とともに**妄想着想** Wahneinfall と呼び、その用語で、追跡・被害・使命感のような妄想性の着想を理解する。追跡・被害・被毒のテーマや心気症のテーマ、それに加え、目前に迫った自分自身の死のテーマは、政治的または宗教的使命感あるいは特殊な能力のテーマと同じく、もっとも頻繁に見られるものである。稀には「罪と責任」・嫉妬・被愛・一族の死・盗み・血統・世界没落や妊娠のテーマが見られる。⁽⁵⁷⁾分裂病の経過中の大部分に（86％）観察される妄想着想は、妄想知覚のように、（現実にある）知覚の異常な解釈ではない。それゆえに妄想着想は、なお妄想知覚ほど明確に取り出すことができず、分裂病の診断にとっての重要性はあまりない。それを、非精神病者の着想や、優格思考、それに強迫思考と区別するのはしばしば困難であり、時には不可能である。訂正不能性とその程度、誤謬であるか、あり得ないことか、あるいは全く不可能なことなのか、というクライテリアはしばしば放棄される。異常な自我の克服、これまですべてに見せた「偏屈な態度」、それに啓示の色彩などでさえ、正常あるいは精神病質性や神経症性の症例に見られる着想と区別するのに有用な徴候ではない。極めて重症の症例の場合に限って、臨床的な全ての状態、すなわち、人格、状態の始まりと経過、それに情動や疎通性、そして表出を顧慮することなく、着想を妄想着想と見なすことができる。その際、考え得る脳疾患が除外された場合に、この状態を分裂病と診断してもよいであろう。⁽¹⁰⁷⁾

　きわめて稀ではあるが、誤った奇妙な着想とそこから派生した内容に基づくだけで、分裂病性精神病を推測しなければならないことがある。それは、我々が分裂病性疾患の辺縁型と理解している「**パラノイア** Paranoia」あるいは「**パラフレニー** Paraphrenie」である。このような症例では、異常な（精神病質性）人格発展との鑑別診断はとりわけ困難である。

　すでに述べたように、妄想着想は、自分自身（例えば血統、宗教的あるいは政治的使命感）に、あるいは自分の身体（心気性）に、あるいは見知らぬ人や勢力や権力による自分への迫害や冷遇と関係している。活動期では、妄想的

な体験や他の精神病性体験は、一般に（88％）患者の**実際の行動に明らかな影響を及ぼしている**。迫害妄想に罹っている患者は、近縁の関係者・医者・役所あるいは地位の高い人物、検事・弁護士に、そしてもっとも頻繁には警察に保護と援助とを求める。あるいは、彼らは逃げ、場所を変え、自ら助かろうと試み、言葉や行動によって迫害者と争い、あるいは妄想で体験された脅迫的な運命から逃れるために自殺を試みる。憶測されている被害・迫害あるいは被毒に対しては頻繁に告発する。しかし患者は、その妄想による攻撃的な行動によって、危険となることはほとんどない。妄想性の心気症者は、多くの医師を訪れ、性的な悪戯をされていると考える患者は苦情を言い、告発する。ほかの症例では、とりわけ、慢性の状態では、妄想は主観的な妄想意識にもかかわらず、行動面ではもはや表面に出ることはない。感情的な強調や深い確信もなく、不真面目で子供っぽい妄想着想も見られる。それは、しばしば変動し、ほとんど行動に影響を及ぼすことはない。しかし、深刻な本来の妄想もまた、時間とともに、感情的な重みがなくなり、現実的な価値が少なくなるかも知れない。

　妄想追想 Wahnerrinnerung は、記憶性の妄想知覚と記憶性の妄想着想の形で存在する。遥か以前の知覚が、ずっと後で初めて自己関係づけを伴う異常な意味を持つ場合、**記憶性の妄想知覚** mnestische Wahnwahrnehmung とされる。妄想着想もまた追想の性格をもつことがあり、子供の時すでに、全く異常な力を有していたと患者が思いつく時がそのようなものである（**記憶性妄想着想**）。このような場合には、いわゆる「後日付け Rückdatierung」が問題となる。

　妄想体系は、患者が個々の妄想知覚、妄想様（パラノイド）反応、妄想着想や妄想思考を関連させて時に生じてくる。「**妄想加工**」は、妄想性の一次体験を頭のなかで結びつけ、合理的に説明する（いわゆる説明妄想）傾向であり、各症例の間では、きわめて多様である。完成した妄想構築を見て、何が根元的な（一次性の）妄想体験であり、何が妄想加工によって二次的に情動‐反応性に、あるいはさらに合理的‐論理的に生じたのかを理解できることはあまりない。そのうえ、ほとんどすべての患者では、**妄想と他の精神病性体験様式とが密接に織り混ざっている**。幻聴、身体的被影響体験、幻味や幻嗅、自我障害や、そのほかの一次性体験はふつう、急性妄想性精神病の形成に関与している。そのうえさらに、それぞれの分裂病性疾病の明白な病像は、本質的に体質、病前性格、生活史、さらに多くの社会的かつ精神力動的な共同世界や環境要因から影響を受けるのである。

知覚障害、感覚錯誤 Sinnestäuschungen

　まず、幻覚・錯覚（錯覚性誤認）および単純な知覚変化（感覚性障害）が区別される。
　幻覚は、相応する（適切な）外部からの感覚刺激が見られない知覚である。**何かが見え、聴かれ、臭い、味がして、身体の内外に感じられるが、それは、客観的には——観察者による判断では——存在しない**。[107] この単純な定義は、幻覚にあてはまり、一部ではまた、ただ単に現実の知覚を変形しているにすぎない錯覚性誤認にもあてはまる。幻覚は、錯覚と異なり、全く外部の感覚刺激による興奮なしに生じる。知覚は実在する知覚の対象を持っていない。

　　例外は、いわゆる**機能性幻覚** funktionelle Halluzinationen である。幻覚が、もっぱら実際の知覚のある場合に、例えば、水道の蛇口から水滴が落ちる際に現れ、そして実在の知覚（錯覚とは反対に）が、幻覚とともに変化せずに持続する時、機能性幻覚とされる。患者は水が蛇口から流れる時に、声を聞き、その際、水の流れる音と声とが、同時に共存して聴かれる。

　一般に、幻覚の際には外部の感覚刺激による興奮が全く欠けている。ここでは、感覚錯誤が錯覚の場合よりも強く見られる。診断にとってはまた、妄想の場合と同じように、内容ではなくて、**形式**（存在様式）が重要である。それぞれの内容が幻覚という形で体験されるという事実が大事なのである。
　幻覚は、分裂病の場合や身体に基盤がある精神病の場合に見られる。それらは、例えばアルコール幻覚症のような特定の器質性精神症状群の場合に、特にその心理学的な特徴に類似性がある。すなわち、実在感、外部空間における局在、感覚的活発さ、明瞭性、意志からの独立性、そして多かれ少なかれ、大幅な現実の知覚からの独立性において、類似が見られる。幻覚は、外部の感覚印象のように、自らが関与することなく現れ、単にそこに存在している。そのため患者は、受動的で、仕方なく、なすがままになっているように感じられる。幻声は執拗に現れ、その時々の思考過程を中断させる。分裂病の場合、幻聴の一部は、体験的、現象学的に実在の知覚から区別されている。
　診察の場合に問題となるのは、幻覚の実在様式と体験の質をできるだけ詳

しく聴取することである。診察者はその鮮明さと程度を質問し、空間における局在と外部への投射の程度を尋ね、幻覚が現れる際の特定の状況を聞き、現実性の印象、現実性の判断、それに現実の行動への影響を尋ねる。幻覚性あるいは妄想性体験の**確信度**は、経過中、絶対的な確信から、かなりな程度の確信を経て、部分的にあるいは完全な訂正（否定的現実判断）まで、大きな幅の動揺が見られる。患者は、例えば身体的被影響体験あるいは妄想知覚の際、直接に、精神病性の現実を確信しているにもかかわらず、幻覚ないし知覚過程での自我の関連性を、錯誤として判断することができる。そこでは、直接的な精神病性経験を思考のなかで加工する（「妄想加工」）過程で、これらを誤りとして、あるいは錯誤として認識する。行動への影響もまた、妄想や他の精神病性体験様式の場合と同様に、個々の症例の間で（個々人の間で）、そして、同じ患者のさまざまな状態（症例の内で）によって、きわめて多様である。

聴覚性幻覚 akustische Halluzinationen。聴覚性幻覚の特定の型は、分裂病の診断にとって特別に重要である。思考化声 Gedankenlautwerden（自らの思考を聴くこと）、話しかけと応答の型の幻声 Stimmen in Form von Rede und Gegenrede、自分自身の行動に論評を加える幻声 Stimmen, die die eigenenn Handlungen mit Bemerkungen begleiten が見られる。この種の幻声は、クルト・シュナイダーによれば第一級の分裂病症状群に属し、そこに、我々はまた、命令的な幻聴（命令的な声）を加えている。この第一級の型の幻聴以外に、分裂病の診断にはそれほど重要でなく、器質性精神病の際にも頻繁に観察される他の種類の幻聴がある。しかし、幻覚のすべての型と他のすべての産出性－精神病性体験様式にあてはまるのは、それらが**決して分裂病にとって特異的なものではなく**、比較的稀であるにしても、例外なく身体に基盤がある精神病にも見られることである。

分裂病の患者の「声 Stimmen」は、時には大きくてはっきりとしており、時には小さく曖昧で「つぶやくよう」であり、近くからあるいは遠くから、外界からあるいは自分自身の身体のなかから聴こえてくる。質問に対し、患者は、その声はよく知っている、あるいは見知らぬ声であり、男たちの声、女たちの声あるいは子供たちの声であると答える。普通はただ比較的短い文章あるいは個々の単語が聴かれる。幻聴のエピソードは数秒あるいは数分間続き、対話性や論評性の幻声の場合には、とりわけ連続的にさらに長い時間続く。アルコールせん妄の場合のように、長いまとまった光景が体験され、そこではしばしば視覚性・聴覚性や、触覚性幻覚が同時に登場することは滅多にない。随伴する感情はネガティブであることも、ポジティブであることもありうる。声は不快であったり快適であったり、あるいは無関心であることもある。幻覚

に対する態度は、きわめて多様である。それらは悪戯や苦しいこととして体験される。それに対し、興奮・脅迫あるいはまた自殺企図で反応しうる。他には、それをおもしろい時間つぶしと考え、あるいはそれらにはほとんど注意を払わない。突然の行動の変化、悪罵の長口舌、独り言はしばしば幻聴に対する反応である。現実検討への欲求は、しばしば少ないか、あるいは全く欠けている。しかし、初期には、患者は稀ならず、他の人が同様にその声を聴いているかどうかを確かめる。

　形のない要素的な、声として現れてこない聴覚的な幻覚、例えばパチパチ、カチャカチャ、トントン、ドンドン、ザワザワ、シューシュー、犬の吠え声、遠吠え、いななきのような、いわゆる**要素性幻聴** akoasmen は、分裂病の際に、しかしまた例えばアルコールせん妄あるいはてんかん性前兆のような症状性精神病にも、観察される。

　幻声のなかに、性的な思考や願望が現れる時、そのなかに「自我退縮 Ichanachorese」の意味での、自我の防衛過程を見ることができる。それによって、患者にとっては相いれない衝動と罪責感情の負荷軽減が達成される。「自我の弱さ」の結果、抑圧あるいはタブーになっている衝動の願望との活発な対決が不可能であり、性的な内容は意識のなかに留まるが、その自我の性質は失われる。そのため、患者はもはやその性的内容に責任を感じることはないのである。[131]

　　身体幻覚 Leibliche Halluzinationen。患者は身体の内外に、電気や磁気的なものを機械や光線や他の物理現象によって感じ、暗示や催眠により影響され、変化をうけていると感じる。**身体的な被影響体験は、精神分裂病の一級症状でもある。「作為」の基準、すなわち外部の影響、他の人間、異質なエネルギーや力のせいにすること、が明白に満たされねばならない。**身体的な被影響体験は分裂病の約40％に見られ、しばしば性的な性質を帯びている。厳密な本来の意味 sensu strictiori での触覚性幻覚あるいは幻触は、触覚や身体表面のものであり、身体幻覚の一部を示しているに過ぎない。

　　体感症 Coenästhesien。「作為 Gemachten」の基準を満たす明白な身体幻覚よりも、分裂病ではもっと頻繁に（70％）**質的に特異な身体感情**（狭義の体感症：段階2）が、作為の基準なしにみられ、それはもっぱら体感症の型である。体感症は、ほとんど数え切れない多様性、急激な時間的変化、頻繁な発作性あるいは病相性の出現と主観的な新奇さや異質感、患者がそれを表現し難いこと、そして異質で奇妙な、部分的には奇矯な性質によって特徴づけられている。患者はそれを適切に表現することができない。それゆえ彼はしばしば、グロテスクな印象を与える比喩やイメージに頼って表現する。二次的な加工や変形の過程、体験された身体感情の変化について、説明や解釈を試みること、それにまた、まさに感覚の特殊な性質とそれを表現し難いことが、診察者にとって、患者の愁訴がしばしば「あいまい、散漫、不正確、流動的」と

思わせられる要因である。身体内外に固定され、むしろ静止的な感覚とは異なり、支配的な位置を占めているのは、変わりやすく、すばやく、あいまいに変動し、状態の変化とむすびついた感覚である。いろいろな型のなかから、いくつかの重要な型をとりあげてみよう。⁽³⁷⁾

1. 自分の身体の疎隔体験まで達する**感覚のなさ**、**こわばった感覚**、異質感、臓器や四肢が存在しない体験、胃や膀胱などの充満感の欠如。
2. **運動性減弱感**、いわゆる金縛り状態にまでなる。その際、患者は動くことも喋ることもできない（「運動衝動性の失神」）。自動症状群（偽自発性運動）の対極と考えられる。
3. **きわめて限局した痛覚**、発作性にあるいはゆっくりと増悪したり減弱したりする。刺されるような、引き裂かれるような、焼けるような性質がある。
4. **移動性感覚**、すなわち漠然として移動し、動揺しながら増悪する身体感情、それらは、他の型、とりわけ第３型と同様に、苦痛に満ち耐え切れなくなるまで増悪し、患者は自殺に追い込まれる。
5. **通電感覚**。
6. **熱感**（熱い・冷たい感覚）、広範に、あるいはむしろ限局している。それは、またしばしば外部への投射なしに、すなわち作為の基準を伴わずにみられる。
7. 身体内部や身体表面での**運動感・牽引感および圧迫感**。その際の表面の感覚はまた、第９型（絞扼感）と密接に関係して、たがをはめられたような、バンドで絞められたような、輪をはめられたようなものである。
8. **異常に重く、また軽く感じる体験や空虚な体験、落下感や沈降感、浮揚感や上昇感の現象**。
9. **縮小体験や収縮体験**、自己収縮や狭窄（航空事故の際の感情や窒息感）体験、あるいはすでに身体図式障害として理解され得る**拡大体験とか膨張体験**。
10. **筋肉運動感覚**、例えば手足の領域に見られる偽運動感覚体験。
11. **前庭感覚**、回転性めまいの発作、歩行不安定の感じ、波の上やコルクの上を走るような感じ。
12. **感覚性**（とりわけ聴覚刺激による）、**情動性および知覚性に誘発された感覚過敏**、後者は痛覚過敏であり、すでにそれは神経学的症状である。

時に、半側に、あるいは個々の身体領域に限定した**痛覚過敏**や感覚減退がみられる。また自発感覚も**半側**に生じる時がある。

体感症は、気分失調（生気的な不健康）や無力症（異常な衰弱感）に伴って現われ、その際、可逆性の（無力性の）基底状態、あるいはすでに非可逆的となった純粋残遺状態が問題になっているのかも知れない。身体感情障害は、**情動の変化**、自律神経障害や感覚性障害と密接に結びついている。

体感症の際の情動性は、二つの状態に分けられる。その一番目の状態は、**活発でなお感情移入ができる情動**を伴っていて、それは一時的に、不安に満ちた興奮へと昂まることがある。ここでは、本質的で生気的な「**感覚過敏性クリーゼ**」としての身体の異常感覚や自律神経障害と結びついた死の不安が、ある程度特徴的である。それはしばしば神経症的な「心臓恐怖症性症状群」と誤認される。そのような危機の他に、患者は不安‐抑うつ的であり、影響されやすいが、対象に対し距離をとることができ、疎通性もあって柔軟性もある。
　無関心で場違いな情動が見られる二番目の状態では、異常な身体体験のなかへ同時に、すべてが詰め込まれた、無感動で無関心な、あるいは昂揚性で多幸的な気分（「心気性多幸症」の特色を示す）が認められる。この場違いな情動の状態は、最初から見られるのではなく、長い経過のあとに、一番目の状態から引き起こされる。特徴的なことは、活発さと無感動、適切な感情と場違いな感情との間の変化であり、感情的な無関心へ急変することであり、さらに訴えの内容と情動との間にある解離である。症例の一部では、長い経過の後に、もはや回復することのない無力性‐体感異常性の「純粋欠陥」が見られるかも知れない。

　診断にとって重要なことは、第２段階の質的に特異な身体感情障害、すなわち**狭義の体感症**Coenästhesienの他に、同じ患者で、異なる時期に、またまったく非特徴的な、診断学的には中立の感覚異常（いわゆる心気症Hypochondrismen）、すなわち体感症の第１段階が見られることである。縦断的な観察では、同一の患者において、第１段階から第２段階を経て、作為の基準を満たす身体幻覚Leibhalluzinationen（第３段階）への移行が見られ、その逆の方向を辿ることもできる。非精神病性の身体異常感覚と第２段階の体感症とではある程度、第３段階の身体幻覚とでは明確な区別が可能である。神経症性発展や精神病質性発展の際の身体感覚異常は、一般に、「情動による身体‐自律神経性のスイッチ作用」(8)として、精神的なものに依拠して生じるか、あるいはむしろ意識的な、体験反応性または習慣的に行なわれる心気的自己観察によって生じる。

　幻嗅Geruchshalluzinationen**および幻味**Geschmackshalluzinationen。分裂病の場合、これらは比較的稀である。すなわち、13-11％にしか見られない。患者は、「毒ガス」を嗅ぎ、飲み物や料理のなかにある特別な、通常、不快な味を知覚する。

　幻視optische Halluzinationen。幻視は分裂病者の33％が体験し、そのうちの半数以上（18％）が初回の精神病の発現時に見られる。器質性もうろう状態、とりわけてんかん性もうろう状態あるいはアルコール性精神病のような、情景的なものは稀である。患者はそこで、観客あるいは役者の役割を果たして

いるだけなのかも知れない。しばしば、さらに具象的で、一部に主観的な空間に知覚された、現実的な確信や現実的な判断を欠いた知覚錯誤（いわゆる偽幻覚）が見られる。そこでは、手・顔・どくろが浮かび上がってくる。患者は自ら「映像」について述べ、その偽りの性質が直ちに認められる。分裂病者の多くの視覚性錯誤は、非精神病性の直観像からは現象学的に区別されない。幻視あるいは偽幻覚は、宗教的－恍惚性状態と結びついて現れると、「ヴィジョン Visionen〔未来像〕」としても語られる。

　パレイドリア Pareidolie の場合、つねに現実の判断なしに、とりわけ子供時代には、実際に存在する知覚により、いろいろな種類の存在しないものが見られる。例えば、雲や壁紙の模様のなかに、「不完全な感覚印象から形成されたファンタジー」によって、さまざまな顔や形が見られる。

　錯覚性誤認 Illusionäre Verkennungen。**ここでは実在の知覚対象が、別なものとして知覚される。すなわち、全体として誤認され、**例えば小川のほとりの柳、あるいはたなびく霞を、ゲーテの詩物語の「魔王」として誤認する。この型の知覚錯誤では、このように、現存する感覚材料の主観的な変形が問題となる。現実にある何かが知覚されるが、何か別のものと見なされる。幻覚と単純な知覚異常に対する明確な区別は、常に不可能である。分裂病の場合、錯覚性誤認が、まず聴覚性の領域に見られる。会話、道路の騒音、あるいは鳥のさえずりから、軽蔑的な批評、脅迫や罵言が聞き取られる。ここではまた、いわゆる機能性幻覚との移行が存在する。視覚性領域での錯覚は、まず、急性の、身体に基盤のある精神病の際のせん妄で観察されるが、時には分裂病の場合でも、妄想的体験の影響のもとで見られる。

　錯覚性誤認は、それだけでは診断学的な意味はない。我々はそれが非精神病性の症例でも、**不注意性錯覚** Unaufmerksamkeitsillusionen（例えば、活字の誤りを見逃し、文脈のなかで補い、訂正している）や、通常不安で強い情動の際の**情動性錯覚** Affektillusionen（例えば、道ばたの潅木が、うずくまっている人間の姿に誤認される）が見られることを考えなければならない。また、より強い情動的緊張が無く、単なる期待でも一時性の錯覚を呼び起こすことがある。すなわち、訪問を心待ちにしている者は、なんでもない騒音を、ドアを叩く音と解釈してしまう。

　単純な知覚変化（感覚性障害）。現実の環境は、確かに正しく認知されているものの、異なって見える。その強さや性質が変異することよって、何らかの変化があり、歪み、ひずんで見える。感覚性の障害は、分裂病者では33％に見られ、とりわけ視覚性、しかしまた聴覚性・嗅覚性それに味覚性

の領域にもあり、15％ではすでに初期状態から存在する。顔は醜く、変化してゆがみ、対象物は遠くに後退し（後退視 Porropsie）、声は甲高く、うつろに響き、風景は奇妙で、記載するのが困難であるように変化している（現実感喪失への移行がある）。このような、通常は病相性や発作性に生じる感覚性障害を伴うエピソードの持続は、数秒から数週間の間を変動する。

　ここではとりわけ、茫漠視 Verschwommensehen、混濁視 Trübsehen、色彩視 Farbigsehen、光の過剰感 Lichtüberempfindlichkeit、微小視 Micropsie や巨大視 Makropsie、他人の顔や姿の知覚変化、顔や目や髪の色の変化、いわゆる変形視 Metamorphopsie（歪んで見えること Verzerrtsehen）、後退視 Porropsie、運動感 Scheinbewegungen、二重視 Doppelsehen、傾斜視 Schrägsehen und Schiefsehen、光視症 Photopsien が見られる。さらに聴覚性感覚の強度や性質の変化、雑音への過敏性、さらには嗅覚や味覚の増強感や減弱感も見られる。自らの身体や、とりわけ顔貌に対する視覚性の変化は、一部でいわゆる鏡面現象 Spiegelphänomen の根拠となっている。とりわけ、疾病の初期には、少なからぬ患者が再三、自分の顔を鏡のなかに映して観察する。

　分裂病の際の知覚変化は、特徴的な脳疾患（例えば、ある特定の薬物精神病）の場合に類似の現象があり、とりわけ視床後部の機能系やリンビック・システムの領域の現象に似ている。このことから、知覚の変化が、選択過程や情報処理の障害から生じ、それとともに大脳のフィルターや遮蔽過程の制御にとって、決定的な（網様体や非特異的な視床におかれている）統合をもたらす体系の障害から生じるとする仮説が出現する。(22)また、仮説ではあるが、体感症は「視床の刺激緩和機構における選択的フィルターの障害」に帰せられている。(38)

自我体験の障害

　分裂病性自我障害は、体験の**自我所属性** Meinhaltigkeit **の**障害としても見なされている。それらは、分裂病性の一級症状に属し、そこでは、自分の精神的な過程、行動、それに状態が、外部から、他者によって作為され、管理され、影響されるとして体験される。自らの思考や意志の自己結合性が失われてしまい、いわば「自我－環界の障壁の易通過性」が生じる。この自我障害は、思考に関係することもある。そこでは、**思考奪取** Gedankenentzug、**思考没収** Gedankenenteignung、**思考伝播** Gedankenausbreitung **や思考吹入** Gedankeneingebung（患者はその時しばしば「思考転移 Gedankenübertragung」について述べる）などの精神病理学的現

象が生じる。いわゆる**意志が影響される**場合には、自分の欲動、運動や行為（言語性の表現もまた）が外部や他のものに管理され、作為されたとして体験される。自我障害はまた、稀ではあるが、他のものによって作り出されると体験される精神的な感情をも障害する。身体幻覚の場合のように、ここではまた、暗示や催眠それに器械がしばしば説明として挙げられる（いわゆる説明妄想 Erklärungswahn）。

　患者は、自分が他者から影響され催眠術をかけられ、管理され、取り憑かれ、あるいは魔法をかけられ、自分が他の異質な力や勢力の道具とか舞台であると感じるように訴えられる。自我の統一性は消滅し、精神内の過程は自我に固着するものと、自我とは異質なものとに分けられる。自我障害の特徴があまり目立たない場合、それらは自我所属性の分裂病性障害としてさほど明らかに認められるものではない。患者は、自分が望んでないことをしたり言ったりするとか、自分の手足が自分とは関係なく、すでに「外部から作為された von außen gemacht」として体験されることもなく、ひとりでに動く（自動症症状群 Automatosesyndrom）と表現する。

　いわゆる**離人症**との関連および移行も存在する。作為の基準**なしに**（すなわち、原因を外部の影響に求めることなく）、ヴェールで覆われたような、疎遠で非現実で「異質な」性格を持つ疎隔体験は、診断学的に中立であり、分裂病の診断にとっての価値はない。たとえ移行現象が見られるにしても、それらは分裂病性の自我体験の障害には属していない。疎隔体験（離人症・非現実感）は、確かに分裂病の場合に、例えば前駆症や内因性若年性無力性挫折状態に稀ならず見られる。しかし、内因性うつ病の際や、神経症性や性格異常性発展にも、時にはまた、強い疲労状態でも観察されている。強迫症の場合は、自己所属感は基本的に障害されていない。奇異な感じは、自我の内部でも生じるが、強迫は「私自身の強迫 mein Zwang」として留まっている。

記憶の障害

　記憶障害は普通みられない。精神病性の体験に夢中になっている患者が、周囲の出来事について、ほとんどあるいは全く興味を示さない場合や、あるいは精神病性の二重見当識や誤った見当識がみられる時には、新しい記憶（もっとも新しい過去の事件についての）が障害されているように思われる。そのほか、前駆症や無力性基底状態、それに純粋残遺状態の際に、しばしば

記憶力や集中力、注意力や思考力が障害されていると訴えられる。ここで問題なのは認知障害であり、ジュルボルドや我々は、フィルター機能の障害や長期貯蔵からの解読障害の結果、経験の使用が困難となり、習慣的ヒエラルヒーの喪失を招いたのがその原因と考えている。最近また、分裂病の場合の超短期記憶(直接保持)の障害が、二命名テストによって証明されている。

　少なからぬ妄想追想もまた、**異記憶**Allomnesie（追憶の錯覚）あるいは**偽記憶**Pseudomnesie（純粋な空想が追想の性格を帯びる）に数えられる。そこでは追想が妄想的に加工されているか、あるいは奔放な妄想着想が過去のこととして日付がなされている。以前には、とりわけ短期間に多くの電撃療法が施行された時（いわゆる重積法）に、けいれん療法後の（可逆性の）健忘症状群として一過性の記銘力障害がみられた。

知能の障害

　痴呆の意味での知能の障害は、分裂病と循環病のどちらの症状学にも属していない。しかしテスト心理学的には、純粋および混合性の残遺症状群の場合、正常からの著明な偏倚が見られる。そこでは、視覚的な知覚領域で知的な刺激を処理する場合や、選択的な注意や能動的な集中制御をする場合に、とりわけ、例えばハンブルグ－ウェクスラー知能検査での行動要素や、ある特定の作業テストで検査された作業能力が障害されていて、知覚性および運動性の活動が遅延する。ここでは、特に構造化されて個々の領域とのかかわりがある知能障害や記憶障害が問題となる。この障害は、ほかの箇所で記載された**認知性基底欠損**cognitive Basisdefizienzenの集合体と考えることができる。

　疾病に規定された変化とは関係なく、精神病は病前の知能水準によってさまざまな色合いが示される。ある軽愚の患者は、精神病性の体験や行動の点で、病前の知能が高く繊細な患者とは区別される。精神病の病像は、病前性格や病歴、性あるいは社会的状況のように、知的な能力や他の多くの疾病に依拠する因子によって、本質的には病態賦形的にpathoplastisch（病像形成的に）特徴づけられるのである。

人　格

　分裂病性精神病や躁うつ病性精神病が素質的な人格特性の亢進であるとい

う仮説は、ほとんど支持されていない。病前性格（一次性格）から、分裂病性疾患は説明できない。分裂病と同様に循環病は、その症状とともに、正常かあるいは異常な人格発展を引き起こす。それらは個人的な人生発展の意味連続性から生じるのである。

　分裂病のうちの少数だけ（ボン研究では11％）に、著しく異常な病前の人格構造が見られる。軽い病前の性格偏倚は、さらに頻繁に（52％）認められ、それは、高度に異常な分裂病質性性格と同じく、分裂病に罹患していない人の場合にもまたみられる。一方、逆に多くの分裂病者（37％）が、その病前の本態構造では同調性で、疎通性は良好である。しかし、精神病は、一次性格からその表現型が形成され、ある範囲でその予後の決定にも加わる。分裂病性疾患は「人格の素材とともに協働する」。[107]**精神病は、その内容を体験と運命、それぞれの人格の志向と意志、あこがれ、望み、そして恐れから得ている。**言い換えれば、何が幻覚となり、どのような妄想主題が見られるかは、人格と生活史によって多かれ少なかれ理解が可能である。しかし一般に、妄想やその他の質的に異常な体験様式や表出様式——それは非精神病性の症例では、いかなる類似もみられない——はないのである。

　分裂病学説は、長い間、本来の人格が分裂病性疾患によって、典型的な分裂病性欠陥あるいは人格崩壊の意味で変化するか、あるいは破壊されると仮定してきた。新しい研究では、いわゆる分裂病性欠陥という包括概念を細分しようとし、多かれ少なかれ非特徴的な寛解型を「純粋欠陥」として取り出すようになった。これは、今までの分裂病学説からは無視されていた。なぜなら、これまでの研究はほとんど、もっぱら大学病院と精神病院の患者の観察を拠り所とし、外来や医者の世話にはもはやならなくなった患者の長期の経過観察を欠いていたからである。今日では、疾患はただ少数例に（約1/3）のみ、狭義の人格の典型的な分裂病性変化を来たし、多数の症例では、精神全体のエネルギー水準の非特徴的な低下（純粋無力性欠陥）や、多かれ少なかれ生じる能力欠損の意味での残遺症状群や、あるいは持続性の完全寛解を[59]示すことが知られている。分裂病では例外なく典型的な分裂病性人格変化がもたらされるとの見解は、それゆえに修正を必要としている。ただ一部の群で、人格が持続的に非可逆的に変化する。完全寛解に至らなかった経過の多くは、人格が本質的な実体として保たれている。純粋な残遺状態の場合、疾病の発現前の時と比べて、人格変化あるいは本態変化よりもむしろ、生気や衝動の減弱、認知や志向性の欠損、力動の減少が問題となる。人格の中核は

完全なままである。結局、典型的な分裂病性残遺状態の場合にも、通常の意味での痴呆は生じないということを確認しなければならない。これらの患者はまた、その潜在的な知的能力に関して、決して「荒廃している verblödet」とみなされるべきではない。

第二節
身体症状および身体精神性移行症状

　体感症と**感覚性障害**は、もはやすでに純粋な精神病理学的現象ではない。「意識現象」と「身体症状」との区別は、ここでは他の精神病理学的症状の場合と同じように、もはや不可能であり、精神病理学的症状と神経学的症状との間に、明確に境界を引くことはできない。体感症と感覚性障害は「中間的な立場」を有し、「身体精神的な移行性格」(37)を持っている。とはいうものの、分裂病の場合には、一連の他の症状、多かれ少なかれ純粋な身体症状か、あるいは身体精神性の症状か、がなお存在する。

　自律神経障害。分裂病のほとんど全て（93％）において、自律神経性の調節失調が観察される。自律神経領域に生じるこれらの個別の症状は、それぞれ単独でとらえると、確かにきわめて多義的である。しかし通常、疾患の初期に新しく現れる身体的－自律神経性の症状は、全体として、体感症、知覚変化、それに認知障害との密接なつながりのなかで、一次性の中枢神経系の変質が基礎になっていると考えられる。この変質は、脳の病理学的経験によれば、もっとも容易にリンビック・システムに、そして（自律神経障害に関しては）間脳－自律神経性調節器官の領域に限定して考えられる。すでに以前から、分裂病者の自律神経性の変化に関して、「自律神経の中心器官」の領域の障害が問題であるとされてきた。昔の研究者は、自律神経性症状と(17)(98)して、とりわけ頭痛・睡眠障害・迷走神経症状・失神性発作・月経の不順それに体重の動揺を強調している。彼らはまた、これらの症状が精神病性体験の身体－自律神経性の結果ではなく、むしろ精神的過程とは無関係に現れ、稀ならず前駆症として発作性に見られ、同時に、精神的な（精神病性の）情動性の変化なしに出現することに気づいていた。

　分裂病患者の自律神経症状の一部、例えば食欲不振、吐き気や嘔吐、便秘と下痢、出血、脈拍異常、眩暈と失神あるいは振戦は、類似あるいは同様な形式で、精神－反応性に生じるかも知れない。すなわち、心因性の身体障害として、また「身体－

自律神経性の情動制御作用」として、である。これは、**脳器質性および精神的に規定された障害**の「**共通表出** *Ausdruckgemeinschaft*」⁽¹²⁹⁾――部分的ではあるが――の可能性を示す証拠である。症状の**発生状況**の分析とその「記録」、その他の症例との関連の有無は、基盤にある過程や現象的に類似しあるいは同一である中心症状の本質的な差異を証明するかも知れない。

中枢性‐自律神経性障害は、精神病性の初回発症の間に73％で見られ、ほとんど同じ頻度（70％）で、さらにあとの活動期でも観察される。特徴的なのは、エピソード性の出現と**機能亢進と低下**との対立であり、それは短期間で興奮から制止へ変化する。頻繁に見られる症状は、発作性頻脈あるいは徐脈、発作性の過呼吸、消化器系や泌尿器系の症状、唾液の分泌過剰と過少、嘔気と嘔吐、便秘、夜尿、乏尿と多尿、一過性の尿蓄積と尿失禁、および痛みを伴わぬ尿意急迫と渋り腹であり、迷走神経の変化、例えば肢端チアノーゼ、皮膚描画症の亢進、浮腫形成、限局性の迷走神経の拡張と収縮がある。そして、汗腺と皮脂腺の分泌障害（いわゆるあぶら顔）や、睡眠‐覚醒と体温調節の障害、さらに、内因性の体重動揺、天候に対する病的な敏感さ、そして初期散瞳⁽³⁷⁾が認められる。

生気衝動が増減する個々の障害は、さまざまな組み合わせで入り交じり、あるいは他の中枢性‐自律神経性障害とともに、とりわけ前駆症や精神病性の初期状態でも観察される。すなわち、食欲不振や過食、口渇感、運動欲求、それに性衝動の亢進と減弱、嗜癖に類似するニコチンやアルコールの濫用、突然のニコチン禁断、あるいは欲求の病的変化（特定の食事や味覚に対して突然現れる不快感）が見られる。

　運動性症状。分裂病の場合、障害が、感覚性（知覚変化）、知覚性（体感症）および自律神経性の領域（中枢性‐自律神経症状）に見られるように、運動性の領域にも出現する。それらは、同じくエピソード性に、とりわけ初期にしばしば現れる。手や指、眼瞼や舌の細かな、中等度までの振戦、粗大な振戦症状の発作や**テタニー型やアトニー様の発作**、律動的な運動が鼻翼の下端に見られる、いわゆる**ラビット症状** *Kaninchensymptom* であり、「金縛り状態」（ナルコレプシーの場合にも見られるような、いわゆる覚醒発作）の対極をなす「**自動症状** *Automatosesyndrom*」がある。患者は、前者の状態では「**運動性衝動の失神** *Ohnmacht des Bewegungsimpulses*」を体験し、自動症症状では、通常、意志により引き起こされる運動が、患者の意志なしに、あるいは意志に反して現れる。最後に、**錐体外路性の多動症** *Hyperkinese extrapyramidalen Typs* が認められる。それは、例えば顔面・体幹・骨盤や四肢の領域で見られる舞踏病型、あるいはアテトーゼ様の運動失調や自動症である。そのような多動症は、抗精神病薬の導入以前にすでに記載されていたが、当時は抗精神病薬の時代の今日よりもはるかに稀であった。それらは、おそ

らく1958年以来、とりわけ長期間に大量の抗精神病薬が蓄積された場合に観察されている。いわゆる持続性の多動症である。

第三節
亜　型

　古典的な亜型（下位群）、すなわち破瓜型、緊張型および妄想‐幻覚型は、優勢に認められる特定の精神病理学的症状やそれらが集合した症状グループに基づいて区分されている。今日我々は、分裂病の亜型が不確かで多様な経過像を示すことから、類型学的な横断記述としてしか存在し得ないことを知っている。**これらの症状群は、個々の症例間で（各個人の間で）、そして個々の症例の経過中に（症例の内で）、互いに移行し、結びつき、次々に繰り返し出現し得るのである。**

　これら各々の型は、産出性‐精神病的な、妄想‐幻覚性、緊張病性、あるいはまた破瓜病性の体験症状や表出症状に基づいて——それらは基本的に可逆性であるが——取り出されたのであるが、その症状はただ初期状態にだけ、かなりの程度で動揺し変化するのではない。分裂病の55％から75％は、数ヵ月から数年続く妄想‐幻覚性の同じような初期状態を経過する。大多数はその経過中、妄想‐幻覚性の状態に加え、あるときには緊張病性や破瓜病性の色合いを帯びたり、また体感異常性のエピソードあるいは状態を示し、さらに——きわめて短期間あるいはより長期間、あるいはまた持続性に——多かれ少なかれ非特異的な無力性基底症状群や純粋欠陥症状群を示すのである。数十年以上の全経過を見る時、ある一つの主導的な症状を認め、'nominatio fit a potiori'（命名は優勢な症状によって行なわれる）の観点から、その理念型の一つに分類することが可能になるのは、ほんのわずかな症例に過ぎない。

　とりわけ、さらに優勢なシューブ性ないし病相性経過の場合には、診察の時点ごとに、産出性‐精神病性症状群、すなわち妄想‐幻覚性、緊張病性、破瓜病性あるいは体感異常性の症状群、あるいは輪郭の曖昧な無力性欠損（消褪可能な無力性基底状態あるいは「純粋欠陥」）を伴う非精神病性状態を見出すことができる。亜型は、今日なお教育的なものに過ぎず、（類型学的横断

記述としては）標的症状への精神薬物療法の手引きとして役立っている。全経過において不変である一つの型へ、分裂病群を静的に類別することは不可能である。診断にとって重要なことは、破瓜病性症状が初期に優勢であることは、とりわけ女性の患者の場合に予後がわるく、一方、緊張病性や抑うつ性の初発病像は予後がよいということである。

　長期に観察されている慢性の分裂病性の患者資料では(38)、亜型の2/3は特定の優勢な主軸症状に基づく分類が可能であった。この長期入院中の患者では、緊張病型（30％）が、妄想－幻覚性（23％）や単純破瓜型（10％）よりも頻繁に見られた。しかし、緊張病の欠陥型は、決して緊張病性の初期症状を伴う――予後のよい――分裂病と決して同じではない。重症の欠陥症状群があまり見られない大学病院の患者資料では(37)、この順番は逆である。ここでは、五十年間に破瓜病型と妄想－幻覚型の純粋型は31％ないし32％であり、緊張病型が19％に過ぎないのに較べて頻度がきわめて高かった。体感異常型は、ハイデルベルグ大学の観察患者資料では(36)(37) 18％であり、近くにある州立ヴィースロッホ精神病院では、純粋型としてただ3％だけが登録されていたにすぎない。

破瓜病－単純型
Hebephren-einfache Form

　この型は、思春期および思春期後の早い発病、そして症状学的には、児戯的爽快気分、それに表出障害と結びついた感情、思考や能動性の障害、の三徴候によって特徴づけられている。これらの狭義の破瓜病性症状群は、妄想性や緊張病性症状群に類似して、幅広く、産出性－精神病性で可逆性の症状群と見なされるべきである。それは、さらに経過すると、他の分裂病性症状群のために背後に退いて消失することがある。破瓜病性症状群は、二十歳代（47％）や三十歳代（10％）に初発した分裂病にも見られ、初期に妄想－幻覚を示す早発性分裂病の、かなり後期の状態でも認められる。

　基本的には、たとえ、思春期あるいは思春期後、すなわち二十歳前に42％が、そしておそらく、ほとんどの90％が三十歳前に発病するとしても、今日の破瓜病概念にとって、**発病年齢**はいかなる決定的な役割をも演じていない。児戯性－躁型の代わりに、無感情－無関心、気分変調あるいは体感症性（体感症型への移行）気分変調もまた、優勢に見られるかも知れない。破瓜病性症状群に属する、無遠慮――なれなれしさ、ばかげた――小生意気な態度を伴う脱抑制は、間接的なマイナス症状、すなわち、力動減弱の表現、言い換えれば、志向性や情動性の抑圧や制御の障害を伴う、方向性の欠損の表現として理解されている。エネルギー水準の減衰は、過剰な感

情表出、興奮や不穏状態、切迫状の脱抑制の形で、力動的準備性が解除されるようになる。さらに破瓜病の特徴は、わざとらしさ、荘重な言い回し、おませなことであり、唐突に、もっとも難しく問題の多い仕事に就きたがる。一級および二級症状の分裂病性体験様式や緊張病性症状は、ほとんど欠如している。発病時の破瓜病性症状群の優位（11％）は、予後的には特に女性において不良である。それゆえに、特徴的な分裂病の欠陥状態への発展は、他の分裂病の経過の場合よりも、本質的により頻繁に（60％）見られる。

とりわけ症状の乏しい破瓜病の経過は、「**分裂病単純型**」（単純痴呆）として、破瓜病型から取り出そうと試みられた。しかし、症状と経過によっては、この試みは不可能である。せいぜいのところ、単純性の分裂病が問題となるのは、欲動障害、情動障害、自閉性の疎通性喪失や一般的な思考障害がその病像を特徴づけ、妄想・幻覚・緊張病症状と並び、破瓜病性表出障害もまた認められない時である。

緊張病型
Katatone Form

これは、急性に悪化する精神運動性多動（興奮）や減動（昏迷）、それに症状のない間歇期を示す分裂病である。妄想と幻覚、思考や情動の障害のような他の症状は、シュープの間、ほとんど常に観察されるが、緊張病性障害に較べると影が薄い。緊張病型の予後は比較的よいとみなされている。しかし、最初の精神病性発現の間に緊張病性症状が優勢な分裂病は、比較的稀である（5％——ボン研究）。ここでは、完全寛解の割合は他の分裂病の場合の二倍である。

　　いわゆる悪性（致死性あるいは生命脅迫性）緊張病は、この十年間にほとんど見られなくなった。それがなお存在するとすれば、穏和化と遷延化の方向へ、ほとんどの経過が修飾されてきており、ほとんど致死的とはならない。すでに数十年来、悪性の緊張病の臨床像は、1930年代の古典的記述に対して明確な相違を示している。当時挙げられていた基本症状の、青少年期、きわめて急性の発症、重篤な無言の興奮、それに重篤な先端チアノーゼはしばしば欠如している。症例の約半数は、比較的歳のいった人たちが（20-30歳代）罹っている。その始まりは確かに最急性であるが、一週間から数ヵ月続く前駆期が先行する。精神運動性興奮は決して無言でも単調でもない。しかめ面、律動的な多動や反響症状の他に、妄想気分、妄想着想、幻声や身体幻覚が見出される。減動と多動、昏迷と運動激発との間の交代、「平静な間歇期」へ回帰する傾向が頻繁に見られ、意識混濁は稀ではない。チアノーゼと突発的な血腫は稀にし

か見られず、一方、発熱と――K・F・シャイドScheid[101]は「熱性チアノーゼ性エピソード」について記載しているが――持続性頻脈が、一般的に観察される。疾病の持続期間は7-31日、平均して15五日間であり、シュトーダーStauderの患者たちの場合（6-8日）よりも長い。[112]

致死性tödlichないし生命脅迫性lebensbedrohlich緊張病は、臨床的にも遺伝生物学的にも他の分裂病と区別することはできない。鑑別診断的には、すでに臨床的に特徴づけられる脳あるいは身体病に帰せられる緊張病や、（しばしば死体解剖で初めて診断された）散発性の、おそらくはウイルスに起因する脳炎患者の場合の緊張病は、補助的診察をすべて動員して除外されなければならない。[127][132]早期の集中的なけいれん療法は、悪性の分裂病性緊張病の際に救命的であるかも知れない。一方、それは脳炎性緊張病の場合には禁忌である。

妄想－幻覚型
Paranoid-halluzinatorische Form

ここでは、妄想性および幻覚性体験様式が支配的である。典型的なものは、三十五歳頃の比較的遅い発病である。四十歳以後に現れるいわゆる遅発性分裂病は、とりわけ頻繁に、発病期では83％に、妄想－幻覚性あるいは妄想性病像を示している。妄想－幻覚性症状群を初期からすでに優勢に持っている患者は、長期予後に関して悪い傾向を示すが、他の分裂病や初めから純粋な妄想を示す型に対して著しく悪いわけではない。

妄想着想と（内因性の基盤を有する）妄想反応だけによって特徴づけられる、一貫して体系だった妄想形成を示す慢性症状群は、そのほかに人格の崩れがない妄想複合体を伴っていて、**パラノイア**と呼称されている。我々はそれを、きわめて稀にしか（1.8％）[57]存在しない分裂病群の辺縁型と理解している。おそらく、その妄想は全経過をみた時、むしろ例外なく、他の精神病性の、とりわけ幻覚性の体験様式と結びついているであろう。また、パラノイア型の症状群は、可能な限り、異常な人格の発展かあるいは病的（分裂病性）過程か？という鑑別診断学の基本問題に答えるよう努めなければならない。ある特定の異常な人格の場合、熱狂性・誇大性・猜疑性（類パラノイア性）・自己不確実性あるいは敏感性の性質を持っていると、時折り、あまりにも奇妙で、「狂っている」とみなされる着想や行動様式をとるようになる。すなわち人格の発展が見られるが、ここから、精神病性（分裂病性）のパラノイアへと、一本の線が途切れることなくさらに連なっているとする見解には同意できない。我々は精神病質性発展の「パラノイア」を、基本的に精神病性のパラノイアから区別している。[57][64]しかし、長く観察した後でも消失することのない嫉妬妄想を有する症例が見られる。

ここでは、経過の観察が役に立つわけではない。なぜなら、分裂病の場合でもまた、完全な治癒が見られ、妄想はそれ自体、あるいは純粋に精神的または精神療法的影響によって、再び完全に消失することがあるからである。分裂病性のパラノイアは、いわゆる**初老期被害妄想** *präsenile Beeinträchtigungswahn* や「**退行期パラノイア** *Involutionsparanoia*」(77)と同様に、他の妄想型や妄想-幻覚型の分裂病と、明確な境界なしに移行している。分裂病性パラノイアの内容は、それ以外の分裂病性妄想の場合よりも、病前性格や生活史となお密接に結びつき、からみあっている。それにもかかわらず、我々はパラノイアの現存在を、人格とその体験から導き出すことができない。

体感症性分裂病
Coenästhetische Schizophrenie

この名称（Coenästhesie：一般感情・身体感情）で表わされるものは、**質的に特異な身体感情障害が本質的かつ一次的な症状を形成すること**であり、決して（精神病質あるいは神経症的で）心気的な病的態度でも、心気妄想でもない。体感症性分裂病は、他の亜型と同じく一つの理念型であって、独立した(36)(45)疾患では決してない。この病型の特徴は、病像を支配する感情変化ともっとも密接に結びついた身体感情障害である。そして自律神経性、運動性、感覚性症状が付け加わる。分裂病性の体験や表出症状は、一過性のエピソードとして現れるだけで、ほとんど見られない。それ故、患者はほとんどの期間、横断面で分裂病とは認められない。診断は、ただ短期間の精神病的悪化の際だけに可能である。長期の経過観察では、非特徴的な経過期間が典型的な分裂病性状態よりもはるかに長い。もっとも、大部分の（シューブ様、あるいは波状に経過する）分裂病の場合では、この典型的な分裂病性の状態は、比較的短いものである。そこでこの体感症型は、非精神病性の、多かれ少なかれ非特徴的な純粋残遺状態と同じように、大学病院でも精神病院でもほとんど見られない。

症例呈示。1925年生まれの男性。父親の三人の姉妹は分裂病で入院している。高校卒業。戦後1945年から1954年まで商社員として勤務。

症状の発展について、1954年に患者は次のように報告している。彼は以前から身体的な症状を訴えることはなかった。1948年の二十三歳の時にはじめて、奇妙な「頭に輪をはめられたような」感覚があらわれた。この輪の感覚は「頭のなかに」入ってしまった。それ以来、以前のような自由で明晰な感情はみられなくなった。以前には、そのようなことはなかった。それから肩が痛み「普通の歯痛のようであるが、

違う」、それが肩全体に広がると、一日で全く消失した。さらに四肢に痛みが走るも「リウマチのような痛みではなかった」。その後数年間、胃の症状が加わり「胃と下半身が硬くなったように感じ」、時に「焼けるような引き裂かれるような激しい胃痛」がして、それが発作のように強まった（イレウスの疑いで外科的な処置が必要だった）。三年前（1951年）より、彼は「電熱器」のように、身体の一部が手掌大ぐらいに熱くなっているのを感じている。この熱感は、そのつど数分間だけ持続する。背中・腕あるいは恥部が充血し、「あたかも頭が熱い息に囲まれた」ように感じ、「電撃のような衝撃的な解放がみられ、そしてすべて消え去った」。1954年の発病以来、彼は職場でないがしろにされていると感じた。ある同僚によって、彼は欲情を刺激され、上肢と膝に著しい熱感を感じた（身体的被影響体験）。そのために彼は退職し、以後、無職である。

　1954年の最初の入院の時にけいれん療法が行われ、身体の熱い部分と電撃は完全に消失した――二年間患者は就業せず、自宅で失業保険により生活した。やがて再び、多様な身体的異常感が訴えられるようになった。「縮まるような感じ」「胸と身体を縛られるような感じ」「脳に原因のあるひきつり」「体内の圧痛」「急に熱くなる感じ」が、身体のあちこちに見られ、刺すような焼けるような痛みが性器「とりわけ前立腺に」見られ、「浮動性の痛みが四肢にあり」「身体全体が熱く煮えたぎる感じであった」。両手には「放熱し、暖かく、非常に快適な感じ」があり、鼠径部と脚が痛んだ。すでに以前から、彼は、時々軽い刺すような痛みを下顎に、左側よりも右側に強く感じていたが、最近この痛みは夕方頃非常に強くなり、「もはやほとんど耐えること、我慢することができず」、今までに感じたこのもっとも激しい痛みは「歯痛とも異なり、何倍も激しく、強く、強烈」であった。彼はそれをどのように表現していいのか分からなかった。『ものすごい下顎の痛みのような、しかし全く違うよ、軟かい部分が激しくて、骨ではないよ――全部はうまく言えやしない。痛みがガーンと鳴っていて、しかし聞き取れやしないけど』。数ヵ月前から、彼は「同じように足がものすごく痛む」のを感じた。鎮痛剤は全く効かなかった。

　この患者は1956年に、身体に何か悪性のものがあると感じて、自発的に病院を訪れている。作為的な性質のある身体幻覚は、その際、証明されていない。けいれん療法の後、身体感覚は著しく減少したが、今度は鈍くなり気力が乏しくなった。彼は「どんな出口も全くみつからず」、自分はもう治らないのだと信じて、三ヵ月後に自殺を図った。彼は左胸半分の強い痛み、不安でむなしい感情、頭が軽くなってしまった感じに苦しみ、「胃が全く感じられず」、泣くことが多く、絶望しているように思われた――身体的・神経学的には、脳波と脊髄液所見は正常であった。気脳写では、第三脳室と側脳室の中等度の拡大があった。

　その後、五年間、彼は外来で治療された。社会的に順応したが、就業はしなかった。この状態は比較的安定していたが、再三、病相性の抑うつ－体感症性の気分失調が現れた。また、「思考過程の制御の喪失 Verlust der Leitbarkeit der Denkvorgänge」を伴う、主観的な集中力減弱が顕著にみられた。1961年に再び、短期間の精神病性エピソードが、自己関係づけと身体的（性的）被影響体験を伴って現れた。彼は、不満足な職業上の情況について悩み、ときおり抑うつ的－絶望的になった。精神病性エピソード

が消褪したあと、はっきりしない身体的な訴えの多い、むしろ精神病質と考えられる病像を示した。1962年の夏、胸の左半分に被影響性ではない強い痛みと、むなしさと頭が軽くなった感じの訴えを最後に、自分はもう治らないと信じて自殺した。

3/4以上の症例が、長期の非特徴的な前駆期を伴い発病していた。平均発病年齢は、ハイデルベルクの研究で31.4歳、初めて分裂病として診断された時の平均年齢は38.4歳であった。それゆえに、前駆症は他の分裂病の型と較べてずっと頻繁にみられ、期間は長い。約1/4が、最急性あるいは急性に、不安－抑うつ性気分変調や「感覚不全性クリーゼ」を伴って現れる。予後については、完全寛解がほとんど見られず、特徴的な分裂病性残遺状態の方向への進行もほとんど見られない。2/3に、一回限りの生命的屈曲が、持続性の軽症純粋（無力性）残遺症状群を伴って観察される。約1/5が、長い年月の非特徴的な体感症性状態のあと、持続性の妄想－幻覚性精神病へと移行する。性別では男性が多い。一方、分裂病のグループ全体や「体感症性うつ病」では、女性が多い。鑑別診断的には、とりわけ精神病質－神経症状態や器質性脳疾患、とくに血管性脳過程を基礎にする「脳萎縮性心気症 Hirnatrophische Hypochondrie」との区別が必要である。

一部には、「内因性うつ病群」の一連の型、なかでも「心気性多幸症 hypochondrische Euphorie」(84)、「限局性心気症 zirkumskripte Hypochondrie」(70)、「疎隔性うつ病 Entfremdungsdepression」(94)、「内因反応性気分失調」(83)、そして「自律神経性うつ病」と密接な関係がある。体感症の経過は、明白な分裂病症状が観察できず、おそらく、いわゆる潜伏性分裂病 latente Schizophrenie とその本質を共有している。これには、多くの慢性で画一的な、生涯非特徴的な「心気症」と並び、主として男性青年に観察される「**内因性若年－無力性不全症状群** endogene juvenile-asthenische Versagenssyndrome」(21)の大部分が属している。症状学的には、体感症と並んで、疎隔体験と主観的に顕著に感じられる非特徴的な思考障害（「思考過程の制御の喪失」）が前景にみられる。自生的若年性無力症のそのような型は、我々の考えでは、大部分が分裂病の「**頓挫型 formes frustes**」であるとされている。**分裂病の場合でもまた、他の遺伝に規定された疾患と類似して、頓挫性の経過を示す症例は完全な特徴を示す型の「親しい隣人」と考えるべきである。**

第四節
診断および鑑別診断

診　断

　臨床においては、分裂病圏あるいは循環病圏の精神病をそのような精神病として認め、具体的な脳疾患を基盤におく器質性精神病や、精神－反応性・神経症性や精神病質性の障害とは決して混同しないようにすることが、とりわけ重要である。分裂病と循環病の診断は、今日もなお、ほとんど精神病理学的内容だけに依拠している。その際、典型的な外見を示しても、精神病理学的病像だけでは確実な最終的診断とはならない。むしろ内科的な診察や神経学的診察をし、そしてしばしば精神病理学的所見と補助的診察の結果（ＣＴ、ＥＥＧ、髄液所見、脳血管の造影など）を含む身体的所見のすべてを繰り返し検討してはじめて、そのような診断が可能となる。この基本原則は、今日なお以前よりも重要である。なぜなら、この数十年間に、まさに内因性精神病の場合でも（精神反応性障害でもまた）、きわめて顕著で特徴的な病像から、多かれ少なかれ不完全で非特徴的な、曖昧で頓挫性の病像への変化が一般的な**症状変遷**の枠内で見られるからであり、精神病理学的症状群の画一化と平準化が生じているからである。

　精神医学での診断の最初の一歩は、精神病理学的状態像に基づいて——常に暫定的なものである！——三つの大きな群（身体に基盤のある精神病、内因性精神病、偏倚）のうちの一つに類別することである。我々はこのことをすでに説明しておいた。次の二**歩目**ではじめて、身体的な診察の結果すべてを考慮した本来の診断が行われる。内因性精神病のなかで、我々は分裂病と循環病とを区別する。ここには、ただ**鑑別類型学**があるだけで、鑑別診断は不可能である。

I. 異常な体験様式と広義の異常な表出
　我々が「精神分裂病」の診断の拠り所とする症状は、一つには**異常な体験様式**であり、他には**広義の異常な表出**である。広義の表出症状は、Ｋ・シュナイダー[107]によれば、（形式的な）思考障害、緊張病症状、分裂病性情動および

疎通性の障害と、最後には狭義の表出障害が数えられる。診察者の「印象」として感じる表出症状は、異常体験様式の場合よりもなお大きな主観的誤りを生じ易い。それ故に、患者の自己描写に基づいて現象学的に文句なく理解できる異常体験様式に比べ、表出症状の診断に対する重要性は少ない。

　分裂病の異常体験様式の際、我々はK・シュナイダーに従い、一級症状と二級症状とを区別する【表8】。一級症状は、診断と鑑別診断にとって二級症状よりも大きな意義を持っている。**一級および二級の体験症状や、いわゆる表出症状における区別は、もっぱら診断的な価値に関連している**。それは、分裂病の本質や病因に関するこれらの現象の意味について何も述べてはおらず、決して、E・ブロイラー(8)による基本症状と副症状との区別、一次性や二次性との区別とは、決して一致していない。一級および二級症状の概略は【表8】に示している。

　一級症状 Symptome 1. Ranges　　ある種の幻聴、身体的被影響体験、妄想知覚のような自我体験の分裂病性障害が、一級症状である。全てではないが**特定の幻聴の様式**が、クルト・シュナイダーによれば一級症状とみなされる。**話しかけとそれへの言い返しの形の幻聴**（対話性幻声）。**患者の行動に論評を加える声**（批評性の幻声）といわゆる**思考化声**。我々はまた、命令される形の幻聴（命令性の幻声）も一級症状とみなしている。

　　対話性の幻声 dialogische Stimmen ──「全く静かな晩、私のことを話している知人たちの声を聴きます。私はかかりつけの医師と牧師の声を正確に聞き分けています。その声は非常に低いのだけれども。ある時は、弟夫婦の会話を聞きました。義理の妹は私を非難し、弟は私をかばっていました。」

　　批評性の幻声 kommentierende Stimmen ──　幻声がいつも彼女の振舞いに注釈をつけた。例えば、彼女は次のように聴いている。「今、動く。今、立ち上がる。今、息をする。服を着る。しかし、みすぼらしい服だ。」

　　命令性の幻声 Imperative Stimmen ──「医者が命令した。私ははっきり彼の声を聴いた。声は言った、『荷造りをせよ。駅へ行き、弟を迎えろ』と。またいつかに『薬局に行って、ある薬を調達すべきだ』と言う。」「声が、私に首をつって死ぬように命令した。他の声は言った、『そうはするな、おまえの家族のことを考えろ』と。」

　　思考化声 Gedankenlautwerden ──「私が一人でいる時、思考が内部で私としゃべるのです。それは声でなくて、声になった思考なのです。」「自分自身の考えを聴くことができます。それはおそろしくうるさいのです。また、私は思考のリズムを感じます。どこからそれがくるのか、私にはわかりません。」

　身体的被影響体験 leibliche Beeinflussungserlebnissen の場合（触覚性 haptische あるいは触感性幻覚 taktile Halluzination とも呼ばれる）、すべての感覚錯誤の場合のように、実

際、客観的には存在しないものが**感覚的－知覚性に**（観念的にだけではなく）体験される。身体的な体験は、他の外部のもの、例えば光線や機械の影響に帰せられる（「**作為**」の基準 Kriterium des Gemachten）。それらはしばしば性的な性質を示す。

　「私は、陰極線と超音波によって狙われています。光線を発生させる機械が、私の方に向けられていて、いつも後頭部や首筋、それに眼のあたりが標的になっています。脳と性器とのつながりを断ち切ろうとしているのです。それが役に立たないと、その機械は直接生殖器の上に置かれます。それで、手足が後ろに引っ張られます。光線は借家人から出されています。彼らは、近代的な機械を使って、私の頭のなかに電流を起こし、電流が波状にやって来るのです。その機械は自動的に現れたり消えたりするのです。」「私は夜中に、また日中にも、ある男が私のベッドに来て、私と交っていたのに気がつきました。彼がベッドに上り、毛布の下に消えてしまった時に、私は感じたのです。私は、彼が自分の側に横たわっていると感じ、確かに彼が下半身に触れているのに気がつきました。」

　分裂病性の**自我体験の障害** Störungen des Icherlebnisses は、自らの意識過程、行動や状態が、つねに他の異様な力やエネルギーによって、操作され、影響され、作為をうけると体験されるときに見られる。**思考吹入**（他人の思考が吹き入れられる）、**思考奪取**（他人が思考を奪い取る）、**思考伝播**（他人が思考に加担する）、そして、いわゆる**意志の被影響感**は、欲動・志向・行動がつねに他のものに影響され作為を受け、他人の干渉として体験される時、ここに属

【表8】精神分裂病の一級および二級症状

異常体験様式	一級症状	二級症状
幻　聴	対話性の幻声 批判性の幻声 思考化声	その他の幻聴
身体幻覚 他の感覚領域の幻覚	身体的な被影響体験 ――	狭義の体感症 幻視 幻嗅 幻味
分裂病性自我障害	思考吹入 思考奪取 思考伝播 意志の被影響体験	――
妄　想	妄想知覚	単純な自己関係づけ 妄想着想

する。

思考吹入 Gedankeneingebung ──「知らない人たちが、私に考えを押しつけ、それと同時に悪意を持っている。私の頭のなかには、いつも自分のものではない考えがある。」「悪霊の策略によって、誰かが私の頭のなかに入り込もうとしていた。」「他人の考えが外部から私に示唆する。それは波状にやってくる。」

思考奪取 Gedankenentzug ──「私は自分の考えが奪われるように感じる。それは頭の上の強い圧迫感と関連している。」

思考伝播 Gedankenausbreitung ──「他人が私の考えていることを知っています。彼らは私の考えを読みとることができます。」

意志の被影響感 Willensbeeinflussung ──「私の仲間が、私に影響してくる。私はロボットのように操られ、指図される。おそらく催眠術によるのだろう。時には多くの人が、私に彼らの意志を押しつけてくる。」「私は誰かによって指令される。例えば、私がベッドから起き上がった時、それは私自身の意志ではなかった。私は、指図されたことはしなければいけない奴隷のように、操られているという感情を持っています。それは自分が指揮されているようなものです。」

注意しておかねばならないのは、正常心理学的にも「あたかも……」とか「まるで……」という形式で比喩や譬えがしばしば使われる、ということである。それは例えば、ある男から逃れることのできない娘が、催眠術にかかっているようだと考える時である。

妄想知覚 Wahnwahrnehmung とされるのは、**理性的あるいは感情的に了解できる原因がなく、現実の知覚に、自己と関係づける異常な意味を加える**時である。この的外れで誤った意味が特定の気分状態から導かれることはなく、患者は、害意のない偶然の知覚を自分に関係づける。確かにまた、分裂病者はしばしば不安－不信－猜疑的な色彩を持った、結局のところ疾病に規定された気分変調に基づいて、情動的に導きうる**内因性の基盤を有する妄想反応**を発展させる。それを真性の知覚から分離することは、しばしば困難である。この単純な自己関係づけとも見なされる、内因性の基盤を有する妄想反応を、我々は二級症状に算入している。

内因性の基盤を有する妄想反応の場合にも、この症状を了解的に導き出し得るかどうかは疑問である。精神病のある病相のなかで、内因性の基盤を有する妄想反応と妄想知覚が次々と重畳している縦断的研究から、その基礎には同じ形式の障害があるとする考えが支持されている。(57) 妄想知覚の基準は「**関連性の非現実性**」であり、知覚過程と自己に向けられた意味との間の関連が、発生的了解の方法で理解することができないことである。詳細に見れば、その場にある多くの素材への関連系が「拡張」することと、知覚と自己に関係づけた意味との間の、あまりにも緩く、皮相で、間接的で、暗号のような関係様式、すなわち関連づけの際の「手の込みすぎた複雑さ」があ

る。そこでは、ほとんど常に隣人の態度や発言の様式が問題となっていて、個人や環境に関与する「ほのめかし」や「暗示」が、あまりにもこじつけられ、難解になり、暗号化されている。もしコンラッドにならって、顕著な自己関係づけを伴う妄想知覚を、特定の具体的な意味を**持たぬものを段階2**とし、自己関係づけと具体的な意味を**持つものを段階3**として区別するならば、後者はつねに「**妄想加工**」、すなわち、基礎にある（我々の考えでは、脳器質的に規定された）体験遂行障害の上に見られる「人間精神の上部構造」の部分的な表現であり、したがってそれは**つねに心因性の要因を含んでいる**。このことは、次のことと関係している。すなわち、段階3にある実際の妄想知覚の場合、具体的な意味に関して多くの症例で、患者は批判的に距離をおく能力を持っているか、その能力を取り戻す。しかし、一方で、自己関係づけについて批判的に問題提起をする能力は、「過程活動性」の（内因性の）動揺に大きく依拠していて、障害されずに残っている人格の一部を用いて患者により行なわれた「妄想加工」にはさほど依拠してはいない。この本来の「妄想機能」は、次のことだけに限定される。すなわち、患者は、まず漠然と、それから次第に明瞭に、そして通常、彼の人格に対して向けられる悪意のある意図から、今や明らかに陰性の感情に彩られた妄想性の気分が生じ、ある特定の知覚過程を体験する。一方、妄想知覚の最終段階のすべての仕上げと具体化は、妄想作業の帰結であり、人格に固有で生活史に規定された加工・克服そして説明傾向の帰結である。この相互の関連のなかで、関係づけの蓋然性が減少することを、我々は仮説的に「**習慣性のヒエラルヒーの部分的な崩壊**」に帰している。その結果、不適当な反応の傾向と解釈が、もはや適切に訂正されなくなっている。それゆえ、「主体−中心性 Subjekt-zentrismus」の出現と病的な持続、（通常、過度に形成された）自己関係づけへの傾向は、長期記憶から体験素材を選択的に想起し、利用することが困難なことによって、反応や解釈の蓋然性が平準化することに起因している。したがって精神病性の基底障害は、認知作業の欠損、すなわち、識別性 epikritisch の作業形式、いうなれば「コペルニクス的態度」を犠牲にして、原始的な protopathisch 作業形式の方向へと向かう病的な機能変遷のなかに求められる。内因性の基盤を有する妄想反応の際、知覚過程と解釈の間の了解不能性は、さほど頻繁に認められるわけではない。なぜならば、正常心理学的にはすでに、「解釈」として不確実な、力動的−表出性の知覚過程が問題となるからである。それは、人間的−精神的なものであり、人間相互の間で交流可能な領域（決して事物性ではない）に分類される。妄想着想のような、他の精神病症状の場合と、表面的にはよく似た非精神病性の精神生活の体験様式との間の区別がしばしば困難であるか、あるいは不可能であるとしても、**また、心因性や身体因性の精神病理学的現象が（部分的に）交錯し、共通表出が認められるとしても、明白な妄想知覚と他の精神病性の形式障害が同時期に存在していることから、内因性の基盤を有する妄想反応は、非精神病性の妄想反応とは質的に異なるものとして体験され、明らかな妄想知覚と同じ基底障害「蓋然性のヒエラルヒーの平準化」が、その基盤になっていると仮定される。**

妄想知覚と単純な自己関係づけ──「あることが、私にとってある意味を持っています。特別に私のために、ある特定の場所に行くべきだという徴候として、路上に薬が置かれています。誰かが私に仕組んでいるのです。」「七月以来、車を使って何

かが始まったのです。いつも車が走っています。誰かが私を片づけようとしているのです。普段より多く車が走り、特に騒がしく、特に沢山のガスを排出します。そして、私のそばで急停車します。裏道も車で一杯です。時間が経つにつれ、不気味な感じになりました。裏には、家主夫婦がいるのだと思います。」「世界全体が変わってしまいました。急にみんなが奇妙で冷ややかになります。以前とは全く違っています。みんなが密談し、額を集めて相談しています。私が行くと散りぢりになります。私が話の中心になっているように感じます。私は、それを明らかにすることはできず、意味は全く分かりません。路上で、私はじろじろと見つめられます。私が近寄るとみんなが咳をします。何人かの患者は、スカート・トランプの時、目に涙をためます……おそらく同情の涙でしょう。私はいつも外部からの説明を待っていました。待っても混乱するばかりです。」「店には、アコーディオンを弾く男と二人の女の絵が掛かっていました。そうすることによって、私の妻には別の男がいることを伝えようとしているのです。私は再三、犬の吠え声に驚かされました。それはきっとテストなのです。それにどのように反応するか、見届けようとしているのです。」「ベンチに一人の男が座っていて、手帳を取り出しました。すぐ次の考えが私の頭をかすめました。ここで、お前に対して何かが始まった、と。ビスマルク広場で私は突然、刺すような目をした八人の男たちを見ました。それは刑事警察だと私にはわかりました。そして同時に、途方もない装備に驚きました。私個人のために巨大な出費をしているのです。」「みんなは風変わりな合図をしています。駅では目をこすり、頭をつかみ、髭を撫でています。それは、私のことを指しているのです。それが何を意味しているか、私はまだ知りません。医者は診察中、手の動作によって、六年前に店でおつりを出した時、計算を間違ってしまったことをあてこすっていました。」「ある仕事仲間が、手を顔にあてました。それによって、婉曲に『目を開けて寝るべきではないよ』と私に言おうとしたのです。」

意識が清明な時に、いわゆる一級症状が文句なく認められる場合、身体的な基礎疾患が証明できない限り、精神分裂病の診断が確実になる。すべての一級症状は、よく知られた脳疾患に基づいた身体に基盤のある精神病の枠内でも現れることがあり、脳炎・脳腫瘍・てんかん・中毒・薬物依存の場合にも見られる。

しかし一級症状は、分裂病のどのような症例でも、どのような病期においても存在するのではない。それらは診断に必須なものではない。**表出症状と同じく、他の異常な体験様式、いわゆる二級症状もまた、頻繁な出現とその組み合わせにより、精神分裂病の診断を可能とする。**しかし二級症状と表出症状とは、診断学的な重要性は少ない。ここでは全く、臨床全体との関連、生活史や性格、発症と状態の発展が問題となるのである。そこで、とりわけ、充分な動機の無いこと、発生的了解の方法でその状態を理解できないこと、そして、生活発展の意味連続性がないことにより、分裂病性精神病の診

断が支持される。しばしば、経過観察によって初めて、診断学的な決定が可能になる。

　一級症状は（二級症状や表出症状と並んで）、ボン研究では分裂病性患者の全経過中に、多くの例で（78％）証明される。23％では、診断はただ二級症状と表出症状を拠り所としている。その際、一級症状は——なお高頻度であるのは思考滅裂あるいは思考中断であるが——最初の六ヵ月におけるよりも、半年後になって初めて頻繁に出現することに注目しておかねばならない。ある症状、例えばそのような一級および二級症状が証明されるかどうかは、きわめて時間的な要因、すなわち、患者の経過観察の持続期間に依存している。

　二級症状 *Symptome 2. Ranges*　これらは、その他の一級症状とはみなされない幻聴、さらに視覚・嗅覚および味覚性感覚錯誤、妄想着想、単純な自己関係づけと狭義の体感症である。

　クルト・シュナイダーは、その他になお「困惑、抑うつ性および陽気な気分変調、体験される感情の貧困化」を挙げている。我々はすでに、質的に異常な段階2の身体感情障害（狭義の体感異常）を付け加えている。クルト・シュナイダーは、内因性の基盤を有する分裂病者の妄想反応は、表面的に類似している非精神病者の（動機のある自己関係づけの）体験反応とは決して、同一視すべきではないと考えている。「これらの概念的に文句のない妄想知覚」の場合のように、ここでも、前提条件は、心理学的に導き出すことのできない過程であろう。

　幻視 *optische Halluzination*　——「私は、すばらしい髪と手を持った、大きな黒い瞳のとても美しい婦人が私の前にいるのを見ました。それから、彼女が焼け死んで灰になったのを見てしまいました。」「私の前に悪魔が、道化の顔をし帽子をかぶった小人の格好で現れました。私は確かに彼を見たので、吐きそうになりました。」「私はぼんやりと公園の木に逆さにぶら下がっている黒い天使を見つけました。ある時には、ひどく明るい太陽のような光のなかで、私は横になっていました。」

　幻嗅 *Olfaktorische Halluzination*　——「部屋全体にガスの匂いがして、気持ち悪くなりました。水は、石炭酸の匂いがすごくしました。」「私は硫黄の匂いを感じました。」「はらわたが焼かれるような刺激臭で、むかつくようなひどい匂いでした。」「私は死臭を嗅ぎました。その息はモルヒネの匂いでした。」

　幻味 *Gustatorische Halluzination*　——「すべてのものが石鹸の味です。私は、誰かに洗剤で毒殺されるのではないかと恐れました。」「いやな、胆汁のような苦い味が口のなかでしました。」「バターパンに石油の味がしました。」

　妄想着想 *Wahneinfall* は、追跡・被害そして被毒の、使命感や誇大性の、さらに心気的な、被愛あるいは嫉妬に関する着想であり、（妄想知覚とは異なり）決して妄想知覚の異常な解釈は認められない。妄想着想は、妄想知覚のような特別な構造を持たず、それゆえに、診断学的価値はそれほど高くない（二級症状として考えられている）。精神病ではない精神生活における着想との区別、すなわち、支配的な憂慮・強迫観念ある

いは迷信に対する区別は、しばしば困難で、稀ならず、不可能である。他の二級とされる体験症状、すなわち、抑うつ性および躁性の気分変調や自ら体験される感情や意欲の貧困化、あるいは自ら感じる困惑は、診断学的な価値になお乏しい。一級症状にとってよりも、二級症状や表出症状にとっては、それ自体単独ではなく、ただそれらの関連や重畳、さらには臨床的関係の全体を考慮してはじめて、分裂病の診断を確実にすることができる、とされている。

狭義の体感症──「私は体全体に痛みを感じ、とりわけ上半身に火のようなひりひりした痛みを感じます。それは次第に下の方に降りてきて、そこからまた上がり、いつも身体中を動き回っています。あたかも何かがあちこち流れているような動きを、私は身体のなかに感じます。それは足まで動き、ひりひりした痛みが足の裏に移り、また脊髄全体へと移動します。力全部が身体からとられる時、震えが身体中を動きます。それから、重いような、あるいはまた軽くなったような奇妙な感情があらわれます。あたかも舌やあるいは頭が大きく太くなったようかのような感覚です。」「それは胸が凍るような感じです。頭やあるいは腕が突然硬く無感覚になり、麻痺したようになります。そして、冷たい感情が次第に燃えるような感情へと移行して、すべてが焼け尽くされそうです。足には奇妙な痛みがあり、熱いペンチで挟まれた様です。恥部には電流のような感覚があり、突然現れては消え、多くはほんの数分であり、しかしまた、しばしば数時間から数日間続きます。」

広義の表出症状　これらの症状はすでに記載されている。ここには、ある一定の**形式的な思考障害**、すなわち思考滅裂（思考解離）・思考途絶や思考中断が含まれている。さらに、ここには「亢進」の意味での**緊張病性障害**が属している。精神運動性興奮、運動性や言語性の常同症、衒奇症、命令自動症（反響言語と反響動作）、型にはまった運動や自動症、それにしかめ面が見られ、あるいは「低下」の意味での、昏迷・途絶・緘黙・カタレプシー・蝋屈症・姿勢常同症が見られる。第三の表出症状群として、分裂病性の**情動および疎通性の障害**、例えば、いわゆる適切でない情動（錯情動）、思考・感情および意志の解体、共感感情の減弱、自閉症、他の人間や現実との接触の喪失、価値体系の変化、それに感情移入ができないことが挙げられる。第四の群は**狭義の表出障害**である。それは例えば、ぎこちなく‐かどがあり‐硬く‐不自然、奇妙で‐奇抜、わざとらしく‐演技的、衒奇的で‐風変わり、児戯的で‐無遠慮で‐なれなれしい、というカテゴリーが記載されている。また言語性表出の障害も、例えば言語新作とつぎはぎ言葉がここに分類されるべきである。これらの現象、例えば硬さ、わざとらしさ・衒奇性あるいは軽いしかめ面などは、不確かな症状であり、明確に確認できるものではない。そこで、これらは印象の主観性を取り去って、診断に用いられる。緊張病性症状もまた、精神運動性興奮、昏迷あるいは拒絶と同様、診断学的には多か

れ少なかれ中立的な意味しかなく、さまざまな解釈が可能である。

II. 前駆症の診断と精神病後の残遺状態

　急性の悪化とは異なり、前駆症や精神病後の残遺状態における診断は難しく、病歴の知識がなければしばしば不可能である。分裂病者の約2/3は、経過中に完全寛解（22%）が見られるか、あるいは多かれ少なかれ、非特異的で主としてさほど顕著ではない残遺状態が見られる。最小残遺状態と純粋無力性残遺症状群では、状態像からある一つの診断を可能にする典型的な症状は見られない。それらは単に、しばしば主観的である衝動性や生気性、そして統合性の減弱の多様な側面を示していて、外傷性、発育異常性あるいは脳炎性の起源による偽神経衰弱や脳機能不全の特定の症状群と比較される。そのような純粋欠陥としての精神病後の残遺状態は、長いあいだ、分裂病に由来するものと認められていなかったが、それにもかかわらず、作業能力、職業能力、それに生計能力にとっては重要な社会的結果をもたらしている。診断は、ここでは、診察の時点にすべてかかわっている。状態像のなかに分裂病症状が認められないことで、分裂病性疾患の存在が除外されるわけでは決してない。これらの患者は、しばしば医師や周囲の人により、間違った評価がなされている。我々が思い浮かべなければならないのは、診断的に重要で典型的な分裂病性精神症状、すなわち、すべての一級および二級症状と多くの表出症状は、可逆性の潜在能力があるのに対し、「純粋欠陥」の非特異的な欠損症状群は、通常、非可逆的であるという、外見上のパラドックスである。

　急性で活動的な病期では、とりわけ分裂病性の一級や二級の体験症状が診断に利用でき、形式的な**思考障害**、とりわけ思考滅裂（それが正常な思考と混じったり、前後して現れたりする時は特に）、**情動障害**のさまざまな型や**緊張病症状**もまた、その価値は少ないものの診断に利用される。痴呆あるいは意識混濁は、（非可逆性あるいは可逆性の）身体に基盤のある精神病の中軸症状であり、分裂病では見られない。分裂病性症状は、それが**意識清明な** bewußtseinsklar 状態で出現し、よく知られた脳の疾患が除外された時にだけ、疑うことなく分裂病の診断に用いられるのである。

鑑別診断

まず、身体に基盤のある（器質性の）精神病と、精神病でない精神病質および神経症性障害に対する鑑別が行わなければならない。循環病といわゆる混合精神病あるいは中間例との区別はあまり重要でなく、基本的にはただ、鑑別類型学（決して厳密な鑑別診断学ではない）の意味でだけ、可能なのである。

I. 身体に基盤のある精神病との区別

身体に基盤のある精神病に対する鑑別診断学は、すべて脳に関与し、脳に固有な疾患と結びついている。重症な身体疾患や脳の疾患はそれぞれ、器質性（症状性）精神病や、時にはまた分裂病性症状や症状群を生じることがある。一級や二級の分裂病性の体験様式はすべて、特徴のある基礎疾患の基盤から発症する精神病の場合にも出現し得る。とりわけ「症状性分裂病」は、医薬品の服用ないしは医薬品の乱用後や、内分泌疾患、脳炎、脳腫瘍、進行麻痺、脳動脈硬化症の際や脳挫傷後に見られる。またてんかんの場合にも、産出性 – 精神病性の分裂病性エピソードが見られ、とりわけ精神運動性てんかん（いわゆる側頭葉てんかん）に見られる。「脳局在性精神症状群」の枠内で、例えば初期のピック病やあるいはハンチントン病の場合や、あるいは脳炎後パーキンソン病の場合に、時々、妄想幻覚性の病像や他の分裂病性と思われる病像も観察される。

意識混濁Bewußtseinstrübungの鑑別診断学的重要性に関して、きわめて稀ではあるが、真性の分裂病の場合に意識障害を伴うもうろう状態が存在することに、注意しなければいけない。ここでは、いつもと同じく、身体的検査と正確な病歴聴取がきわめて大事である。身体的な基礎疾患が確実に除外されたときに初めて、確定的な分裂病の診断がなされる。この原則はとりわけ、生命脅迫性の分裂病性 – 緊張病性精神病の場合にも守られねばならない。

II. 非精神病性障害との区別

これらは、精神病質性人格、異常な神経症性人格の発展や、特定の異常体験反応に該当する。**精神病質性人格**psychopathische Persönlichkeitの場合、とりわけ鑑別診断学的には「単純型分裂病Schizophrenia simplex」と区別されねばならないが、異常な本態特徴は子供時代からすでに見られている。**生活線上の屈曲**Knick in der Lebenslinieはなく、ある特定の時点を決定できず、あるいは――特徴のない分裂病性本態変化の場合のように――特定の期間内にそれを決定する

こともできない。分裂病の診断はただ、そこに挙げられた基準が満たされたときに確実となる。**異常な人格の発展** abnorme Persönlichkeitsentwickerung は、しばしば長時間、時にはまた持続性であり、分裂病の遷延する前駆症や初期状態との区別ができない。

　臨床上、通常「他のものではあり得ない」とされる時、そこではじめて分裂病の診断がなされるべきである。治療のための結論は以下のようなものであろう。分裂病性疾患の疑いが持たれた時には、精神分析的治療を思い留まり、前駆症ないし前哨症状群の可能性がありそうな時には、それに相応しい精神薬物や支持的精神療法で治療される。

　感情的なショックの後に見られる重篤な心因性昏迷 psychogene Stupor、重篤な心的外傷の後に見られるその他の急性反応、診察のために収容されたり、また罪を犯した人に見られる拘禁反応 Haftreaktion、あるいは職業的・政治的・法律的・性愛的な、さらに他の生活上の困難に対する妄想反応、思春期危機、党派やいわゆる新興宗教の若い精神病質性信奉者の間に見られる宗教的な恍惚状態において、異常体験反応の枠内ではあるが、分裂病性精神病と考えられる状態像が比較的稀に認められる。また、**誘発反応** Induzierte Reaktion（いわゆる感応精神病 'folie à deux'）は、妄想患者に近縁の関連人物にみられ、分裂病に類似する事がある。それと区別すべきなのは、親密に共同で生活する二人の分裂病患者、例えば姉妹とか夫婦の場合の、内容の一致した共通の妄想形成である。いわゆる**同一性妄想** conformer Wahn [6]のこのような現象もまた、他のすべての精神病性内容と同じく、妄想テーマの生活史的－心因性決定を示している。いわゆる**共生性精神病** symbiontische Psychose [100]の場合で問題となるのは、我々の考えでは、親密に共同生活をする二人が、おそらく精神反応性に誘発されて発症したパートナーの場合と同じく、最初に発病した患者もまた内容的に同一の妄想性疾患に罹っているかどうかである。あるいは、患者自身は決して分裂病に罹患していたのではなく、むしろ病前性格的に、分裂病性の妄想患者の暗示にきわめてかかりやすいか、あるいはヒステリー性であって「誘導」された状態、すなわち、誘発性の妄想類似の体験反応と考えられるのかどうか、である。

　分裂病者には、時に、精神運動性多動の枠のなかで、アピールのような印象を与えるおどけた態度が見られる。これは、多かれ少なかれ、意識的に逃れたいと思っている状況への反応（ガンザーもうろう状態 Ganserscher Dämmerzustand を参照のこと）として、奇妙な態度をとったり、反対のことを答えたりする心

因性の道化症状群 Faxensyndrom とは区別されるべきである。そのような性格反応との鑑別診断にとって、一般的には、特定の状況からの心理的了解、発生的了解による理解、ある特定のアピール性の傾向の一貫性、それに精神療法の有無に関係なく急速に完全な回復が見られることが重要である。しかし、重篤な精神的外傷の後には、急性の分裂病性精神病が見られ、治療のあるなしに関わらず、数時間から数日の経過で速やかに完治する。いわゆる「**分裂病性反応型** schizophrener Reaktionstyp」(70)(97) がみられる。その際、精神反応性に誘発された精神分裂病が問題となる。それは「内因性うつ病群」の領域にある内因反応型気分失調と比較され、分裂病群の（器質性に対する）内因反応性の極に位置づけられる。長期に持続する「**状況に規定された分裂病**」、あるいは「状況因性精神病」の場合と同じように、我々は、精神反応性因子がなければ、分裂病性精神病は決してなかった、あるいは、いずれにせよこの時点では決して出現しなかったであろうと考えねばならない。

稀ならず、分裂病がかなり遅い経過のあとではじめてそのようなものとして認められることがあり、体験への反応として了解できる病像が見られる。いわゆる**偽神経症性分裂病** pseudoneurotische Schizophrenie である。(33) ここで役に立つのは、他の多くの症例と同じように、経過をさらに長く、頻繁に観察することだけである。その場合には、まず現象を入念に、そして正確に把握しなければいけない。**この現象の詳細な記載**は、リュムケ Rümke(99) が言ったように、すべての科学の始まりであるだけでなく、正しい診断と適切な治療をするための前提である。精神状態の発生を分析して研究する場合、心理主義が無制限に広まってしまった誤りは避けねばならない。あらゆる症例において、発生的了解を超えた精神医学の解釈学的方法が、現象の詳細な観察や記載をおろそかにするようになってはいけない。

第五節
経過と転帰

　最近まで、未治療であったり治療を中断した患者を含む、分裂病全体を代表する観察資料に基づいた長期研究は見られなかった。その理由は、二つの**分裂病学説の教義**が、今日まで医師たちの間できわめて広くしっかりと根づいていたからである。すなわち、①（クレペリンに遡るが、すでに彼によって一部訂正されている）分裂病は原則的に**治療不能**であり、いわゆる欠陥へと規則性に進行するとする学説であり、②（E・ブロイラー から新・旧精神医学・学派によって引き継がれた）分裂病は**原則的には異種のもの**であるが、例外なく「特有な」、あるいは少なくとも典型的な、分裂病性残遺症状群の様相を呈するという学説である。

　経過研究の場合、全体の経過について充分な知識を得るため、次の前提が満たされねばならない。① 分裂病概念が初めから明確に規定され、研究期間中、一貫して保たれねばならない。**すべての分裂病概念は今日、一つの取り決めである**Jeder Schizophreniebegriff ist heute eine Konvention。臨床診断や経過研究にとって、K・シュナイダーの分裂病概念はもっとも利用可能なものである。それは、②ブロイラー学派と同じく、診断は転帰と独立して行われることを意味している。診断は精神病理学的状態像に基づいており、完全な回復と両立し得る。予後を考慮した経過研究は、分裂病の診断が予後不良性やいわゆる欠陥に陥ることを含めて為されるならば、M・ブロイラー が述べるように無意味であるだろう。③ 全経過は、できる限り生涯にわたる連続的な経過として、把握されるべきであろう。④ そのような経過研究が、チーム研究として長期に計画されて実行されるときにのみ、少数の患者を徹底的に研究するか、あるいは大きな集団を統計的に処理するかのジレンマが解消される。⑤ 研究は、以前のように、精神科治療を継続中、あるいは治療を再開した患者や、病院の再調査の要請に応じる患者に限定してはいけない。このことは、その後に行なわれる調査がほとんど、患者の住所にある家庭的環境で行なわれるべきであることを意味している。⑥ いかなる集団も、無選択ではあり得ないため、同じ方法により（できれば同じ研究グループにより）さまざまな地域の、さまざまな分裂病住民を調査しなければならない。

　以下の記述はほとんど、ボンにおける分裂病研究に基づくものである。[59]

疾患の発病、前哨症状群、前駆症、さらに後期の(精神病後の)非特徴的な経過

　分裂病と認められる本来の精神病に先行する非特徴的な前駆症 Prodrome は37％に認められる。おそらくこの頻度は、患者や医者によって、疾患の発病やその表現として記録されなければ、実際にはもっと高くなる。前駆症は、現象学的には、多かれ少なかれ非特徴的な経過期、すなわち可逆性の無力性基底状態と（非可逆性の）純粋残遺 reine Residuen 症状群に一致しているが、二ヵ月から最大三十五年の持続のあと、精神病の発現へと連続的に移行する。前駆症の始まりから精神病の発現までの経過期間の平均は3.2年である。症状学的には、主として、偽神経衰弱性・体感症性および抑うつ性症状であり、それには自律神経性要因が加わったり、あるいは見られなかったりする。それとともに、躁性および制縛性の前駆症や減動性病相や増動性病相の変化、すなわち欲動の減弱期と高揚期との交代が観察される。

　前駆症に先行して、稀ならず、数日から四年間（平均5.3ヵ月）の病相性の**前哨症状群**Vorpostensyndrome が見られ、病歴を調べると15％に明白に認められた。前哨症状群と前駆症や精神病の発現との間の期間（前駆症がなくて前哨症状群が見られる経過もまたある）は、一年から三十七年であり、平均すると10.2年である。病相性で完全に寛解する前哨症状群の、そのような独立したエピソードは、精神病へと連続的につながる前駆症とは症状学的に区別できず、それは前駆症の見られない急性精神病にも見られる。

　前駆症から始まる分裂病の経過のなかでは、非特徴的なもの（前駆症）から特徴的な分裂病期（急性の産出性－精神病性発現）を経て、再び非特徴的なもの、すなわち無力性可逆性基底状態、あるいは純粋無力性残遺状態への発展がたびたび見られる。多くの患者（とりわけ体感症型の場合に顕著である）で、典型的な分裂病の経過中、非特徴的な状態がはるかに頻繁に見られるという新しい知識は、診断と治療にとって、とりわけ精神科以外の医師の臨床にとっても、大きな意味を持っているが、今までほとんど評価されなかった。この非特徴的な状態は、一般の医師や精神科医にはこれまで注目されなかったし、認められていなかったからである。

　ここで問題にしている**分裂病の症状学の非特異的な側面**は、前哨症状群と

前駆症、純粋欠陥症状群と無力性基底状態の項で述べられるように、今までのさまざまな分裂病概念ではあまりにも注目されてこなかった。それらは精神薬物導入後、分裂病性精神病や他の内因性精神病の**症状変遷**によって、再び多くの注目を集めている。この症状変遷は、典型的な分裂病性症状や特徴的で診断に決定的な現象が、あまり多くは認められず、一方、多かれ少なかれ特色のない非特徴的な症状、例えば体感症（作為体験の基準を満たさない！）や、さらに主観的に認められる思考や集中力の障害（認知障害）が、以前よりもさらに頻繁に見られるようになったという事実から理解される。

　　精神薬物療法の時代以前、ハイデルベルグとボン大学の古い患者資料では、分裂病性の一級および二級症状、分裂病性感情障害や表出障害、思考減裂と緊張病症状が、十年後よりも頻繁に見られた。すなわち、精神薬物導入以前、一級症状は68％に見られ、導入後は42％に見られるに過ぎない。(24)

　社会文化的な因子や疾患内在性の因子が、どの程度まで役割を演じているのかは、未解決のままにしておかなくてはならない。しかし、大部分の分裂病で、**比較的非特異的な無力性基底症状群や純粋欠陥症状群へ、精神病が減衰してゆく独特な疾病形成性の経過傾向**が、一部は薬物因性に促進され、症例によっては加速されていた。発病の後、とりわけ、維持療法や長期治療として早くから開始される精神薬物治療は、分裂病性疾患の全体を考慮に入れると、疾患に内在する経過傾向を強化することにより、典型的な分裂病性精神病に代わって非精神病性の基底症状群や欠陥症状群の頻度の変化を引き起こしているように見える。

　疾患の本質をとらえるうえで重要な——診断にとって、とりわけ早期診断と早期治療にとってもますます重要な——伝統的な分裂病概念の意味では非特徴的な、二次的な変形や加工によりまだ修飾を受けていない基底障害を見出すためには、精神病が完成された期間よりも、現象的には比較的非特徴的な状態と、未分化な前駆期から特徴的な分裂病性最終症状に発展するまでの間のきわめて短い期間の病相の方が、はるかに容易である。(41)(46)(119) 慢性分裂病性精神病の場合と同じように、多彩で産出性の、かつ活動性の分裂病性精神病では、自己経験や自己反省の障害や欠落がもはや知覚されず、表現されることがない。なぜなら、患者はこの状態では（この状態の時だけに）、人格全体画が「完全に」変わり、精神病によって全く混乱するために、批判的に距離をおき、対象化する可能性がなくなっているからである。**部分的にはきわめて複雑で、診断上重要な分裂病の最終現象は、この概念によれば、基本的で身**

体基質に比較的近い基底障害と「人間学的マトリックス anthropologischen Matrix」との融合 Amalgamierung によって初めて、さまざまに構成されるのである。言い換えれば、例えば、一級症状のようによく知られた、診断にとって重要な分裂病症状の大部分が、基礎にある（脳器質に規定された）基質に近縁な substratnahe 一次体験上に積み重なった、人間の精神の上部構造として理解されるのである。我々は、そのような身体基質に近い基底障害 substratnahe Basisstörung をすでによく知っている。この基底障害は、その構造のなかで脳器質性症状との類似性を示している。内因－器質性、精神病理学的－神経学的の「移行症状 Übergangssymptom」である体感症、感覚性障害、錐体外路性多動、中枢－自律神経性機能異常、およびすべての認知性一次障害がそのようなものであり、段階1と段階2の妄想知覚の「主体－中心性 Subjekt-Zentrismus」のような、ある程度特徴的な分裂病障害もまた、ここに含められる。

　無力性－体感症性－自律神経性－抑うつ性特徴を有する前駆症状の他に、**特徴のない本態変化** blander Gestaltwandel と呼び得る慢性－潜行性の発病が見られる。ここには、本来よくしゃべる若者が知らぬうちに不全状態や、疲弊状態に陥る単純型分裂病型が属する。その場合、精神病症状や破瓜病性表出症状は、長い間、見られない。特徴のない志向性の減弱（欲動の減少、力動不全感）が病像を規定している時は、如何なる分裂病診断もできないことがある。そのような病像をE・クレッチマーは「長きにわたる緊張喪失 Tonusverlust auf freier Strecke」と名づけている。「純粋欠陥」が、長い年月、あるいはまた一生の間に、全く精神病性の、慣習的な意味での分裂病症状なしに、いわば「分裂病のない分裂病 schizophrenia sine schizophrenia」として、存在し得ることを我々は考えておかねばならない。

　非特徴的な前駆症や特徴のない本態変化から目を転じ、典型的な分裂病性の、産出性－精神病性症状を観察すると、**最急性**（一週以内：27％）、**急性**（一～四週：34％）あるいは**亜急性**（二～六ヵ月：16.5％）の発病が、本質的に慢性のものよりも頻繁に見られる。すなわち、ただ22％だけが、六ヵ月以上の経過をとり、精神病症状が次第に発展してくる。例えば我々は、その全経過の間、時々、注釈してくる声が聞こえてくるものの、社会的には充分適応し、結婚し、試験に通り、彼が急性分裂病性精神病として病院に来る前、なお数年間、研究助手として実り多い仕事に毎日従事していた患者を経験している。

経過様式、経過の独自性、状況依存性および可変性

　我々はここで、経過全体の観察をする。経過様式と転帰については、約2/3が波状に（病相性）経過して寛解するか、シューブ状に悪化して、たいていは軽い欠陥に陥る。それに対して1/3は、単純－直線状－進行性に経過し、多くはより強度の欠陥症状群に至ることが古くから確認されているが、さらに新しい経過研究においても、だいたい一致している。平均して22.4年の経過の後、ほぼ2/3が完全に治癒する（22%）か、あるいは精神病症状を認め得ないか（非特徴的な残遺状態：43%）のどちらかである。

　持続的な施設化が起こっている慢性分裂病の精神病院患者資料では、経過様式が大学病院患者資料とは全く異なっている。我々のヴィースロッホの分裂病患者のうち、2/3が単純－直線状－進行性に経過し、1/3が初期に寛解しながら、シューブ状に悪化し、その後単純－進行性に「欠陥」に陥った。我々のボン大学の患者では、21%だけが、単純性（「過程性 prozeßhaft」）に経過し、一方、約70%がシューブ状悪化あるいは病相性に経過した。また単純な経過様式の患者たちも、約1/3に急性の精神病性発症が見られた。

　さらに詳しく観察すると、病相性 phasenhaft、シューブ状 schubförmig、単純 einfach 経過の区別もまた、実際の状態を単純化してしまっていることがわかる【表15】。明らかに病相性の22%に見られる経過（単相、および多相性経過型ⅠとⅡ）以外に、15%はまず最初、病相性で、その後シューブ状に経過する分裂病性疾患である。33%は初めからずっとシューブ状に経過し、8%は最初シューブ状で、その後単純性に、13%だけが最初から単純－直線状－進行性に経過する。しかし、その際は、また多かれ少なかれ、長期の経過の後、もはやそこからさらに進行せず、比較的、恒常的な状態が成立する。単純性経過の場合と同じく、シューブ状の経過で、第二の陽性屈曲 zweiter positiver Knick を持つものがある。すなわち、ここでは、数年あるいは数十年続く特徴的な分裂病性の残遺状態が見られた後、発病後、十年目、とりわけ二十年あるいは三十年目に、治療と関係なく、次第に分裂病性持続が減少し、寛解して、純粋（あるいは混合性）残遺症状群が生じるのである。ボン研究では、ここに所属する慢性分裂病性欠陥精神病の約1/3がそれにあてはまる。[59]

　個々の経過では、どの時点でも急性の、数時間、数週間あるいは数ヵ月間

続く病状悪化が生じ得る。その際、自生的に生じるシューブないし病相は、精神反応性の、感情体験により**誘発された**精神病の再発とは区別されるべきである。部分的に寛解した分裂病患者は、非特異的なストレスに対する耐性閾値の低下によって、社会的環境の動揺や情動刺激に、きわめて敏感に反応する。状況規定性であり、部分的には充分な見通しによって避けられる代償不全が、再発を伴ってしばしば見られる。とるに足らない些細な状況因子は、初回発病の際よりもなお、再発にとりきわめて重要である。しかし、発病前と同様に、発病後にも、一定期間内因性不安定状態が見られ、その際「ライフ・イベント life events」によって、代償不全作用がもたらされると考えられる。確かに、分裂病は、精神病的負荷に対しほぼ充分な耐性があるという、古くからの教義は修正しなければならない。しかし、多くの患者の場合、可逆性と非可逆性、経過中の改善と悪化とを、たとえ病前性格・生活史や生活状況を考慮しても、それだけで理解することはできない。内因性は、まさに精神病の再発傾向や、バイオリズム、循環性や周期性の経過型と同じく、可逆性としても示される。短期間の発症や再発症状は、比較の自然に消褪する。すなわち、気分失調性や体感症性の病相、また内因性抑うつ、あるいは躁性の病相、あるいは特徴はないが感受性の高まった病相や、平坦な波のある病相が経過中にしばしば認められ、比較的平穏な純粋残遺状態にもまた、それが認められる。このことは、生物学的な基盤のある軽い状況性代償不全（非特異的ストレスに対する耐性閾値の低下）と考えられる。彼らは、しばしば変調を起こしやすいと言えるが、むしろ、調和のとれた環境のもとでは、充分に代償されるし、あるいはなお利用可能なエネルギーを経済的に振り分ければ、最低限の生活が可能なのである。結局、（非特異的あるいは特異的な）残遺状態の場合、処理能力が限られている患者に、体験反応が接ぎ木されてしまうのである。

　個々の分裂病症状、初発や再発は状況に依存して出現したり、消失したりする。しかし、この**状況への依存性と変動性**、経過中にみられる分裂病の環境不安定性を見ても、結局、器質的原因を意味するものはない。特別に注意してみると、慢性分裂病患者には、著しい弛緩と洞察の時期が認められ、それらは「順調な時期」「平穏期」あるいは病気の後半に長く続く寛解期があり、これらは自然に、身体療法の後に、あるいは「状況因性」に、例えば「転地による改善」や入院による精神病症状の消失が観察される。代表的なものは、ガウプの症例ハーガーであり、その場合、分裂病体験は著しく状

第二章　精神分裂病　137

況に影響され、純粋心理学的影響によって妄想が消失している。妄想体系が意外にも状況によって、あるいは精神療法によって消失することは、それほど希有なことではない。分裂病の場合、寛解と再発が誘発される条件は、おそらく循環病や器質性能疾患の場合と原則的な相違はない。(分裂病に)特異的な、危険な状況に関する法則性は、全く見い出されない。**本質的なものは、体験の主観的な重さであり、それぞれの個人との関連性である。すなわち、誘発の契機となるものは、個人ないし人格に特異的なものであって、決して分裂病に特異的なものではない。**

精神病理学的転帰、
特徴的および非特徴的残遺状態、経過型

慢性あるいは不完全寛解性の分裂病に多くの類型があり多様であることから、精神病理学的転帰の特徴を表わすために、「欠陥」と「痴呆」、「軽度」や「重度」の欠陥、ないし終末状態の用語を使用して行なった区別は、全体的でもっぱら量的なものであるが、充分なものではなかった。それゆえに、いわゆる分裂病性欠陥の包括概念は、一連の理念型のなかで細分されるようになった。(38)(41)(59) その際の本質的で新しい観点は、多かれ少なかれ、「**純粋欠陥**」の意味での非特徴的な寛解型を取り出すことであった。すなわち、このの概念はほぼ「**力動不全**」や「**精神的エネルギー・ポテンシャルの減衰**」と同義に使用されている。非特徴的残遺状態には、とりわけ、最小残遺 Minimalresiduen 状態および純粋残遺 reine Residuen 症候群が属している。特徴的残遺状態には、第一に、混合性残遺状態 gemischte Residuen と典型的分裂病性欠陥精神病とがある。【表9】に示した精神病理学的転帰の分類は、二十年以上の経過研究によって見出されている。22％は持続的な完全寛解が見られ、43％は多かれ少なかれ非特徴的な残遺症候群を示し、35％は特徴的な分裂病性欠陥症候群ないし精神病である。

典型的な分裂病性欠陥精神病 typische schizophrene Defektpsychose の病像には、「特異的な」分裂病性のものが優勢に見られる。「純粋欠陥」、すなわち、おおむね非可逆的であるポテンシャル減衰の徴候は、ここでは精神病症状との関連から容易には見出せない。この病像は、古典的精神医学によって、見間違うことのない独特なものとして記載され、よく知られている分裂病性の人格変遷

【表9】平均22.4年間の経過後に見られた、502名の分裂病者の精神病理学的結果の分布[63]

完全寛解	22.1%	22.1%	完全寛解
最小残遺状態	11.0%		
軽度の純粋残遺状態	23.5%	43.2%	非特徴的残遺状態
顕著な純粋欠損症状群	5.8%		
精神病症状を伴わない構造変形	3.0%		
混合性残遺状態	16.6%		
典型的な分裂病性欠陥精神病	10.8%	34.7%	特徴的残遺状態
慢性純粋精神病	4.2%		
精神病症状を伴う構造変形	3.2%		

であり、器質的な人格変化や欠陥症状群とは明確に区別される「特異な」精神変化を伴っている。特徴としては、独特の打ち解けなさ、異様さ、感情移入ができないこと、疎通性に乏しく現実から遊離すること（自閉）、情動的な調和の障害（錯感情）、冷たい孤立と感情の鈍さ、思考の滅裂、病識の欠如や変化への無関心さである。この広義の表出症状に、精神病性の一級および二級の体験様式が加わっている。

純粋欠陥の場合、これらすべての徴候が認められるわけではない。患者は、「欠陥」自体を知覚し、多かれ少なかれ、自分で表現することのできる欠乏症状に悩んでいる。その病像は、精神全体のエネルギー水準の低下という、体験的－現象的側面によって規定されている。そこでは、横断面からみれば一見して、偽神経衰弱性－器質性、あるいは精神病質性－無力性ないし神経症性－神経衰弱性の病像が思い出される。分裂病の診断は、病歴がなければ不可能である。

もっとも頻繁に見られる愁訴や障害は、【表10】に示されるように、狭義の認知障害（「思考過程の制御の喪失」）であり、それは、思考・集中力・注意力や記憶力の障害として体験され、表現される。さらに身体的・精神的－心的な易疲労感の訴え、一般的な健康状態の障害や能力についての不全感、緊張力やエネルギー、それに持続力や忍耐力の低下、発作性あるいは病相性の体感症－失調性気分変調、軽うつ的な気分変調の傾向を伴った身体感情障害、「間接的なマイナス症状」、例えば、強い感情体験による刺激性や被影響性の亢進、傷つき易さと病気になり易さ、平静を保てない（過大な要求があると困惑し不眠になる）こと、負荷に耐えられず、ストレスに対する耐性閾

【表10】 純粋残遺状態や混合性残遺状態を伴う285名の分裂病患者にもっとも頻繁にみられる愁訴や障害の順序 (文献59)

症状	頻度
認知障害（集中力、思考、記憶の障害）	75.4%
身体的および精神的な易疲労性	71.2%
一般状態の障害、作業能力の不全感	65.6%
緊張力、エネルギー、根気、忍耐力の低下	61.0%
体感異常	58.9%
興奮し易く影響されやすい、平静になれない	58.2%
負荷をかけられないこと、ストレスに対して耐性がないこと	46.7%
音や臭いに対し過敏なこと	42.4%
不眠	41.0%
自信の喪失、不全感	31.2%
体感異常性気分失調性状態への傾向	30.5%
自律神経障害	30.5%
衝動の減弱を感ずること	24.2%
純真さ、無邪気さが失われる、強迫的な反省	23.5%

値が低下していることが挙げられる。

　さらに頻繁な徴候は、感覚過敏や嗅覚過敏、不眠や他の自律神経障害、衝動減弱体験、繊細さがなくなり強迫的に反省すること、症状出現 In-Erscheinung-Treten の障害、活気や即断性が減弱すること、楽しむことができないこと、「感情のない感情 Gefühl der Gefühllosigkeit」、睡眠欲求の亢進、気分転換ができないこと、知覚障害、それに決断不能などである。制止感情や消耗感が、ほとんど常に仕事中、もっともつまらない日常業務中に、あるいはまた他人との交際時に訴えられ、人間関係での消耗感により、社会からの引きこもり（二次性の自閉）が生じる。自律神経性機能障害（睡眠・食欲・消化・性欲・生理）は、体感症やほとんど他の障害と同じく、病相性や発作性に生じたり、強められたりする。さらに症状が強い場合に初めて、表出や行動のなかで、現象的－客観的に、「純粋欠陥」が容易に認められる。

　「純粋欠陥」の場合、一般的な精神力動の非可逆的な障害が明らかに認められる。しかし、純粋欠陥は動きのない持続状態ではなく、むしろ動揺が見られ、気分失調性病相や体感症性病相が見られる。「過程活動性 Prozeßaktivität」が小さければ小さいほど、現れた病像は**さまざまな作用要因**の極めて複雑な結果を示し、体質、病前性格、生活歴、各症例の間で差のある反応様式や代償作用が絡み合っている。これは、活動期の分裂病の場合よりもなお重要なことである。この純粋残遺状態は、**精神薬物療法**、とりわけ感情調整薬によって影響を受けるが、その核心に対しては充分な効果があるわけではない。**テスト心理学的**には、ＨＡＷＩＥ（ハンブルク・ウェクスラー成人用知能テスト）や

一連の作業テスト（アベルス Abels の集中力テスト Konzentrationsverlaufstest、スタインワックス Steinwachs の電気的筆圧測定、ウィーン反応器具を用いたテスト、ベントン Benton による視覚記銘力テスト）を用いると、純粋残遺状態では正常から著しく偏った所見、例えば知的刺激の処理や自主的な集中力の調節障害、認知や行動の遂行の遅鈍化が認められ、それはまた、分裂病性疾患の精神症状が消褪したあとで感受性が高まった（可逆性の）基底状態や、特定の器質性欠陥症状群の場合でも類似の所見が認められる。これらの所見やまた別の所見からも、次の仮定が支持される。すなわち、この欠損の基盤になっているものは、選択的注意の障害であり、また蓄えられていた経験を速やかに適切に使用することの困難性と、自動的な処理能力の低下を伴う習慣的ヒエラルヒーの喪失であり、一般的には、**情報の取り入れと処理の障害**である。

「純粋残遺状態」あるいは「純粋欠陥」の名称は、「分裂病性人格変遷 schizophrene Persönlichkeitswanderung」あるいは「本態変化 Wesensänderung」の用語よりも、むしろ、その状態を適切に表している。以前には簡単に処理できたことができなくなり、患者には力動や認知能力の減退が見られるが、性格や「本態」の中心的実態になんら変化は見られない。さらに新しい所見は、伝統的分裂病学説の意味あいで非特徴的な基底状態や残遺状態の場合、詳細な精神病理学的、実験心理学的研究によって、「**非特徴的なもののなかに特徴的なもの**」が示されるのかも知れないとの期待を抱かされる。しかし、典型的な分裂病性精神病とは相違があり、その際、見間違えることのない分裂病性症状がすぐ眼につく。臨床的、治療的に興味深いのは、欠損症状を自ら知覚している純粋残遺状態の患者が、時間が経つにつれて、批判的に距離をおく力を身につけ、社会的な刺激による危険や、干渉的でわずらわしい影響への抵抗力のなさを考慮し、自らを遮蔽し、遅かれ早かれその欠損を克服し、代償することを学ぶことである。

混合性残遺状態の場合、純粋欠陥の非特徴的な「マイナス状態」は、個々の可逆的な分裂病症状、例えば幻聴・妄想思考あるいは表出障害によって、分裂病性の「病」の色彩を残している。ここでもまた、純粋欠陥の特徴や欠損の自覚が見られる。

非特徴的残遺状態の場合、【表9】に示されるように、問題となるのは主として、**最小残遺状態**（11％）と**軽度純粋残遺状態**（25％）である。きわめて特徴的な純粋欠陥（約6％）や「**精神病症状の見られない構造変形** Strukturverformungen ohne Psychose」（3％）は、精神病経過後に見られる変人や畸人のことであるが、比較的稀なものである。特徴

的な残遺状態の際、**混合残遺状態**が約17％でもっとも高頻度であり、続いて**典型的な分裂病性欠陥精神病**が11％に見られる。「**精神病を伴う構造変形** Strukturverformungen mit Psychose」（3％）は、例えばたいていの幻覚妄想を伴う治療抵抗性の持続状態を含むが、経過中に純粋欠陥のどのような徴候も認められない。「**慢性純粋精神病** chronische reine Psychose」（4％）の構造には、産出性精神病性の要因のみが関与していて、非可逆性の二要因である純粋欠陥と構造変形は見られない。このことは、これらの精神病は、なお何十年か後には完全に寛解するかも知れないことを示している。ボンの患者資料では、五名の慢性純粋精神病型の分裂病症例で、十年ないし二十年間、その状態が中断することなく続いた後、精神的変化は痕跡を残さず完全に治癒している。

　留意すべきことは、発病後二十年以上のうちに、かつて分裂病であった患者の22％が完全寛解し、43％は多かれ少なかれ非特徴的な、一般に軽度の残遺状態へ寛解していることである。この結果は、分裂病が常に治癒不能で、**常に**、明らかな脳病の際の（非可逆的な）精神症状群と明確に区別できる、特徴的な精神的変化が生じるとする教義の改訂を迫っている。

　分裂病の残遺状態と慢性持続性精神病は、いったん生じると、通常はその後の経過中に悪化することはない。疾患はある特定の状態にまで進行し、その後比較的安定した状態に留まるか、あるいはさらに経過すると、中期あるいは後期には、むしろ典型的な分裂病徴候が消褪してゆく。それは第二の陽性屈曲といえ、発病後二十年目と三十年目にもっとも頻繁に現れる。その時期に社会的にうまく適応すると、精神病は寛解し、純粋あるいは混合残遺状態となる。**それゆえ、分裂病の場合の過程概念は、持続性進行性という意味あいで使用することができないように思われる。**

　「**終末状態** Endzustand」という名称は、その限りでは適切でない。なぜなら、動揺が見られない最終的な持続状態はきわめて稀にしか見られないからである。しかし、ほぼ3/4の患者は、数十年の経過の後に比較的安定した、少なくとも五年間、ある程度落ちついた状態に達する。(10)(59)

　　精神病理学的寛解の安定した持続と、社会的寛解の程度との間には、正の相関関係がある。十年以上安定した寛解状態にある患者（ボン研究では53％）のうち、51％が以前の水準の仕事を完全にこなせた。十年に満たない患者では、ほんの24％であった。五十歳までは、寛解の安定性と年齢には関係がなかった。その後、年齢による安定効果が認められる。

　「純粋欠陥」は、**発病後最初の三年で、すでに症例の3/4に見られる。大部分の経過では、発病後五年経つと、いかなる本質的な悪化ももはや生じない。**(10)疾病の持続期間は長期予後に影響しない。完全寛解、非特徴的残遺状

態、それに特徴的残遺状態の分布は、発病後十年目、二十年目、三十年目、四十年目に著しい相違が見られるものではない。

　経過型。経過様式と精神病理学的転帰とを組み合わせると、経験的に73の経過型が取り出されるが、類似の型をまとめると12と少なくなった【表11】。このように、分裂病性疾患の経過はなお、きわめて変化に富んでいる。この経過型は、社会的治癒の程度によって、I型からXII型に整理された。

　単相性の経過型であるI型の場合、ただ一回の、平均して十七ヵ月持続する精神病性病相を経て、完全寛解が見られる。また**多相性の病型であるII型**も、平均して五回の精神病性病相の後、持続的な治癒が見られる。**III型**は、普通、病初から慢性であり、その後の追跡調査でも引き続き認められる幻覚妄想性精神病であって、作業能力や現実適応の本質的な障害は見られず、91％という驚くほど高い社会的治癒率を示している。**IV型**はただ一回のシュープの後、もっぱら、あまり目立たない純粋残遺状態に至る。予後のもっとも不良な群には、X, XI, XII型があり、社会的治癒率はX型の場合の25％から、最悪のXII型の2％まで低くなっている。ここでは──精神病を伴う構造変形のVII型を別にして──初めて表面に出現した精神病症状が、いわゆる終末状態を特徴づけている。X型は数回のシュープを経て、XI型は単純経過のあとに混合残遺状態となる。もっとも不良な経過型であるXII型は、典型的な分裂病性欠陥精神病に陥り、その38％は発病後三年のうちにすでにこの状態となる。このような「**分裂病性破局** *schizophrene Katastrophe*」は4％に見られ、1941年にブロイラーにより示された数字（5-18％）を下回っている。

　リハビリテーションの機会は、**不完全に寛解する分裂病や慢性分裂病の非可逆的要因**、すなわち**構造変形や純粋欠陥**によって、とりわけ産出性－精神病性症状（典型的分裂病性欠陥精神病や混合残遺状態での）と重なることによって、減少する。予後の良好な型であるI型、II型、III型と異なり、次第に不良となるIV型からXII型までの「終末状態」の成立には、純粋なポテンシャル減衰、あるいは構造変形、または両者の要因が共に関与している。構造変形は通常治療抵抗性であるが、純粋欠陥の症状は、ある範囲内で、特定の感情調整薬による良好な影響が認められる。

　それゆえ、予後を評価するには、すでに言及した典型的な分裂病性要因（すなわち、産出性－精神病性要因）のポテンシャルの可逆性と、純粋欠陥の非可逆性とによる原理が重要である。この法則の例外は、数十年以上持続する治療抵抗性の妄想－幻覚の持続型、あるいは慢性パラノイアであり、これらは、病前素質（例えば分裂質）の人格構造の基盤の上に、精神病の結果として発展し固定化されるとする構造変形の仮説の助けを借りて説明される（力動と構造の統一性原理）。

　予後の良好なもの（経過型IからII）、**比較的良好なもの**（経過型IIIからVI──女性に多い）、**比較的悪いもの**（経過型VIIからIX──男性に多い）、そし

【表11】502名の分裂病患者の経過型と社会的治癒率 (文献59)

経 過 型	頻度	社会的治癒	
Ⅰ：単相病期を経て完全寛解	10.0%	100.0%	経過良好
Ⅱ：多相病期を経て完全寛解	12.1%	96.7%	
Ⅲ：慢性純粋精神病	4.2%	90.5%	比較的良好
Ⅳ：1回のシューブのみで純粋残遺状態へ	6.2%	80.6%	
Ⅴ：相期性経過からシューブの形をとって純粋残遺状態へ	10.0%	70.0%	
Ⅵ：2度目の屈曲を伴うシューブの形をとった後、純粋残遺状態へ	5.8%	65.5%	
Ⅶ：シューブの形や単純経過性に構造変形へ	6.2%	51.6%	比較的不良
Ⅷ：単純経過性に純粋残遺状態へ	5.4%	48.1%	
Ⅸ：シューブを繰り返して純粋残遺状態へ	12.9%	44.6%	
Ⅹ：シューブの形で混合残遺状態へ	9.6%	25.0%	不良
Ⅺ：単純経過性に混合残遺状態へ	7.2%	8.3%	
Ⅻ：シューブの形あるいは単純経過性に典型的な分裂病欠陥精神病へ	10.5%	1.9%	

て予後不良な経過型（ⅩからⅫ）の4群は、【表11】に示されるように、それぞれ分裂病性疾病の1/4を占めている。

　個々の症例の予後にとって重要なのは、分裂病の15％で精神症状の初発が完全に寛解した後、なおそれから、非特異的な残遺状態（3/4）あるいは特徴的な残遺状態（1/4）が見られることである。一方、数十年間持続する慢性分裂病性精神病は、発病後二十年から四十年までに、治療とは無関係に寛解して、目立たない非特徴的残遺状態になることがあり得る（第二の陽性屈曲）。
　精神薬物の導入以来、分裂病の長期予後は改善された。典型的欠陥精神病、例えば緊張病性持続型や分裂病性破局の経過型（上述）は、ますます稀有となり、多かれ少なかれ、非特徴的な（純粋）残遺状態と、ただ比較的特徴的な（混合性）残遺状態とが、以前よりも頻繁に見られるようになっている。

社会的予後、予後にかかわる要因

　分裂病患者の56％は、【表12】に示されるように、数十年の経過の後、社会治癒が認められる。すなわち、社会治癒の13％だけは、特別なクリニックでのリハビリテーションが必要であるものの、以前の水準（38％）あるいは以前の水準を下回る状態で（18％）、完全に生計を営むことはできる。こ

【表12】500名の分裂病患者の社会的および精神病理学的長期予後 (文献59)

社会寛解	完全寛解	非特徴的残遺状態	特徴的残遺状態	n	
病前の水準へ完全に就業	97.3%	30.0%	12.1%	38.6%	社会的治癒(56.2%)
病前の水準以下だが完全に就業	1.8%	29.0%	12.7%	17.6%	
就業は限定される	−	22.6%	27.7%	19.4%	社会的未治癒(43.8%)
就業不能	0.9%	16.1%	27.2%	16.6%	
全く労働不能		1.8%	20.2%	7.8%	

　のことは、自己形成の重要性を示している。疾病やその残遺状態にもかかわらず、患者には、治療によって促進させるべき固有な活動性が保たれている。現代的な社会療法の本質は、このことに基づいている。そこでは、基本的な欠損を無視することなく、患者に過大な要求をするでもなく、リハビリテーションによって代償し、あるいは「心的状態を回復」する傾向を強めなければならない。社会的予後は、ごく一般的にいって、周囲の人々の側からなされる援助の継続とその方式に従って決定される。

　ボン大学の分裂病患者の13%は、疾病の発現前の状態と較べて、むしろ社会的**地位の上昇**が見られる。社会寛解は、**女性**の場合60%に社会的治癒が見られ、51%に過ぎない**男性**の場合よりも良好である。**長期の社会寛解と精神病理学的寛解とは、高い相関性を示している。**精神病理学的な完全寛解を示す患者の97%は、以前の水準の生計を完全に営める。非特徴的残遺状態と特徴的残遺状態との相違は、社会的予後にとっても重要である。**非特徴的残遺状態のうちの60%と、特徴的残遺状態の25%だけに、社会的治癒が見られる。**再社会化の機会は、典型的な病像の精神病症状よりも、純粋残遺状態に見られる単なる欠損（無力）の方が幾分多いのである。**しかし、純粋欠損の社会的結果をまた過小評価してもいけない。**社会的治癒のみられない44%の患者のうち、3/5が特徴的残遺状態ではあるが、2/5はまさに非特徴的残遺状態なのである。

　分裂病の長期予後は、今日では生涯にわたる病院外の経過研究によって、以前よりも詳しく知られている。しかし、どのような要因が特異な経過や転帰の多様性に関与しているか、また、個々の症例で初発時に認められる基準により予後の予想が可能かどうか、あるいはどの程度まで予測できるのかについての我々の知識は、相変わらず乏しい。この観点からさまざまな仮定がなされているが、なお検証が必要である。それはまた、一方で悪性である真性の定型分裂病を、他方で良性の分裂病型を示す非定型の型を分離する

【表13】 分裂病性疾患の長期予後におよぼす既往歴、
臨床的・精神病理学的な各要因の影響

予後良好	予後不良
分裂病の多重負因	精神発達遅滞
疎通性の良い病前性格	異常な病前性格
精神病の急性の初回発症	精神病の慢性的な初回発症
精神反応性の誘発	破瓜病性の初回症状
多重の誘発	CT（PEG,Echo-EG）での脳室の変化
内因性 – 抑うつ性特徴	
初期症状。	初期症状。
緊張病性の過活動徴候	一級症状である幻聴
妄想性人物誤認	
内因性 – 抑うつ性気分失調	
離人症	

努力、あるいは分裂病群を類循環精神病、非系統的分裂病や系統的分裂病に分類する努力[73][84]にもあてはまる。信頼性のある予後の評価は、発病時には不可能である。個々の症例の予後にとって、発病時にとらえた病歴や臨床データと疾病の転帰との間の統計的相関関係は興味深い。**【表13】** は、予後良好ないし**予後不良な要因**のまとめである。

　予後良好なものは、疎通性のある、同調性の病前性格、初発時やとりわけ再発時にみられる精神反応性誘発、精神症状の再三の誘発、精神病の初発がもっとも急性に起こること、ならびに初期症状が抑うつ性や緊張病性であることである。予後**不良**なものは、国民学校での落ちこぼれ（精神発達遅滞）、著しく異常な病前性格（精神病質）、とりわけ分裂病質、病前からの交友関係の障害、精神病の初発が慢性に生じること、ならびに、初期症状が破瓜病性であること（特に女性の場合）や発病時に、一級症状の幻聴があることである。**予後良好な傾向**を示すものは、女性であること、教育水準が高いこと、四十歳以後に初発すること、前哨症状群が孤立性に見られること（前駆症は見られない）、周産期における誘発、初期症状群が体感症性であること、幻嗅があること、ならびに初期症状として思考途絶があることである。**不良な傾向**を示すものとしては、母親のいない「崩壊家庭」、長い前駆症（二年以上）と二級症状の幻聴が見られることである。気脳写、エコー、あるいはＣＴで証明される**脳室の変化**は、非可逆性のポテンシャル減衰（純粋残遺状態やまた混合残遺状態も）によって規定されている残遺症状群の進行と関連している。一方、典型的な分裂病性人格変化（典型的分裂病性欠陥精神病と精神病症状を有する構造変形）には、そのような関連は認められず、この方法でとらえられる変化はなにも証明されない。**発病年齢**、患者の両親の家庭の社会階層や患者自身の発病前の**社会階層**、**分裂病の負因**の存否は、長期予後について確かな影響を与えていない。近親（または親族）のなかに二人以上の分裂病者（二次症例）が見られる患者では、精神病理学的症状の長期的経過はむしろ、きわめて良好なので

ある。

　統計的な相関は、個々の症例においては何らはっきりしたことを意味しているわけではない。長期予後に同じ方向で影響を及ぼす要因が多数あり、予後にとって反対の方向を示す要因がなければ、**各症例の予後**を注意深く推論することだけはできる。ローザンヌ[13]、チューリッヒ[9]およびボン[59]の研究の成果は、病初からすでに不良に経過する分裂病型と良性に経過する分裂病型との区別、真性分裂病と分裂病型精神病あるいは分裂感情精神病との区別ができるとする仮定は支持されていない。病初に予後の方向性や長期間の寛解を予想し得る確実な基準はない。最初は完全に寛解する精神病がなお不良な経過を示し、他方、慢性に持続する精神病がその後の経過でなお元の状態に回復し得ることは、すでに示した通りである。

　分裂病性疾患の一部では、経過中、内因性－抑うつ性の初発症状あるいは再発症状（22％）が見られ、混合精神病（分裂感情精神病）に類似したきわめて良好な長期予後が見られる。ここでは、特徴的残遺状態がただ15％にだけ生じ、これに対し非特徴的残遺状態は58.5％に見られる。しかし、完全寛解が他の分裂病よりも頻繁に見られるというわけではない。感情精神病（単極性あるいは両極性循環病）の負因は、この群では12％に見られ、ボンの全分裂病資料の場合（5％）よりもきわめて頻繁にみられる。

　生命に関する予後。平均人口に対し分裂病が示す高い**死亡率**は、以前は第一に、結核に帰せられていた。一方、致死性緊張病や自殺・外傷などの疾患の間接的結果は、比較的小さな問題でしかなかった。今日、結核は死因として重要ではなくなり、患者の大多数が不完全寛解を示し、病院外の社会で生活しているので、もっぱら高い死亡率としては**自殺**が問題である。自殺率は5％で非常に高い。この所見はまた、外来治療では医者との密接な接触が必要なこと、そして一般臨床医にも精神医学的な基礎的経験が必要であることを示している。

第六節
病　因

　今日の知識水準では、とりわけ臨床的および治療的な視点からもっとも実り多いことは、分裂病の病因を複雑な**多因子**から考えることであり、環境や精神力動性要因と同じく、遺伝性や身体性の要因との多様な関連を考慮に入れることである。

　分裂病の原因研究におけるこの二つの主要な流れは、主として生物学的－器質的な方向と、心因性－社会因性の方向であるが、それは今世紀の初めからすでに認められていた。グリージンガー Griesinger は、基本的には、いわゆる精神疾患のなかに脳疾患を見ていたが、ほとんどすべての身体論者のように、精神的な原因を一部で認めていたのであるが、彼のあと百年を経て、M・ブロイラー Bleuler は、特殊な身体的あるいは精神的な病因を考えられないものとし、遺伝性の発達準備性の不調和を仮定している。(50)(55) マイヤー－グロス Mayer-Gross は1932年にハイデルベルク学派の分裂病の巻で、1954年にはE・スレーター Slater とM・ロス Roth(89) とともに、分裂病は器質性の疾患であり、決して心因により引き起こされることはないとの立場を断固として主張している。伝統的精神医学の代表者たち、すなわちガウプ Gaupp やクレッチマーによっても精神的な原因は、また、敏感関係妄想やパラノイアという一部のグループでは、決定的な意味のあることが認められている。ヤスパース Jaspers(19)(80)、グルーレ Gruhle(29) とK・シュナイダー(107) の了解的精神病理学にとって、確かに「発生的了解 genetisches Verstehen」は分裂病性精神病の本態を前に、その了解を中断するが、その特殊な内容は、「了解可能性の側面(68)」を示している。

　分裂病の最終的な原因は知られていない。**しかし、一つの疾患、あるいはさまざまな疾患が分裂病の基礎をなしているという仮説には、充分な根拠がある。**伝統的な精神医学によれば、身体因説には有利であり、純粋な心因説にとっては不利であるものとして、生活上の発展の意味連続性の中断、質的に異常な症状の出現、それに精神療法を主として行なっても成果があがらないこと、さらに、身体療法の方がはるかに効果的であることが挙げられている。長い年月にわたる精神療法により、慢性分裂病の場合には、病状の改善と社会的な治癒がもたらされている（ベネディッティ Beneditti、フロム－ライヒマ

ン Fromm-Reichmann)。しかし、それらは、精神療法や社会療法が行われなくとも、多くの分裂病で観察されるものである。身体病仮説にとって、すでに評価されている基底障害、純粋欠陥症状群や無力性基底症状の構造、そこで現れる非可逆性あるいは可逆性の精神力動障害、そして、臨床‐身体的な関連性の研究や、とりわけ家系研究と双生児研究の成果が重要である。

家系、双生児および養子研究

分裂病は主として遺伝に規定された疾患である。この仮定は、家系・双生児および養子研究、とりわけ一卵性双生児および二卵性双生児の一致率の相違の所見により裏づけられている。他方で、一卵性双生児の対で稀ならず見られる不一致は——それはカールマン Kallmann とスレーターの多数例では14-25％に達するが——**環境性の要因、その上さらに身体的、精神的および社会的な要因が、症状の発現、すなわち、遺伝型から表現型への橋渡しに一つの役割を演じていることを示している**。それらの要因が見られなければ、もしかすると、症例の一部では精神病が発症しないかも知れない。それらは症状発現の時期を決定し、ある範囲内で、症例によっては非常にさまざまな程度で、経過と転帰を決定するのかも知れない。もし、弱い浸透率と表現性を考えれば、一卵性双生児の不一致と、頓挫性であまり目立たない病型の存在が説明できる（ツェルビン‐リュディン Zerbin-Rüdin）。

我々は、今日まで、分裂病の場合に身体的なものを、とりわけ、例えば異常な酵素のような、遺伝子に近縁の基質 gennahe Substrat を認めていない。明らかな分裂病は、遺伝型から、そして、そこから生じたそれぞれの身体疾患からも、きわめて遠く隔たった表現型である。それらは、遺伝子から現象への途中で、今日なお知られていない多くの段階と反応を通り過ぎた過程の、最終的な結果である。**コード化された情報が遺伝され、その現実化に環境が本質的に関与している**。素因と環境との相互関係の問題は、人類遺伝学的研究では一般的であり、内因性精神病の場合では、とりわけ前面に押し出されている（ツェルビン‐リュディン）。このことはまた、遺伝学と精神力動学が、決して無関係ではあり得ず、さらに環境性の要因が、具体的な症例では疾患の発生にとって重要であるかも知れないことを意味している。この環境要因は、根本的なものであり——症例の一部では——それだけで充分なものであるかも知れない。精神力動性の特別な要因、あるいは外因性の身体的な要因は、分裂病性精神病の誘発——あるいは予防——にとって不可欠であるかも知れないが、それは知られていない。おそらく、誘発性の要因の場合、非特異的なストレスの機構が問題になるのであろう。

多数の双生児症例全体では、一卵性（遺伝子が同じ）双生児 eineigige Zwillinge の対（ＥＺ）の一致率は60-80％に達し、二卵性双生児 zweieigige Zwillinge（ＺＺ）のものより数倍も高い。**一卵性双生児は、平均して二卵性よりも約四倍の頻度で、分裂病の一致（同じ意味で）が見られる。**二卵性の場合、分裂病患者の双生児パートナーの発病危険率は、一般の兄弟と同じである。この所見は、遺伝説をもっとも強固に支持するものの一つである。また、この所見と一致するのは、別々に育てられたＥＺが、一緒に育てられたＥＺと同じように高い頻度で一致して（約60％）分裂病を発病することである。不一致の場合もまた、すなわち分裂病でない一卵性双生児のパートナーも、分裂病性双生児の発端者（9％）と同様に、少なくとも多くの分裂病の子孫を（12％）持っている。ＥＺのさまざまな文献の異なった一致率（40％と86％の間にある）の説明として問題となるのは、以下のことである。すなわち、一連の資料の収集の際の選抜方法（精神病院の患者、ないし生まれたときからの全経過が軽症な例）の要因、さまざまな分裂病概念（広義には――いわゆるスペクトル診断――あるいは早発性痴呆の意味での狭義の理解）、きわめて短い観察期間（一人目と二人目との双生児パートナーの発病の間の期間が二十九年に達することもあり得る）、そして少数の脱落、資料の多様性、あるいは非定型例、とりわけ、多かれ少なかれ非特徴的なタイプを識別していないこと、さらに、双生児のパートナーが示す分裂病性疾患の病期がある。分裂病の重症度と一致率には正の相関がある。全人口から得られた症例では、主として軽症で、医者にかからずに経過するものを含んでおり、不一致のパートナーの一部は、長い期間、分裂病性とは認められない病像、例えば前駆症や純粋残遺状態、それに無力性基底段階を示すことを考慮に入れておかねばならない。

一卵性双生児の精神病は同一であるとする、かつての仮定は正しくない。カールマンによって入院患者から得られた多くの双生児症例では、重症欠陥分裂病と全く問題のない一卵性双生児のパートナーとの組み合わせは全く見られない。これらの症例では、きわめて典型的な分裂病性欠陥精神病が含まれていて、それゆえに一致する組み合わせがきわめて多く示される。確かなことは、遺伝子が同じＥＺもまた、さまざまな環境の影響のもとで、例えば、あとで分裂病になる双生児がかかった早期の脳傷害、あるいは共通の胎盤ではあるが、血液の配分は同じではないことによって、その後にさまざまな展開が見られることである。(63)

家族研究は、最近の調査によって分裂病に関する以前の古い経験的な危険率を再確認している。**分裂病者の血縁では、分裂病が平均人口よりも頻繁に**

見られる。**発病の危険性は、血縁の程度により顕著に増加する**。遠い親類では、【表14】で示されるように、わずかに増加が見られるだけであるが（表の下部）、両親・子供・兄弟・ＺＺ・ＥＺを経て、最後には二人とも分裂病である両親の子供（40-68％！）まで、次第に増加している。罹患率は、分裂病者の子供と兄弟の場合、平均人口よりも十〜十五倍高い。血縁の近い家族成員は、境遇が一段と似るために、一層頻繁に発病するという後年の解釈は、多種多様な方法を使った双生児や養子研究によって反証された。すなわち、両親の一方が分裂病である家族から、出産の直後に別な家族へ養子に出された子供たちは、その後平均以上の頻度で分裂病に罹患し、ヘストンの症例（分裂病の母親）では16％になる。それは、生物学的な家族のなかで過ごした分裂病者の子供たちと全く同じ頻度であった。逆に、分裂病者に養子としてもらわれ、両親が分裂病でない子供は、分裂病にはならなかった。[63]

家族研究と双生児研究は、特殊な遺伝素因が疾患の必要条件であることを示している。分裂病者の出産順位の偶然の位置や、多くの兄弟のなかで、非常に多くの兄弟あるいは連続した子供たち（「鎖状形成 Kettenbildung」）が分裂病に罹患するという観察もまた、心因とは対立するものである。ボンの研究では、すべての兄弟（二〜三人）が分裂病になったのは、ただ1.3％だけであり、さらに2.1％に鎖状形成が見られた。二人とも分裂病である両親の子供

【表14】分裂病の罹病危険率。
各研究者のもっとも重要な研究から作成している。
括弧内はすべての研究から算出された平均値である。（Zerbin-Rüdin による）（文献134）

分裂病者の近親度	発病の確率
両親	5-10 (6.3 ± 0.3)
子供	9-16 (13.7 ± 1.0)
兄弟姉妹	8-14 (10.4 ± 0.3)
二卵性双生児	5-16
一卵性双生児	20-75
二人とも発病した両親の子供	40-68
異父（異母）兄弟姉妹	1-7 (3.5 ± 1.7)
義理の兄弟姉妹	1-8
孫	2-8 (3.5 ± 0.7)
従兄弟（従姉妹）	2-6 (3.5 ± 0.4)
甥と姪	1-4 (2.6 ± 0.3)
叔父と叔母	2-7 (3.6 ± 0.3)
祖父母	1-2 (1.6 ± 0.5)
平均	0.85

のうち、40-68％が発病するが、いずれにせよ、顕著な「分裂病因性の」家庭環境にもかかわらず、30-40％が全く正常に発育することは、むしろ環境因説とは反対のものである。分裂病の心因説に有利とされる所見は全て、異なる説明がなされる。例えば、分裂病者の母親が分裂病であるのは、父親の場合（2.7％）の二倍である（ボン研究では4.4％）ことは、統計学的な選択による現象である。分裂病の原因としての、いわゆる「分裂病を作る母親 schizophrenogene Mutter」の仮説は、今では主張されなくなっている。

　一般的な遺伝様式は知られていない。多くのデータはポリジーン（多遺伝子—二個ないしそれ以上の遺伝子対が関与する）のように見える。他のデータはモノジーン（単一遺伝子）、ないしヘテロジーン（異種遺伝子）が問題となる。ヘテロジーンの場合、分裂病群は遺伝的に、そして生化学的にも疾患単位ではなく、さまざまな疾患から構成されると考えられる。臨床的に適切に規定され、単一性の印象を与える病像でも、例えば筋ジストロフィーあるいは遺伝性の盲目や聾唖のように、遺伝的には単一ではないことが証明されている。

　遺伝の事実とすべての経験的な所見から、次のような仮説が導かれる。すなわち、中枢−神経性の機能の、一次性に酵素に規定された生化学的な偏倚の素因が遺伝する。そして、残余のゲノムや環境に制約されながら、なお多くは未知である状況によって、一般的に十四歳から四十歳の間に、分裂病性精神病として発症する。酵素に規定された遺伝子の生化学的作用以外のものは考えられない。すなわち、今までに得られた神経生化学的・神経生理学的・形態学的そしてとりわけ症状学−精神病理学的所見は、脳の障害を示唆している。**この仮説によれば、遺伝要因が生化学的な脳のメカニズムを用いて作用している。これらは、あらゆる様式の環境の影響を受けやすい。その影響は、器質性の極では重要性が少ないが、他の内因反応性の極では、より強い病因病態発生的な重要性を持っている。**このような身体仮説は、今日の知識水準では証明されていない。しかし、一連の間接的な証拠によって支持されている。

身体的仮説のための間接的な証拠、神経病理学的・病態生理学的・生化学的所見

　身体的な研究では、今日までいかなる特異的で明確な所見も示されるこ

とはなかった。自己免疫疾患仮説や内毒素性分裂病理論もまた確認されてはいない。神経生化学的研究は、つい最近まで成果のないままであった。この二十年の間に、この状況はいくつかの生化学的仮説の提出、幻覚剤の化学構造の決定、さらに、いわゆるモデル精神病に関する研究によって改善された。精神病者の尿と血液の研究においては、物質代謝障害が脳に限定され、決して強くはないが、ただ一過性に現れることがあり、それゆえにそれを確認することが困難であることを考慮しておかねばならない。

　生化学的な脳研究の興味は、とりわけ**生体アミン**に向けられている。議論されるのは、カテコールアミン性の神経系の領域での障害であり、それはおそらく、リンビック・システム領域に狭く限定された統合野が該当している。また他の、セロトニン系、ＧＡＢＡ系、アセチルコリン系の伝達物質も注目されるべきである。さまざまに障害されうるシナプスの情報の伝達にとって、神経伝達物質系が本質的な役割を果たしている。この生化学的障害は、インドールアミンに属するセロトニンと伝達物質の物質代謝を制御する酵素（例えばモノアミン・オキシダーゼ）と同様に、もっとも容易に、いわゆる生体アミン、すなわちカテコールアミンであるドーパミンとノルアドレナリンを障害するように見える。もしかすると、末梢の伝達物質の活性のアンバランス、すなわち、いろいろな部分の脳の伝達物質には質的な変化がなく、全体として変わらないが、その量の配布の型が変化していることが重要なのかも知れない。限局性でさほど強くはない脳代謝障害を、入手可能な体液（血液・尿・汗・髄液）からとらえることは難しい。神経生化学的偏倚もまた、今までに分裂病の際に知られている身体障害に類似し、明らかに一過性であるにすぎず、場合によっては、サーカディアン・リズムに依存して断続的に現れる。それゆえに、ただ手間のかかる縦断的な研究によってのみ証明されるのである（Ｎ・マトゥセク Matussek）[49][50][52]。今日の知識水準では、この研究は、遺伝型 Genotyp から表現型 Phänotyp へ導かれる現象の連鎖のなかから、すでに記載した遺伝的な基盤と比較的近い関係にある基底障害のような、例えば神経化学や神経生理学による身体的－前現象性 somatische-präphänomenal の連環、あるいはすでに現象的 phänomenal な、症状学的－精神病理学的な連環を捉えよう試みているのである。最近になってはじめて、きわめて複雑な対象である中枢神経系に対する神経化学的研究が、ある程度妥当で特異的な方法を用いて行なわれたが、なおその決着はついていない。現象学的には分裂病に近いいわゆるモデル精神病と、幻覚剤（いわゆる精神病誘発剤）の化学構造の知識

に加えて、現今の精神薬物、すなわち抗精神病薬と感情調整薬の発見が研究のきっかけとなっている。精神薬物には抗精神病性の作用があり、生体アミンの脳代謝や、カテコールアミンや特殊なドーパミン代謝の酵素活性に影響を及ぼしている。

ドーパミン仮説によれば、分裂病は大脳辺縁のドーパミン作動性システムの過剰活動性に基づいている。抗精神病薬は顕著な抗ドーパミン作用（レセプターからのドーパミンの排除）を持ち、一方、ドーパの投与は分裂病性精神病を悪化させる。**トランスメチル化仮説**によれば、ドーパミン自体に責任はなくて、異常な（誤ってメチル化された）カテコールアミンの崩壊産物、例えばDMPA（Dimethoxy-phenylaethylamin）に責任があり、いわゆる「ピンク・スポット」との一致が推測されている。尿中の物質の証明が、他の研究者たちによって再現され得なかったことは、他の多くの反対所見の場合のように、サーカディアン・リズムに注目しなかったからかも知れない。この生体リズムによって、作用物質（酵素・神経伝達物質・ホルモン）が放出され、日内変動が生じる。この遺伝的に制御され、循環性に経過する二十四時間の生体リズムは、おそらく、放出因子として働いている特定の視床下部性の脳ペプチドが過剰となったり不足したりして生じる**神経分泌**の障害にとってもまた重要である。それは、おそらく産褥において発病することが多いことを説明できるであろう。

生化学的な所見は、その障害がどちらかといえば潜在性で機能的であること、そして一部は（正常なあるいは昂進した）負荷がある場合に初めて発現することを示唆している。この仮定は、精神病理学的症状と基底欠損が顕著な**症例の内の動揺**とよく一致している。分裂病性症状群の臨床的な多様性と、再発と寛解を伴う病相性ないしシューブ様の経過様式もまた、遺伝的な欠損が制御メカニズムに最も容易に見いだされる可能性を示しているように見える。おそらく、この障害は神経伝達物質を合成し破壊する酵素の欠損にあるよりも、前シナプス性あるいは後シナプス性の膜にあるのだろう。

遺伝的に決定された神経生化学的な平均からの偏倚は、**神経生理学的領域では、情報処理の障害** Informationsverarbeitung、すなわち、長期に貯蔵された経験の選択的フィルターの障害と適切な解読 Dekodierung の障害をきたす。それが、体験と行動のなかで、とりわけ前駆症、基底状態、それに純粋残遺状態のなかで理解され、しばしば二次的な加工や克服機構の背後に隠されている**基底障害**の基礎になっている。

情報処理の障害の場合、「**習慣性ヒエラルヒーの喪失**」が重要であるように思われる。それは、長期記憶から動員された情報システムの非経済的な拡大を伴い、そこでは、あまり重要ではなく、状況にもふさわしくない瑣事なものの「過剰な取り込み」

が行われる。その状況に一番ふさわしい反応は、もはや選択されることなく、競合する反応傾向は抑えられる。主観的に体験され、患者の言語的手段によって捉えられる基底障害の一次体験は、きわめて複雑な精神病性の最終症状の「基底」を示しており、予期される身体的な基盤に近縁なものである。それは、実験心理学的に証明された障害と対応する関係が見られる。[96][119]生化学的－神経生理学的な機能障害は「内因性」に出現し、あるいは――正常か、あるいはより強い――ストレスがある時、すなわち、軽い非特異的なストレスのある場合にすでに見られている。主要な原因は情報処理の障害にある。すなわち、感覚的な環境の信号と、貯蔵された記憶経験に基づくパターンの再認の間の、相互作用に障害があるために、認知機能・知覚・認識・思考・追想・判断、そして二次的には情動もまた同様に巻き込まれている。分裂病性情動障害、すなわち不適切な情動や、あるいは情動の乏しさもまた、部分的にはまた自閉症のように、おそらくは一次性のものではなくて、習慣性ヒエラルヒーの喪失の結果であり、刺激選択の障害の結果である。それは、貯蔵された経験によってもはや充分には決定されてはいない。さらに複雑で典型的な分裂病性体験様式と行動変化は、この基底障害の仮説によれば、「人間学的マトリックス」との融合によって発展する。例えば、**身体幻覚**は体感症から、妄想性**人物誤認**は感覚性障害から、**妄想知覚**は反応性ヒエラルヒーの障害から、すなわち、反応と解釈の蓋然性の平準化の障害から発展する。その結果、プトレマイオス的態度が露呈し、維持される。すなわち――普通に備わり、一般的には乗り越えられている――自己関係づけの傾向が出現する。解釈への刺激選択と、コペルニクス的態度による識別能力、新鮮で柔軟な能力の保持とは、一般的に、長期に貯蔵された情報の適切な処理と関連しているように思われる。コペルニクス的態度によって、個人はもはや世界のすべての出来事を自分に関係づけて体験しなくなる。妄想性や他の精神病性の体験様式が、症例の内で強い**動揺**を示すことは、流入した情報を分析し、比較し、構成する複雑な処理や、記憶素材の評価を調整する生化学的な脳の過程が障害されているという仮説と矛盾するものではない。[12][57][59][96][119]

　一般に認められた分裂病の形態学的基盤は存在しない。Ｃ・フォークトとＯ・フォークト C. Vogt u O. Vogt による**神経組織病学的な所見**は疑問視されている。一方、視床の中背側核の細胞脱落は、組織病理学的および形態測定により証明されている。[15][122]修復不能なポテンシャル減衰の著明な徴候を示す分裂病の一部では、さほど顕著ではないが、ＣＴと同様に気脳写やエコー造影で捉えられる変化が、脳内髄液腔（第三脳室や側脳室）の脳幹神経節の近傍部に認められる。

　　純粋なポテンシャル減衰（純粋および混合残遺状態）の要素を持った残遺状態は、完全寛解した分裂病に較べて、注目すべき高い平均値の第三脳室を示している。この変化は、特定の、おそらくはリンビック・システムにあるモノアミン作動性のニューロン系の萎縮をもたらす生化学的障害の結果として理解されている。この変化は、純粋ポテンシャル減衰の発現と時間的な関連があり、一般的には、すでに発病した最初の

年に形成されている。しかし、純粋に機能的な、脳の萎縮とは結びつかない脳の酵素欠損の代償とも考えられる。このように、酵素系は、脱落は確かに機能的な物質代謝を障害するが、決して特定のニューロンを維持する物質代謝を障害することはないため、その障害により萎縮が生じることはない。脱落したニューロン系の機能が、いつか、化学的代替物によって、例えば、シナプスの伝達物質の補給によって（分裂病患者の維持薬物療法の枠内で）、代償されるようになれば、純粋ポテンシャル減衰に伴ってみられる分裂病の根本的治療は、構造変化を伴う経過を別にして、可能となるかも知れない。

　脳波に関してもまた、確実で一般的に認められるものはなお少ない。何人かの研究者は、特定の脳波の偏倚、例えば α-, θ-, δ-パーレンリトミーの形の異常な律動が、特定の過程活動性（可逆性）の基底状態（現実の認知のずれ、体感性症状群、漠然とした妄想気分、それに他の「力動性不安定」）のなかで捉えられ、それが、遺伝子型の表現ではなく、疾病による脳機能障害の結果、あるいは随伴症状であることを示している。[61]

　さらに、経過研究から始まり、古典的あるいは現代的な分裂病理論を部分的に改訂する道をつける、身体的仮説のための間接的な証拠が、すでにとりあげられている。非特徴的な残遺状態と基底状態、それに前駆症の症状学と構造、さらにそこで取り出される基底障害は、リンビック・システムの領域と、視床下部・視床・脳幹神経節、それに網様体が結びついた領域での変化とよく一致している。純粋欠陥の型での残遺状態、すなわち、すでに記載された基底障害（認知性一次障害、体感症、知覚変化、中枢性自律神経障害など）と、伝統的な意味での分裂病に特徴的な症状や症状群はすべて、時により、明白な脳疾患の際にも現象学的に同一なものとして時折り観察される。分裂病性の全症状群は、基本的には非特異的で可逆性か、あるいは非可逆性で器質性の精神症状群として理解されている。それは、病的な脳の機能変遷を示唆している。この結果は、分裂病の**特殊な地位を相対化するもの**である。しかし、症状性分裂病は、分裂病の病因性遺伝素因がない場合に、ただきわめて稀である特殊な条件下でのみ、基礎となっている疾患の強さと質と病相との関連で出現するのである。このことは基底障害にもあてはまり、基底障害に特徴的な個々の症例の内での著しい変化、例えば、体感症や、認知性あるいは知覚性の障害の場合の変わりやすさ、不連続性、不安定性、さらに部分的には一過性、突発性、あるいは病相性の出現にも当てはまるのである。この特徴は、ニューロンの粗大な破壊という意味での伝統的な過程仮説から解放されるが、内因性や環境規定性の要因によって動揺する神経生化学的な障

害が仮定されるかぎり、脳器質性の障害と対立するものではない。

体質・体格および一次性性格

　分裂病と身体的‐精神的な体質全体との関係、とりわけ**細長型体格**_leptosomer Körperbau_と**分裂病質性精神病質**_schizoider Psychopathie_との関係は、かつて考えられたほど密接なものではない。ただ少数の分裂病者だけが、病前の性格構造に関して、発病前に明確な分裂病質の特徴を示している。一方、分裂病質者がすべて分裂病になるわけではない。分裂病質性の精神病質者が素因の一部を保持するということもおそらくない。しかし、分裂病質の一次性格は、予後的には不良な要因の一つであり、一方、肥満型体格と病前の同調性で疎通性のよい性格は、統計的には予後が良いとされている。他のすべての予後に関する要因の場合のように、一次性格と転帰との間の関連もまた、ただ統計的な相関関係だけが問題となるのである。個々の症例で、それが常に認められるとは限らない。

　細長型‐無力性体格と分裂病との相関関係は、肥満型体格と循環病（躁うつ病）との間の関係ほど顕著なものではない。**細長型体格**は、E・クレッチマーなどによれば、次のメルクマールによって特徴づけられている。長く伸びたほっそりした胸郭を持つ円筒形の胴体、手足と首は長く見える、骨格・筋肉・皮膚は華奢であり、薄く、痩せている。頭は小さく、長く伸びた鋭い鼻と、さらに発達の遅れた下顎を持っている（いわゆる角張り顔）。皮膚の色はしばしば青白く、一次性の毛髪（頭と眉毛）は、硬くて粗く、どちらかといえば弱々しい毛髪の場合は密生している（「毛皮帽子様毛髪」）。細長型の他に、分裂病者は、しばしばまた**闘士型体格**_athletischer Körperbau_と**形成異常性徴候**_dysplastisches Stigmata_が認められる。それは、脳室での形成異常性徴候と関連し、しばしば、典型的な分裂病性構造変形の場合や、脳室拡大の徴候がない欠陥精神病の場合に認められる。

　分裂病質性精神病質_schizoide Psychopathie_は、クレッチマーによれば、「分裂気質性性質」がより強く現れた型である。M・ブロイラーは、彼の分裂病者の34％に、病前に顕著な分裂病質性性格を見出した。我々のボンの患者資料では、ただ11％に顕著な、さらに22.5％に軽度の、分裂病質性人格偏倚を見出している。合計すると1/3が、病前に多かれ少なかれ目立った分裂病質性の人格特徴を示すことになる。分裂病質性の精神病質は、クレッチマーによれば「精神衰弱性均衡」により特徴づけられている。すなわち、彼らは

冷淡であると同時に易刺激的である。そして無関心さと見かけの情動の乏しさが、過敏性と傷つき易さとの対照をなしている。さらに別のメルクマールは、他人との疎通性の減弱である。これらの分裂病質性の人格特徴、あるいは細長型体格は診断に利用されない。分裂病は、循環病と同じように、主として体質に結びついた疾病ではない。

　遅発性分裂病の一次性格は、約2/5（37％：ボン研究）で目立たず、同調性で疎通性は良好である。52％が病前に軽度の特徴的性格を示し、11％だけが著しく異常な（分裂病質−精神病質性）性格構造を示している。病前に軽度、あるいは顕著な異常性格が見られる場合、分裂病質型は28％でもっとも多く、22％は敏感−神経質、柔和−制止性の型に相応し、一方、17％では、疎通性の減弱が過秩序性−強迫性の傾向（テレンバッハのメランコリー型の意味で）[121]と結びついた特徴を示している。無力性・抑うつ性・無気力性それに制縛性の性格偏倚は、稀にしか認められない。

多元性・環境規定性要因、誘発、心因および社会因説

　疑う余地のない分裂病性精神病は、まさに双生児研究が示すように、遺伝素因から単独で説明されるものではない。二者択一、素因か環境かの問題設定は適切でない。この問題は、さまざまな要因の複雑な相互作用のなかにある。遺伝因と心因は互いに排除しあうことはない。**主として遺伝に規定されるものは、分裂病の多因子性の複雑な病因と両立可能である**。環境に規定される要因は、個々の症例の多元的な原因分析の場合に、遺伝性要因と身体性要因を同じ程度の要因として考える zur Seite treten ことができる。遺伝型から表現型へ転換する場合、精神力動的要因もまた、ある役割を演じている。このことは、遺伝子の透過性が少ない内因反応性の極に見られる型に主として当てはまり、図の対極にある型にはあまりあてはまらない。それは、実際、「内的環境」に依存した目覚まし時計の原理に従って発現する双極性の循環病と比較し得るように思われる。

　分裂病の多元的病因のなかで、**素因と環境との相互作用**は疑いようのないものである。しかし、個々の例で、この相互作用がどのように見られるのかは、相変わらず未解決の問題である。おそらく長い前駆症がある特定の家族

性の状況を形成するのに、本質的寄与をしているのだろう。誘発性としての責を負わされる要因、例えば精神的な葛藤は、確かに部分的には結果であって、誘発因子でもあるいは疾患の原因でもない。しかし、精神的および身体的要因や世代間の事象によって、精神病性の初発や再発を生じる**誘因**（誘発因）は、伝統的な精神医学が仮定したよりもさらに頻繁にある。精神病性の初回発症は、ボン研究では25％が、精神病性の再発は、29％が精神反応性に誘発された。典型的、あるいは全く特異的に誘発される状況は見出されない。喪失体験、職業あるいは愛憎に関わる葛藤状況は、生命領域における激しい外傷、例えば戦争や戦後のカタストロフィー、あるいは迫害状況や収容所状況と同じように、ある種の分裂病性精神病を誘発することがある。この所見は、社会的および精神力動的な過剰刺激（それは精神病性再発の危険を高める）に対して、それはまた、過少刺激（それはポテンシャル減衰のマイナス症状を強める）に対しても同様であるが、一般に低下した耐性閾値のかなり大雑把な確認だけが行なわれている。これらの誘因は非特異的で、至るところに存在しているため、それを避けることによる適切な予防策はほとんど不可能である。誘発性の負荷と葛藤は――いずれにしても、大多数の分裂病者にはみられないのであるが――きわめて広く知られた結果であるため、なぜ、まさにこの人が分裂病に罹患し、他方、ほとんどすべての類似の性格構造や生活史を持っている人が、同じような負荷を持ちながら分裂病とはならないのか、を説明できないのである。

　誘因となる状況の非特異性を考えると、「情動性による身体 - 自律神経性のスイッチ作用」が病因論的な最終局面で、**意味の不明な情動的ショックを引き起こす**と仮定することは、充分な根拠を持っている。この主観的な（意味のある）体験の重さが、情動作用の決定的な強さと持続を規定している。しかしながら、その誘因、いうなればその誘因によって開始され最終的な点火に責任を持つ脳のメカニズムは、「不明」である。

　統計的に見られる多くの契機は、むしろ急性で表面的であるが、主観的には重要であり、情動を刺激するようなものである。それによって、その時まで潜在している（身体的な）基底過程のうえにストレスと刺激が作用するという仮説がで充分に議論されるのである。共人間性 - コミュニケーション領域における喪失状況は、例えば、死・重病・別離・離婚・見捨てられることなど（35％）による、身近な関係者のすでに起こったか、あるいは差し迫った喪失であり、それらは、職業的な葛藤や生命状況の厳しい外傷と並んで、

もっとも頻繁に見られる。恋愛や宗教や倫理の領域における控えめで持続的な契機や、両価性のプライベートな葛藤は（「敏感関係妄想」を参照）、急性の外部から影響を受ける出来事と異なり、陰に隠れていて表面には見えない。精神的、あるいは社会的な誘発因子と並んで、身体的な誘発要因（9％）もまた、例えば、手術、身体的な酷使や疲弊、睡眠不足あるいはアルコール過多が注目される。女性の患者の9％に見られるのは、生殖過程におけるものであり、精神病の初回の誘発に関与している。産褥時に初めて発現する分裂病性精神病もまた、精神－反応性に誘発されるグループの一部と同様に、長期予後は幾分良好であるが、そこから、分裂病性の産褥性精神病が示す疾病学上の特殊位置が説明されることはない。

　誘発因子は、周知のように、非特異的な精神的あるいは身体的な契機に求められるべきである。そこでは、障害が影響する時点もまたおそらく本質的なものである。同じ患者で、精神病を誘発させる契機となる状況が、他の時点では、それが同じかあるいは類似の構造を示すにもかかわらず、何らの結果も生じないことがそれを証明している。そこで、潜在的な誘発状況は、同じ患者の場合でも、発症のための充分な条件とはならない。きっかけは、何処にでもある人間的な状況であって、分裂病の特異的な遺伝負因を持った個人だけが、その状況に反応し、一方、大多数ではそれに反応しないか、あるいは異常体験反応ないし神経症となるのである。

　1930年代以来、**下層社会**では分裂病が増加しているのが確認された（ファリスとダンハム Faris und Dunham（1939）、ホリングシェドとレードリヒ Hollingshead und Redlich（1958））。この所見はしばしば分裂病の社会因の証拠と見なされている。さらに新しい研究は、疾病による結果（社会的選択）が問題であることを示している。社会的な出身階層、すなわち、両親の家族の階層や、後年分裂病になった患者が病前に属したもっとも高い階層について、社会の下層の割合がとくべつに高いということはない。分裂病者は、ほぼ同じ頻度で、すべての社会層から出現する。また、特定の社会層からの出身は、長期予後にとって重要ではない。両親の階層と病前の階層を、疾病が長期に経過した後の社会的階層と比較することによりはじめて、下層社会への顕著な移動が見られるのである。この不均等配布は、病前には見られないため、漂流仮説 Drift-Hypothese の意味での疾病の結果と考えられる。すなわち、分裂病性疾患に罹患すると、疾病に規定された精神的・社会的な障害のために、社会経済的に劣悪な状況の階層へと次第に移動してゆくのである（ボン研究）。

比較文化精神医学Transkulturelle Psychiatrieの所見もまた、社会因性を証明しない。文明病として分裂病を理解すること、すなわち、それが原始的な文化では見られず、社会的な変化に基づき、発展した国々でその頻度を増してゆくということは、確認されていない。分裂病は、研究されたすべての民族や文化圏で、ほぼ同じ頻度で見られる。それぞれの環境・文化・宗教・時代に従って、産出性症状や精神病の内容（テーマ）が大きく相違するにも関わらず、全体の病像はどの国でも類似している。全世界の分裂病者は、健康な人たちと較べ、はるかに類似している。(95)

　崩壊家庭状況broken-home Situation（とりわけ十六歳以前に、一方あるいは両方の両親がいない）は、1/4（27%）の資料に見られ、それは平均人口に較べて多くはなく、例えばアルコール症や若年の薬物依存に較べ少ないものである。

　分裂病の**心因論**psychogenetische Theorienでは、その他の神経症学説と同じく、まず幼児期の家族状況が自我形成の障害の病因と見なされる。それは、シュルツ－ヘンケSchultz-Henckeにとっては、母親の不充分な感情的愛着であり、それが、幼児の意図的な体験の障害や「抑止のメカニズム」をもたらし、後になって、ある特定の状況で精神病を発現するのである。サリバンSullivan、フロム－ライヒマン、ローゼンRosen、あるいはベネディッティのような精神分析家にとって、精神病は内的な困難・孤立・それに不安に満ちた防衛の表現として理解されている。これらの著者たちによれば、本質的な精神力動的因子が究明されるのは、活発で親密なコミュニケーションのために、患者との距離を置く観察者の立場を、治療者が放棄するときだけである。家族社会学的研究の多くは、家族、そして調和を欠いた家族状況、例えば、発展と分離に失敗し、硬直した役割体系を持ち、あるいは父親の情動の欠如や拒絶、それに父親と母親の役割の逆転を示しているが、それが隠蔽されて、表面には現れない家族内の緊張に、その責任があることを証明しようとした。もっとも大きかった反響は、リッズLidz、ウィンWynneとジンガーSinger、それにベイトソンBatesonのグループに遡る「不合理性の教え」「二重拘束」そして「分裂病因性の母親」の理論である。(53)(54)(63)

　二重拘束学説double-bind Theorieでは、思考とコミュニケーションの障害は、両親の両価性に帰せられる。そこでは、子供は彼らの多義性の思考や会話、不明瞭な態度によって、不合理性、一貫性のなさ、そして多義性の雰囲気のなかで育てられるのである。子供は二つの矛盾する情報と対決することにより混乱する。例えば、母親は、彼の愛着の自発的な証明の際には引きこもり、その後、彼に愛情がないのを非難す

る。了解様式に関する歪曲された、相反する了解のために（メタコミュニケーションの障害）、例えば、子供は冗談や遊びに際して、それが真面目なものかどうかが判らず、子供は誤った行動をとることしかできないのである。

分裂病因性の母親 schizophrenogene Mutter の命題は、分裂病者の治療の際に得られた分裂病者の母親の診察で、母親に病因性の印象を認めた精神分析家に由来している。それによれば、母親は不安過剰であり、自己不安定であり、他方で攻撃的で冷ややかで、彼女らはその子供たちに対して、狭量で厳格、過保護で保護者面をし、支配的で所有者の態度を示す。子供たちの欲求に対する無理解と、献身的な母親の愛情を口実に厳格な管理をすることが典型的であるとされる。

分裂病に罹患した一員を持った家族のなかに見られ、病因として考えられる態度や相互作用のモデルは、分裂病者のいない家族にもまた稀ならず観察される。何が「正常な家族」と見なされるのかは不明であり、病的な、病因性と観察される家族状況との区別は評価の問題である。健康な者あるいは分裂病でない患者の家族環境に関する比較研究はあまりない。家族の顕著な特徴はしばしば、発病した子供の行動への反応であり（その原因ではない）、M・ブロイラーによれば、分裂病者の母親が、分裂病因性として疑われている特徴は、しばしば、病気の子供について心配し、疲れ切った結果である。分裂病者の母親の4％だけが、彼女もまた分裂病であり、ほんの少数だけに病因と見なされる特徴が見られる。他方、分裂病の子供がいないのにこれらの特徴を持った多くの母親がいる。分裂病に罹患した一員を持つ家族に「二重拘束」の様式の顕著な相互作用のモデルが見られることは、病気の原因とはされていない。新しい双生児研究や養子研究は、分裂病の発生に関する不幸な家族状況の病因的意義の誤りを証明している。

特異的あるいは典型的な、原因的に作用するいかなる環境要因も認められないため、一次予防の可能性もまた少ない。精神分析学派は、神経症や心身症性の障害と同じく、精神病にとっても、非生理学的な、親子間の相互作用の病因的な世代間競争を仮定していて、起こり得る自我欠損の治療を精神分析的幼稚園 psychoanalytischer Kindergarten で行なうことが、神経症と精神病の一次的な予防の手段であると見なしている。

約三十年間、**社会因説**には活発な発展が見られた。そして社会の下層、崩壊家庭状況からの出身、社会的孤立、単身者、離婚者と離別者、移住者あるいは人種的少数者の場合の不安な生活状況がとりあげられた。その仮定は、その間に反証された。患者は、疾患やその結果によってはじめて、原因とされている状況にしばしば陥るのである。ダンハムは最近、以前の彼の（方法的誤りによって生じた）所見を撤回している。新しい彼の結果によれば、ど

のような社会心理学的要因の場合でも、それが分裂病の病因にある役割を果たしているとは論理的にいえないというものである。北スウェーデンのイソラートでの長期研究では、この住民のなかに疾患の原因にとって重要な環境要因は認められなかった。この三十年間の生活水準の著しい改善や、社会保障や保険業務の平均以上の拡大もまた、住民のなかに、また分裂病の負因がある家族のなかに、疾患の分布のいかなる影響も与えていない。(11)

　ここで述べられた仮説や、他の経験的に吟味された社会因説とは異なり、**社会学主義**が、いわゆる精神の疾患を含む人間学的な中心問題を説明するため、普遍的な命題を呈示している。家族内の二重拘束モデルは、現代人の二重拘束状況へとさらに拡大される。現代人は、多様な矛盾する情報に直面してそのような状況に陥り、それが脱人間性と疎外感へ、最後にはいわゆる内因性精神病へとつながってゆく、とされるのである。

> 疎外感のある欠乏状況ではもはや耐えられず、指示された役割をもはや演じられない者の背後で機をうかがっているものが、社会とその手下（役人）によって精神病と呼ばれているものである。その原因は、さまざまな型の社会的抑圧である。それらは例えば、不充分な教育、貧困、人種や宗教的理由による差別である。

　精神社会的なすべての害悪を、一つの視点から説明してしまう、このような魅力的で普遍的な理論はもっともらしく見え、そこから導かれた要求も同様である。例えば精神医学総体は、社会的接触の病理として理解されねばならないので、それは完全に医学から除かれねばならない。いわゆる患者は、診断的レッテル張りから解放され、今までの治療者や「支配的な体系」に対して反抗するようにさせなければならない。精神科医は社会学者として、今後は彼のすべての注意を社会的状況に、そしてとりわけ中心問題である我々の社会体系によって規定された疎外感に向けなければならない。これらの問題とともに、いわゆる精神疾患の問題も、新しいタイプの教育と再教育を含む精神医学の革命によって解放される。個人を簡単に操作できるように、体系的に矛盾に巻き込んで患者を作り出してゆく社会体制を、精神科医が社会学者として変化させる時にのみ、人間を解放することができ、それによって精神病もまた消滅させることができる。このことが、生き残り、さらに生き続けることができるための、この混乱を救う特別な戦略である。学会は、精神病としてのレッテル張りによってのみ、彼らの告訴を処理するかも知れない。治療処置、例えば抗精神病薬の処方は、治療としていわゆる患者になさ

れる暴力的な行為である。これは家族・医師・役所などの陰謀によって進められる「患者歴」をスタートさせる。それは、患者に社会の経験的見方を再び受け入れるように強いるのである。たとえ精神病が、他のいわゆるサイケデリックなモデルにおいては、価値のある体験であり、疎外から正常といわれる状態への自然な回復過程であるにしても、他の人たちに、両親に、家族に、精神病の成立に対する責めが負わされるのである。贖罪の山羊を探し見つけるというこの危険な傾向は、反精神医学的イデオロギーのさまざまな変異に共通なものである(53)（レイン Laing、バザーリア Basaglia、クーパー Cooper、フーコー Foucault、ジェルイス Jervis、ヴォルフ Wolf、それにハルトング Hartung）。

　反精神医学 Antipsychiatrie (20)の精神病理論はまた、文学・文化および言語学的研究へも導入された。そこでは、精神病と創造性とを連続性に互いに結びつけた精神病理学を獲得しようと試みられている。現存する社会体制のなかの人間に、包括的に見られる一般的な疎外感とひずみの症状としての精神の疾患は、「市民と病者」の共同によってのみ、「治療的コミューン」のなかで治療されうるだろう。支配的な社会秩序への反対勢力として「偉大な精神分裂病」が布告され、治療はさらに政治的な行動と同一視される。それはもはや現実の社会へのリハビリテーションを目指してはいない。「ペーパーバック精神医学(67)」によって一般化した概念は、理論に留まらなかった。それらは、例えばハイデルベルグ社会主義患者集団（Sozialistische Patienten Kollektive：ＳＰＫ）においては、一貫して実践に置き換えられたのであり、今日もなお、例えば、精神社会政治的労働派のなかに見られている。

　ハイデルベルグのＳＰＫによる自らの見解によれば、その過程は、最初にまず、控えめな医師と学生たちの参加によって伝統的な病院精神医学に対する反対運動から始められた。そして犯罪とテロリズムにまで至ったのであるが、問題になるのは、いわゆる疾患に責任を負うべき社会秩序に対する、患者の政治的な闘争である。あるＳＰＫの文書のタイトル「疾病を武器とせよ」は相変わらず、いわゆる反医学精神医学を信奉する多くのものにとって有効な綱領である。この政治的な反精神医学の理論と目的は変わらないが、ただ戦術と戦略は変化した。1970年のＳＰＫのような大がかりな行動にかわって、精神医学の制度のなかで治療者スタッフを政治的に組織化し指示することによる長い進軍（長征）が有望であるように思われている。その展開は、最近、西ドイツの内外およびラインランドで示されている。精神医学には、ワイトブレヒトが「ナチスの時代の精神医学」の例で示したように、常に、政治的な目的のために誤用される危険がある。それは今日もまた、ヒトラー後の三十五年、ＳＰＫの終息から十年にして、「新しい偏狭なドグマ(125)」によって政治的に操作され、簒奪されようとしている。

内因性精神病と関連する、社会的・心理学的な周縁についての膨大な研究を批判的に回顧してみると、ベーク Böök とその共同研究者によれば、病原性について決定的な意味のありそうな所見はなにひとつない[11]。心因性および社会因性の研究が、宗教運動や「認識の衣をつけた世界観」[68]になっている限り、いわゆる精神の疾患から神話を排除しようとする努力のなかで、新しい神話を創ってしまっているのである。それは、その作用において、古いものよりも害が大きい。新しい経験的、精神医学的、実験心理学的、そして生化学的な研究は、その間に、いわゆる精神疾患の現象の脱神話化への条件をつくりだし、治癒不能性・影響不能性、それに他のすべての疾患とは基本的に異なるのだとする、固く根づいた観念を克服するための条件を作り出している。

第七節
治 療

　分裂病患者のリハビリテーションとして行われる社会療法の成果は、近代的な精神薬物を用いた治療に基づいている。精神薬物によって、治療の可能性は著しく拡大した。精神薬物（抗精神病薬や感情調整薬）は、急性精神病の症状を取り除き精神病の再発を阻止することに関して、社会療法や精神療法よりも明らかに優っている。もっぱら**抗精神病薬**による治療は、精神病の再発を抑制することで統計的に著しい効果を示しているが、一方、社会療法あるいは精神療法だけでは——個々の症例では疑う余地のない成果がみられるにもかかわらず——統計的な有効性は認められていない。

　対照研究によれば、もっぱら抗精神病薬で治療された分裂病者の一〜二年後の再発率は、プラセーボでの患者よりも著しく低い。さらに良好な結果は、抗精神病薬と社会療法とを組み合わせたばあいに見られ、一方、プラセーボと社会療法との組み合わせでは、プラセーボだけの場合よりも良い結果はみられなかった（ホガーティ Hogarty）[60]。抗精神病薬治療の再発予防効果は、服薬中断によっても証明される[24][51][60][62]。

　以下に、分裂病の身体的治療と、社会療法および社会復帰に関するもっとも重要な問題点を論じる。現代の精神薬物（クロールプロマジン：1953年）療法の時代が始まって以来、ますます影のうすくなったけいれん療法は、今日でもなお、ある特定の特別な適応の場合に行なわれている。いわゆるインシュリン昏睡療法は、今日では全く行なわれていない。

けいれん療法

　この原理は、てんかん性大発作を化学的あるいは電気的に誘発させることにある。

カルジアゾールでのけいれん発作の誘発（いわゆるカルジアゾールショック）は、1934年にフォン・メデューナ von Meduna によって初めて行なわれた。この方法は、精神薬物が導入される前に、さらに制御しやすく患者にはあまり負担とならない電気けいれん療法のため、ほとんど完全に捨て去られていた。

電気けいれん療法はビニ Bini とツェルレッティ Cerletti によって1937年に導入された。これは、てんかん性大発作を電流によって、週に二〜三回誘発させるか、あるいは重積して（二〜三日のうちに三〜四回のけいれん）行なわれる。全体として六〜十回、多くて二十回までのけいれん治療が行なわれる。

とりわけ重積法の場合には、一部の症例で記銘力と新規記憶の障害が見られる。これは、数日から数週のうちに再び消失する（健忘性の通過症状群）。かなりの患者が、なお長期間、精神的な作業能力の障害を感じる。作用機序は、中枢性－自律神経性の制御機構ないし生体アミンの代謝への侵襲が考えられている。

けいれん療法は、今日では一般に、**短時間麻酔**や、短時間作用する**筋弛緩剤**（パントラックス、サクシニール・アスタ）のもとで行なわれる。患者が短時間麻酔剤の注射により入眠すると、筋弛緩剤が注射され、約三十秒〜一分後に、この処置により著しく緩和された（軽い運動性発現だけ）けいれんが誘発される。以前、稀ならず見られた合併症、すなわち骨折（胸部脊椎の下部に圧迫骨折、上腕や大腿骨折）や脱臼は、この処置により避けられる。発作後の末梢性呼吸麻痺は数分つづくが、人工呼吸によってたやすく除かれる。

短時間麻酔の場合、筋弛緩剤の影響が現れるのを患者が意識せずに体験することに注意しなければならない。治療の後には、監視が必要である。なぜなら、多かれ少なかれ、なお長期に意識障害あるいは通過症状群が見られるからである。ルーチンの挿管は必要としない。しかし、長く続く無呼吸の場合に備え、挿管器具の準備はしておかねばならない。けいれん療法は、専門病院と麻酔医のもとでのみ実施されるべきであろう。

電極は、両側性に設置され、約60-130Vの200-900mAの直流の電流を、1/5-3秒間、頭部のこめかみに通電する。通電時間は個人の耐性の差によって変えられる。繰り返し行なうと、一般に、通電時間を長く、あるいは電圧を高くしなければならない。**単側性**の方法（両方の電極を優位半球に置かない！）では、同じ効果があって副作用は少なくなる。治療は、食前に（嘔吐や吸引の危険！）、ゴム製のくさびを噛ませ、あるいはマウスピースをつけた後に、施行されねばならない。

適応。けいれん療法は、今日では、精神薬物療法が奏功しない時にだけ行なわれている。[74][90] そこで、まず抗精神病薬と組み合わされ、そのままかあるい

は変更される。抗精神病薬療法の経過中、二～三回のけいれん治療により、抗精神病薬への反応性が改善され、その投与量を減少させることが可能となる。レセルピンでの治療の場合、まず二、三日間、レセルピンを含有する薬物を中断した後、けいれん療法が可能となる。一次的適応は、分裂病の場合、今日でもなお生命脅迫性（いわゆる悪性）緊張病である。禁忌は、器質性の脳傷害と重症の一般的な身体疾患（とりわけ心臓－循環器疾患）である。**循環病**の場合には、分裂病の場合よりもさらに頻繁に、薬物療法に抵抗性のうつ病がけいれん療法の（二次性の）適応とされている。

インシュリンショック療法。いわゆる大インシュリン治療（ザーケル Sakel：1935年）は、今日必要とされない。インシュリンで治療された分裂病の長期予後は、統計的に、精神薬物だけによって治療された患者の予後ほど良くはない。低血糖昏睡から再覚醒する時間と、引き続き持続する気分の穏やかになった病相は、インシュリン全盛の時代には、精神療法的な影響を及ぼすために使われた。インシュリンショック療法は、とりわけ、多くの若い分裂病患者の退行欲求を解放するために適していた。アルト・インシュリンの筋注によって生じ、グルカゴン（筋注あるいは静注）により終結する昏睡の前後の状態では、急性の身体に基盤のある精神病のすべての症状が観察される。治療は二～三ヵ月続けられる。致死率は、とりわけいわゆる遷延性昏睡により、1％である。

精神薬物療法

分裂病の身体的治療は、今日では本質的に近代的な精神薬物、すなわち抗精神病薬と感情調整薬による治療である。

適応の設定。これは、疾病学的（診断）および症候学的（標的症状群）な観点に従って行なわれる。分裂病の診断は、一般的に治療的な適応の設定、すなわち、ある特定の精神薬物、例えば抗精神病薬や（稀に）感情調整薬が使用されるべきであるとする、最初のまだ大まかな方向づけを可能とする。特別な治療的適応の設定、すなわち特定の抗精神病薬――あるいはまた感情調整薬――とその投与量を選択することは、標的症状群、すなわち実際の精神病理学的状態像に基づいている。抗精神病薬は（基本的に可逆性の）産出性－精神病性症状と症状群を鎮静し、とりわけ急性の、幻覚・妄想性の体験様式や、急性の思考滅裂、精神運動性の興奮、それに感情的な緊張を伴った動揺性の状態像を取り除くことができる。

精神薬物による治療は、精神病理学的症候群の正確な理解と厳密な診断を前提条件としている。少なくとも、精神病理学的症状群は、それが出現する疾患も、できる限り充分に見分けられなければならない。固定したあるいは全く動かすことのない適応図式は、もちろん作成されていない。なぜなら、精神薬物の作用は、個々の症例で、完全には見通すことのできないさまざまな要因に依拠しているからである。

　特定の抗精神病薬の選択に関しては、その強さをもとにした抗精神病薬の分類を知っておかねばならない【表15】。表では、もっとも重要な抗精神病薬と、急性分裂病性精神病の臨床的治療の際の一日平均投与量を記載している。

　抗精神薬を、穏和・中等度・強力・最強力という抗精神作用で分類することは、**産出性−精神病性の分裂病性症状学に対する作用の強度**に基づいている。その程度を測るものとして、パーキンソン症状群などの錐体外路性運動の随伴作用の強さが使用される。抗精神作用は、一般に錐体外路系への作用と結びついているため、薬物因性の錐体外路性減動、すなわち「抗精神

【表15】いくつかの向精神薬とその急性精神病の臨床治療に使用される経口1日投与量

向精神薬の強さ	一般名	商品名	平均一日投与量
非常に強力	Trifluperidol	トリペリドール	1-3 mg
	Benperidol		2-6 mg
	Fluphenazin		2-15 mg
	Haloperidol	セレネース	3-15 mg
	Flupentixol	メタミン	3-6 mg
	Pimozid	オーラップ	3-8 mg
強力	Trifluoperazin	トリフルオペラジン	10-20 mg
	Perphenazin	ＰＺＣ	24-48 mg
	Periciazin		30-50 mg
中等度	Triflupromazin		75-200 mg
	Clopenthixol		75-200 mg
	Chlorpromazin	コントミン	150-400 mg
穏和	Thioridazin	メレリル	200-400 mg
	Sulforidazin		200-400 mg
	Chlorprothixen	クロチキセン	200-400 mg
	Levomepromazin	ヒルナミン	200-400 mg
	Prothipendyl		200-400 mg
	Pipamperon	プロピタン	200-420 mg
	Perazin	タキシラン	200-500 mg
	Promazin		400-1200 mg

病薬性パーキンソン症状群」の強さが、抗精神病作用を測るものとして、また、**きわめて強力、強力、中程度、穏和な作用を有する抗精神病薬の細分**のための基準として使用されている。

　一日平均投与量は、【表15】で示したように、きわめて強力な抗精神病薬の場合、1-15mg、穏和なものの場合200-1200mgである。抗精神病作用の強さと、さまざまな薬物の投与量は、このように極端な相違がある。表ではその都度、いくつかの薬物が、一般名、商品名、一日平均投与量と一緒に挙げられている。きわめて強力な抗精神病薬には、ハロペリドール（セレネース）、トリフルペリドール（トリペリドール）、ベンペリドール、フルフェナジン（アナテンゾール）、ピモジド（オーラップ）が属し、強力なものには、パーフェナジン（PZC）、中等度のものには、トリフルプロマジン（ベスプリン）とクロールプロマジン（コントミン）が、穏和なものには、抗精神感情薬とも言われるが、クロールプロチキセン（トラキラン）、レボメプロマジン（ヒルナミン）とチオリダジン（メレリル）が属している。望むならば、すべての感情調整薬と抗精神病薬（まず、その適応領域が内因性精神病を含む）を、すでに感情調整薬（抗うつ薬）についてはキールホルツの図式に基づいて記載したように【図1】、移行列として整理することができる。この列は、デジプラミンタイプの輪郭のはっきりした純粋な感情調整薬から、アミトリプチリンタイプの、さらに抑制的な感情調整薬を経て、チオリダジン（メレリル）あるいはクロールプロチキセン（トラキラン）タイプの抗精神感情調整薬とも名づけられる穏和な抗精神作用を持った抗精神病薬へ、そしてまた、さらに中等度、強力、きわめて強力な抗精神作用を持った抗精神病薬につながっている。

　きわめて強力な抗精神作用を持った抗精神病薬は、いくつかの、とりわけ長期治療のための重要な長所を持っている。すなわち、**それほど強くない鎮静性の副作用や自律神経性の副作用、さらに強力で速やかにみられる「抗精神病」作用**である。ここでは、初期の著しい抑制相はなく、純粋な抗精神作用が見られる。それゆえに、きわめて強力な抗精神病薬は、高度の興奮に際してしばしば、ヒルナミン、トラキラン、メレリルあるいはスルフォリダジンタイプの穏和な抗精神病薬（抗精神感情薬）と一緒に併用されねばならない。大量の投与での強い鎮静的な速攻作用にはこれらの薬物が適している。「強い抗精神作用」は、このように「抗精神病性」の程度と関係があり、抑制作用とは関係していない。

　特別な薬物の選択と投与は、すでに述べたように、精神病理学的状態像、いわゆる**標的症状群**を目安にしている。幻覚妄想性症状群と緊張病性昏迷は、ハロペリドール（セレネース 3-15mg、すなわち 3×10〜3×50滴、あるいは強力ハロペリドール液、3×2滴〜3×10滴）あるいは ベンペリドール（グリ

アニモン2-6mg）あるいはフルフェナジン（アナテンゾール2-15mg）のタイプの強力な抗精神病薬で治療される。強い精神運動性興奮と不穏の場合、これらの薬物とレボメプロマジン（例えば50mgの筋注、三十分間隔で二～三回注射を繰り返す）の如き、強力な鎮静性抗精神薬が併用される。最急性で高度の興奮性分裂病の場合、緊急時には、5-10mg（1ccと2ccのアンプル）のハロペリドールの筋注あるいは静注（数時間後に繰り返すことが可能である）あるいはトラキランあるいはヒルナミン（一日250mgまでの筋注ないし400mgまでの経口投与）が使用される。目標症状としての高度の精神病性の（妄想－幻覚性あるいは緊張病性）興奮には、ヒルナミン、トラキラン、あるいはスルフォリダジンタイプのような大量の穏和な抗精神病薬が、これらの薬物の強力な鎮静の速効性を利用することから使用されている。穏和な抗精神病薬によって、最初の平穏な状態となってから、直ちに、あるいは初めて、強力な抗精神病薬が追加投与されることがある。穏和な抗精神薬を少量に、必要とあれば、長期の持続投与量（例えばヒルナミン100mg）まで漸減し、強力な抗精神作用を持った薬物、例えばセレネース15mgあるいはそれ以上の量への漸増が行なわれる。

　強い興奮と情動性緊張を伴う急性動揺性の症状群は、慢性の妄想様症状群よりもよく奏功する。外面的には整然として平穏な患者に見られる（稀な）体系的な妄想は、とくに治療に抵抗する。この場合、強力な抗精神病薬と感情調整薬、例えばアミトリプチリンとの併用が試みられる。

　精神薬物の作用様式とさまざまな作用スペクトル、それに起こり得るかも知れない副作用の知識は、欠くことのできないものである。患者は、治療の開始に際し、起こり得るかもしれぬ副作用について知らされねばならない。この危険性は、入院治療の際には減少する。主として最初の数ヵ月の治療期に起こる副作用と合併症は、病院ではよく知られていて、阻止することができる。引き続き、さらに外来で治療を続ける場合、入院中に薬物と投与量が突き止められた維持薬の個人的な相性をよく知っておく必要がある。入院治療は、今日では――かつてのけいれん療法のように――急性精神病の治療だけに使用されるのではなく、さらに退院後も続けられる特定の維持薬の調整あるいは再調整にも使われている。

　入院が必要となるのは、患者が適応できていないか不充分な時、あるいは標的症状群が変化して疾患が動揺したり、あるいは薬物の減量をする際に再調整が必要である時、そして外来での治療変更があまりにも困難で、危険

性があまりにも高い時である。自殺の場合——自殺率は5％の高さであるが——閉鎖の精神病棟への入院が必要である。ほかの危険から強制的な入院が必要となることは稀有である。

　最近の数年間、急性や慢性の分裂病性精神病が治療抵抗性である時、強力な作用を持つ抗精神病薬とデポ型抗精神病薬の大量投与が注目を集めている。老人患者や脳疾患や他の重症疾患の患者を除いて、この治療法は、例えば50-150mgのハロペリドールあるいは等価のベンペリドールの大量投与の場合、三週ないし最大八週までに限定される。その場合、きわめて異なった薬物動態によって、習慣的な投与領域で観察されるような、明らかな症例間の強い変動は——その割合は1：10から1：15！にもなるが——大量投与領域では見られない。危険で副作用が出やすい投与領域もありそうである。そこでは錐体外路性の副作用が生じるが、一方でその副作用は、その量以上かその量以下では——もちろん、またしてもかなり強い個人差が見られるが——きわめて稀にしか見られない。産出性－精神病性の症状を持った慢性分裂病の場合（混合性残遺、典型的な分裂病性欠陥精神病）、抗精神病薬の大量投与で改善と寛解が生じ、その後、抗精神病薬は再び慣習的な維持量へと減量される。急性の精神病の場合、その価値は産出性症状のより速やかな消褪にある。

　維持療法および長期療法。古くからの身体的治療法に対して、近代的な精神薬物の本質的な進歩は、外来でも行なわれている維持療法・長期療法さらに持続療法の可能性にある。**その目的は、精神病性の増悪を除去したあと、寛解を維持することであり、精神病性の再発（それとともにおそらくは構造変形もまた）を阻止し、持続的な社会復帰訓練のための条件を造ることである。**大多数の分裂病の場合、完全には寛解せず、維持療法が必要となる。早く治療を開始して、適切な薬物の適量を投与すれば、少なくともある期間の予後に、おそらくはまた長期予後にも、良い影響を与える。維持薬は、退院後の職業および家庭への復帰で不安定な時期の間、とりわけ重要である。一般には、部分的に寛解した患者の場合に、さらに長期治療、あるいはまさに持続治療として継続されねばならない。入院中に確かめられた維持薬は、管理と服薬を容易にするために、できる限り単純に（できるだけ一種の基本薬物だけに）するべきであり、さらに治療を続ける医師は、説得力のある根拠なしにはそれを変更するべきではない。

　多くの薬物の併用は、特別な適応でそれが必要となるときにだけ行なわれるべきである。とりわけ、感情調整薬と抗精神病薬あるいは穏和な抗精神病薬と強力な抗精神病薬との同時投与が問題となる。付加的な薬剤としてのみ、例えば顕著な内的不穏や不安の際に、ベンゾジアゼピン系の安定剤、例えばオキサゼパム（ハイロング）、ジアゼ

パム（セルシン）、あるいはディカリウムクロゼパット（トランキリウム）、あるいは、プロメタジン（ピレチア）が使用される。

　規則的に服薬ないし注射をしているにも関わらず、精神病理学的な症状群の変動があると、薬の調整が必要となり、必要とあれば、入院での再調整を要する。薬を根拠なく減量したり中止したりすることは、しばしば避けられない精神病の再発や再入院につながる。錐体外路性の副作用、とりわけパーキンソン症状群を避けるために、抗精神病薬は確かに抗精神病薬の閾値を越えて投与されるべきであるが、決して過量投与にならぬようにしなければならない。**抗パーキンソン剤**は、予防のためにルーチンで処方されるのではなく、錐体外路性症状の出現に際してはじめて処方され、一般には、抗精神病薬の投与量の減量が同時に行なわれる。長期治療の基礎薬として、すでに挙げられている根拠──鎮静と自律神経性副作用の欠如──から、強力な抗精神病薬が優先される。我々は例えばセレネースを1-6mgあるいはアナテンゾールを2-8mg投与する。なおさらに強力なトリペリドール（1-3mg）あるいはベンペリドール（2-6mg）もまた考慮される。穏和な抗精神病薬は、日常の鎮静の作用がない比較的少量で充分な場合に有用である。ここでは、メレリル（50-300mg）、トラキラン（150-300mg）あるいはプロピタン（80-180mg）が適している。

　すでに、古くからある経口服薬の遅効剤によって、長期治療は容易になっていた。アナテンゾールの遅効剤は二十四時間以上も持続的に作用し、一般に朝3-6mgの一錠で充分である。メレリルの遅効剤の場合、30-200mgまでで、数錠が使用される。一日の投与量は30-300mgの間で変えられる。デポ剤の場合、高い力価の抗精神病薬を筋肉内に注射して、運搬物質に結合した作用薬物をデポから順次解放してゆく。これには、パーフェナジン・エナンテート（ＰＺＣ－デポ）、フルフェナジン・デカノアート（アナテンゾール－デポ）、およびフルペンチキソール・デカノアート（メタミン－デポ）が属している。この剤型では、例えばアナテンゾール－デポの場合、12.5-25mgの筋肉注射を二〜三週の間隔で行なうことで充分である。ブチロフェノンから誘導された**フルスピリレン**は、商品名がイーマップ（Imap：intramuskuläres Antipsychoticum）と言われるように、筋肉内に週一回（3-10mg）投与される。注射可能なデポの抗精神病薬は、それゆえに、経口的に服薬される薬物よりもとりわけ優れている。なぜなら、多くの患者は、薬を定期的に服薬しないからである。

持続する効果が薬物自体に基づく真の長期持続性抗精神病薬は、ピモジド（オーラップ）とペンフルリオドール（セマップ）である。両方の科学的に互いに類似した薬物は、経口的に投与される。オーラップは1mgと4mgのカプセルが使用され、二十四時間作用する。一日量（2-8mg）を一度に朝、服薬できる。セマップの場合は、週にただ一回の服薬で充分である。しかし、毒物学的な検査によって、発ガン性（ラットでの膵臓ガン）を確実に否定することができないので、製造会社は最近セマップの販売を一時的に中止している。

治療の成功とその抵抗性は、二つの非可逆的な構成因子、すなわち「純粋欠陥」（純粋ポテンシャル減衰、力動不全）と「構造変形」とが、影響を受けやすく本質的に可逆的な産出性・精神病性の要因とともに、どの程度までそのときどきの症状群に関与しているのかに左右される。**構造変形**は、例えば体系的な妄想を持った分裂病の場合に、精神薬物に対して絶対的な抵抗性を示す。それに較べて、分裂病性由来のなかで見分けることのできない非特徴的な精神病後の**純粋残遺**は、ある範囲での影響を受ける。治療中に次第に頻繁に生じる非特徴的な残遺状態の場合には、特色のある感情調整薬での治療が試みられている。二年以内に回復する精神病後の無力性**基底状態**の場合と、現象的に類似した精神病に先行する前駆症の場合にも、そのような、さらに活発化させるデジプラミン・タイプの感情調整薬（キールホルツの模式図では、イミプラミンの左に位置する薬物）が使用される。例えば、デジプラミンの25-150mg（パートフランを朝と昼にそれぞれ一、二錠あるいは三錠）が投与される。その際、精神病の（再）発症の可能性に注意が払われなければならない。純粋残遺の場合、そのような薬物による精神病性再発の誘発はきわめて稀である。全体的に比較的安定した純粋残遺の経過中、しばしば、温和で、軽うつ的な、あるいは気分失調性・体感異常性の気分変調状態が見られる。内因性・抑うつ性の標的症状群が出現すると、循環病性うつ病の場合のように、すなわち内的な焦燥の場合には、アミトリプチリン・タイプ（例えばトリプタノール）のきわめて鎮静的な作用を持った感情調節薬で治療され、精神運動性制止が優勢な場合には、デジプラミンのタイプ（例えばパートフラン）の活性化させる作用の強い感情調整薬で治療される。

チオリダジン・タイプの精神感情調整薬もまた、純粋残遺の際に低量の投与が考慮される。それに対して、より大量に投与すると、鎮静作用によりしばしば不良な結果が生じる。時により、純粋残遺あるいは混合残遺の場合に、ハロペリドールやフル

フェナジン・タイプの強力な抗精神病薬の低量の投与によっても鎮静することなく、力動水準を安定して高めることが可能である。長時間抗精神病薬のペンフルリオドールに類似して、経口的に投与され、生命的・欲動的衰弱を長期に持続的に改善し、エネルギー水準を高めることのできる、真の長時間性の感情調整薬は今なお見られない。

　必要とされる**治療期間**は、非常に幅がある。精神病性の初発の場合、時には二回目の再発の場合にも、四ヵ月後の良好な寛解の際に治療を終結させ、長期の治療を思い留まることができる。精神病性再発が頻繁に見られ、典型的な分裂病性人格変化がある場合、純粋残遺あるいは混合性残遺が控えめに認められる場合にも、長期の治療が必要となる。しばしば、持続的治療によってのみ、安定した社会的リハビリテーションが可能となる。**分裂病患者の多くにおいて、精神薬物と支持的な精神療法による外来治療が選択される**。多くの患者の状況は、現在行ないうる方法がすべて利用されるならば、今日でもすでに、きわめて良好であるはずである。退院した分裂病者のほとんどは、あまりにも短い期間で、不充分にしか治療を受けず、あるいは引き続き治療を受けていない。分裂病患者では、その後に病後歴をとった時まで適切な治療を行なっていたのは25％だけにすぎない。長い罹病期間の後もなお治療が必要であるが、ボンの研究では、分裂病に罹患している多くの患者は、今日なお、効果的な長期の治療をつづけていない。それゆえに、再発と再入院（「回転ドア精神医学 Drehtür-Psychiatrie」）が頻繁に見られる。早期診断と早期治療、それに持続的で適切な、長く充分に続けられる維持療法があれば、分裂病患者の社会状況は、全体として、今日よりも本質的に良くなるであろう。さらに外来で行なう治療およびその後の治療で直ちに行なえる方法は、病院、精神科開業医、それに一般医との共同作業である。選択される方法は、すでに述べたように、多くの患者の場合、精神科医と、あるいは大学での必要な精神医学的基礎経験をもっている一般医による、精神薬物療法と精神療法（支持的精神療法）との併用である。

リハビリテーション、社会治療

　分裂病患者の維持療法の場合、純粋な身体疾患の治療、とりわけその長期治療の場合と較べて、薬物療法がはるかに必要であるが、薬物治療だけで

は、最適な治療効果をもたらす充分な条件ではない。人間としての患者の要求、医師の人格、できるかぎり良好に保たれる医師－患者関係、それらが同じように重要であり、多くの患者にとっては、投薬よりもさらに重要である。一般的には、まず精神療法的な指導や社会療法的な指導によって、きわめて良好な成果が得られる。しかし、数年にわたって薬物療法だけで再発がなく、社会的にも順応し、部分的な寛解状態で病識も見られる分裂病患者もいる。疾患やその残遺にもかかわらず、患者に残された固有の活動性を治療によって掘り起こすことは、近代的な社会治療におけるあらゆる努力の基本原理である。多くの場合、そこでは生産的な活動性を維持するため、持続的な刺激を慎重に与え続けるのである。

　分裂病者のリハビリテーションは、身体の患者の場合と同じように、一般的な原則に従うことができる。それは、分裂病患者のための特別なリハビリテーション概念がないということではない。分裂病の場合に限らず、一般的には、一面的な医学モデルでは不充分なのである。

　分裂病患者の場合、ウィングWingによる三種類の障害、すなわち**内的**（一次性・疾病規定性）、**外的**（病前性）、そして**二次性**（社会性）の障害が区別される。さらにまた、一次性の障害の場合には、いわゆるマイナス症状とプラス症状との間の区別がなされる。いわゆるマイナス症状は、例えば情動、疎通性、欲動、それに言語の貧困であり、それは、社会的刺激によって減少し、「社会的に惨めで」、恵まれず、保護管理的・受動的状況によって増悪する。いわゆる**施設化**（ホスピタリズム、精神病院症状群）であり、二次的な（社会的な）障害の、もっともよく知られたタイプである。このことは、マイナス症状と同じように疾病の中核であるにもかかわらず、社会的な環境にかなり左右される、いわゆる**プラス症状**にもあてはまる。プラス症状とは、妄想や幻覚あるいは思考減裂のような、産出性－精神病性症状であり、精神病性の再発は、社会的な過剰刺激によって、より頻繁に、より強く生じるのである。日常生活のストレスに対する耐性閾値は低下する。部分的に寛解した分裂病患者は、非特異的で普遍的な負荷にはきわめて敏感である。再発の危険性は、強い感情の誘発によって高められる。そこで、性的な接触、家族内あるいは病棟での強い緊張、過剰に強いられるリハビリテーションやグループ治療が、しばしば精神病性の再発あるいは悪化の誘因となる。自殺のリスクは、少ない刺激よりも、むしろ過剰な刺激によって高くなる。

　自閉性は、刺激の乏しい環境を好む傾向と、ある一定の社会的距離を保

持する傾向であり、一部は二次的なものである。純粋残遺の場合には、自己体験性の認知性基底欠損に対する防衛処置の表現と考えられる。社会的刺激は、一種の施設化による二次的な障害を防いだりあるいは除去したりするが、ただ量的だけでなく質的にも、精神力動的な過程、おそらく個人精神療法やグループ精神療法での強力な情動による刺激とは異なっているように思われる。抗精神病薬投与は、普遍的な日常のストレスによる精神病性再発の誘発を阻止する。どのようにすれば過剰な刺激が避けられるかという問題は、誘発因子が非特異的で普遍的である場合には答えることが難しい。過剰な刺激によって誘発性に作用する因子は、例えば過剰な管理、支配、批判のある領域にあり、また強い感情的関与のある領域にも見られる。そこでは、そのような一般的な示唆はともかくとして、特異的なものはない。そこで、目的とされる予防もまたほとんど不可能である。過少な刺激と同様に過剰な刺激は、一次性の障害の二つの面に不利に作用するため、過少刺激によってマイナス症状は増悪し、過剰な刺激による精神病性再発への傾向が促され、患者は精神病の初発後、二つの異なった危険な領域の間にある狭い稜線の上を歩いているようである。それゆえに、**社会における仕事面での過剰刺激と過少刺激との間のバランスを構築し維持することが、リハビリテーションの本質的な目的でなくてはならない**。親族と同じように治療者にとっては、適切な刺激の量と、適切な接近と距離の枠を守ることが重要である。治療者よりも、しばしば保護的で巻き込まれ過ぎる親族にとって、そのような態度はなおさら困難である。純粋残遺や混合性残遺を伴った患者は、時が経過するうちに、その障害の様式についての注目すべき経験を得ることができる。人間関係の範囲を守り続けようとする彼らの努力は、一般にはきわめて当然なことである。

　疾患とは関係のない**外的な障害**によって、病前の性格構造と病前の知的水準がその経過とリハビリテーションの機会に影響を及ぼしている。病前性格の特殊性、とりわけコミュニケーションの障害は、おそらく最も重要な外的障害を示している。外的な障害と誤ってみなされるものの一部は、実際には、内的なもので疾患に規定された障害である。疾患は、精神病が初発する前の数年間あるいは数十年間に、非特徴的な前駆症や前哨症状群のなかでしばしば現れる。最近になってはじめて、この前駆症状や、現象学的に類似した精神病後の純粋残遺が、治療概念のなかに取り込まれている。非特徴的残遺を示す患者や、混合残遺や慢性の純粋精神病をなお示す患者さえも、古典

的な分裂病学説が考えるよりも多くの、自由で批判的な洞察力を持っている。この完全な、核心では荒廃していない人格によって、この一般的には完全な責任能力のある患者が、自分自身のための行動をすることができるのである。ここに、学習理論に基づく治療手段を発展させ、否定的な社会的偏見を打破するために、長期的な課題に取り組む手がかりがあるのである。

　多かれ少なかれ、非特徴的な状態や残遺を基盤にした力動性や認知性の**基底障害**は、前駆症のなかでも証明される【表10】〔140頁〕。基底欠損は、患者のふるまいから直ちに明らかになるわけではないので、それを確認するには、患者自身による知覚に拠らねばならない。基底欠損は長期の疾患経過の後でも見られ、あるいは再び認められるようになるために、学習心理学に基づく治療手段を適用する条件が生じる。二次的で社会的な障害だけではなく、一次性の疾病に規定された基底障害の場合でもまた、克服や代償の試みがなされ、行動のトレーニングによって欠損に立ち向かうことができる。これらの試みは、欠損に対する個人の反応を表わしている。そこでは、例えば二次的な自閉として、社会的な領域にかかわっているかも知れないのである。リハビリテーションは、将来、患者間の相違や患者個人のなかでの変化が見られる基底欠損（例えば、表出と受容という会話の障害、選択的な注意、思考や運動の干渉、そして自動的な熟練した動きの障害）と関連することになるであろう[119]
（文献46・48を参照）。

　今日ではすでに、**練習プログラム**や個人に適した作業の選択について取り組みがはじまっている。例えば、言葉の了解と会話の認知障害の場合には、最初は短くて易しいテキスト、その後に長く難しいテキストを毎日練習することによって、読解力と会話を改善させる。しばしば脳器質性疾患の患者に似た、語彙・知識や能力を再び取り戻すための特別なトレーニング・プログラムが示される。本来は安定のために役立っているが、そのうちに習慣となっている妨害的な回避反応は、一歩ずつ崩していかねばならない。基底欠損に基づく行動障害がある多くの例では、洗顔・着衣・外出のような単純な日常の行動さえも、再び訓練されねばならない。症状を誘発する条件は、おそらく、新しく見通しのよくない混乱した状況、あまりにも強力で矛盾した情動的刺激、あるいは時間的な圧迫であって、それらは避けるべきである。認知性の一次的障害を考えると、明快な指導、見通しのある状況、関係者の筋の通った行動が有益であり、ヒエラルヒーをなくして、役割の区別をなくし、患者と介護職員との自然発生的な対決をなくすということには疑問がある。

　適切なトレーニング・プログラムは、純粋残遺のなかで競合する反応傾向の抑圧のために減衰した能力を改善する。なぜなら、精神病の寛解の後、習

慣性ヒエラルヒーの崩壊がさらに進行することはないからである。患者は、どの程度仕事の能率や社会的干渉に関する負荷に耐えることができるかを学ぶことができる。しかし、患者にとって、社会や仕事の領域で適切に行動することは、常に、健常者にとってよりもはるかに大きな努力を伴っている。それゆえに、代償を阻害する退却反応や、あるいは患者自身による日々の労働時間の限定も許容されるべきである。

　臨床の、いわゆる急性精神医学においても、リハビリテーションははじめから、すべての努力の目標である。病院では、**作業療法** Werktherapie（エルゴテラピー Ergotherapie）をできるだけ早く、入院してすぐに職業療法として始めなければならない。個々の方法は、はじめから、リハビリテーションと二次性予防を目的とした全体の治療プランのなかで統合されるべきである。退院後は、外来でのさらなる治療が必要であり、一部の患者では、完全な社会復帰の前の、中間施設で作業課題を漸増してゆく段階的なリハビリテーションが必要である。中間施設とアフター・ケアの社会奉仕の他に、仕事や職業に関係する強力なリハビリテーションプログラムがなければ、リハビリテーションの成果を改善することはできない。

　この十年間に、**作業療法** Arbeittherapie と**職業に関連したリハビリテーション** berufsbezogene Rehabilitation の近代的な形が、社会治療の、いわゆる社会情動的方法に対して、前面に押し出されてきている。明快な構造をもち、正常な労働生活に適合した生産的な作業療法と、適切な報酬体系を持った職業に関連するリハビリテーションとは、他のすべての方法よりも優れている。その際には、段階づけられた負荷のある作業療法的な準備と、方法の段階づけが重要である。強制は、精神病の再発を生じることがある。もはや自由な労働市場へ復帰することのない患者は、**保護的な仕事場と障害者工場**が必要である。適当な親族のいない患者には、**保護的な住環境**、すなわち里親から保護的な住居あるいは寄宿舎までが必要である。

　作業場の選択では、障害の種類と特徴を考慮しなければならない。しばしば、作業場での他の人間との関係やつきあいが、作業そのものと同じように重要である。要求水準と実行可能性との行き違いは、とりわけインテリのリハビリテーションの場合に気づかれる。とりわけ、親族と治療者が社会的ユートピアの風潮のなかでいる場合、獲得し得るものに対する冷静な観察眼が欠けていて、そのような事態になるのである。

　社会情動的・精神力動的な方法 sozioemotionale und psychodynamische Verfahren は、まさ

に基底障害についての新しい認識と、情動的な過剰刺激によって危険性が増すことを考えて、一般的には用いられない。これは、精神分析的な個人療法あるいはグループ療法と見なされ、分析的な家族療法やいわゆる治療的共同体の意味での、精神社会的な活性化の大雑把で未分化な概念と見なされている。分裂病者の自然な経過と較べて、これらの方法や他の精神力動的な方法によって良好な結果が得られたという確かな報告は、今日までなされていない。強力な感情的接触、転移過程あるいはグループ内の緊張によって、さらに強い情動を作り出し、不可欠な防衛を危険にさらす方法はすべて、分裂病者のリハビリテーションには禁忌である。

　精神分析的な方法の場合、その技法の特殊性は、持続的に、献身的に患者と交流し関わること以外にあまりない。そのほかには、理解し得ない時間と体力の消耗に加えて、治療者の人格が決定的である。この分析的な構えに関しては、パウル・フェーデルン Paul Federn によって発展された概念が、何よりもこの新しい所見に正当な評価を与えている。彼が勧めるものは、患者の傷つきやすさの亢進を顧慮することである。「挑発してはいけません。あまりに積極的であってもいけません。すべてを理解するためには、あなたの精神分析的興味とあなたの情熱を押さえなさい」（文献63を参照）と、彼は言う。

　多くの神経症患者に適した個人中心のグループ精神療法は、分裂病患者にとっては自殺のリスクのために不適切である。それに対し、多かれ少なかれ中立的なテーマを中心にしたものは有用である。そのほか、ここでも問われるべきことは、何が必要であり、危険性を高めるのは何かである。社会的な相互作用を訓練し、活性化し、そして洗練し、グループ・ダイナミクス的視点への方向づけを行うことは、その状態の特殊性が許される限りにおいて可能である。その際、相互尊重の教育とならんで、現実関係やトレーニングと能力という視点の確保が不可欠である。

　長期間併用され、実行され、支持されてきた精神療法は、適切な治療法ではあるが、それは一般的に、薬物療法による維持療法を併用した場合だけである。このように年余にわたり行われ、規則正しいアドバイスを与える**支持的精神療法**は、助言の内容が一般に、薬の処方を含めた具体的な生活上の問題や疾病上の問題に限られているものの、障害されていない人格部分を強化し、精神病性の体験を制御する能力を改善することができる。そこでは、基底欠損を考慮しながら、患者がその際の危険な負荷を認識し、精神病の再発の最初の徴候を知覚し、それを避けあるいは克服する適切な方法の習熟を助

けるのである。

　リハビリテーションが必要な範囲（規模）については、今日なお、いかなる詳細な報告もなされていない。一部の患者は、作業の準備と職業に関連したリハビリテーションを必要としており、大部分の患者は、特別なリハビリテーションを必要としていない。それを必要とするのは、おそらく常に分裂病患者の総数の約3-10％であり、彼らは長期の入院施設で看護されねばならない。リハビリテーションによる成功率の経験的な分析は、手厚いスタッフを備えた最適な条件であってもなお、限界があることを示唆している。他方、長期の経験的な治癒率は、社会的治療をしなくとも56％であって、最近まで考えられていたよりもかなり高いことは記憶しておくべきである。

解　説

（林 拓二）

　ゲルト・フーバー教授が八十歳の誕生日を迎えたのを記念するシンポジウムが、平成十四年の秋、ラインの流れに面したボンの静かで落ち着いた雰囲気のあるホテルで開催された。このヴァイセナウ・シンポジウムの基本テーマは「精神病理学、それは枯渇した鉱脈なのか？」というものであり、私もまた「非定型精神病とシュナイダーの分裂病」という演題での講演を依頼されて参加し、我々がこれまで行なってきた非定型精神病に関する研究とともに、シュナイダーの分裂病概念との相違を報告した。

はじめに

　本書は、フーバーによる**『精神医学――学生と医師のための体系的教科書** Psychiatrie: Systematischer Lehrtext für Studenten und Ärzte*』*第三版の抄訳である。私は、本書出版直後の1982年から1983年にかけて、フーバーが主宰するボン大学精神科に在籍した。その間、本書を少しずつ訳出したが、出版には至らなかった。その理由としては、1980年に登場したアメリカ精神医学会によるＤＳＭ－Ⅲが国際標準となり、日本もまたその影響を免れなかったことと、さらに、医師国家試験重視の教育体制が全国の大学に広がり、精神医学にも「正しい標準」を教育することが求められ、自由の学問とされた精神医学もまた、自由が束縛される傾向を強めてきたことがあげられる。それが、本書のような、どちらかといえば個性的な教科書の出版を躊躇させたのであろう。

　本書の初版は1974年に、著者が五十二歳の頃に出版され、続いて改訂第二版が、そしてこの第三版が1981年に出版された。その後も改訂を重ねな

がら、1994年には第五版が出版されている。フーバーは八十歳を過ぎた現在もなお活発な執筆活動を続けており、第六版を準備中であると聞く。このように、本書はドイツ語圏の読者に広く受け入れられ、学生のみならず精神科医師のための代表的な教科書の一つとなっている。この間、世界的な潮流である操作的診断基準を無視することはできなかったようで、改訂を重ねることによってICD-10（WHOによる国際分類）を大幅に採り入れてはいる。しかし、教科書とはいえ、内因性精神病の記載はフーバー独自の見解に基づくものであり、その基本的な方針に変わりはない。前駆症・前哨症状群・純粋欠陥などの概念から発展させた基底症状や基底状態の概念は、決して派手なものではないが、粘り強く精緻な長期の経過研究に裏づけられた成果であり、基底状態から産出性－精神病性症状の発症を考える彼の構想は、立場を異にする研究者にも多くの刺激を与え、ドイツ精神病理学の一方の旗頭として、多くの研究者の注目を集めてきた。

　フーバーはあくまでもシュナイダーとヤスパースに準拠した記述現象学を堅持しており、臨床に忠実なハイデルベルグ学派の正統を受け継ぐものである。そして当原書は約五百頁に及ぶ大冊でもあることから、本訳書では、精神医学の基本的立場と"内因性精神病"の部分を訳出した。この部分こそが、フーバーの真髄といえるものであり、五十年にわたるフーバーの臨床経験をコンパクトに要約したものと言えるからである。本書は、彼自身の分裂病研究の全貌を知るのにも最適なモノグラフと言ってもいいだろう。

　なお、本書第五版は八百頁に近い大著であり、版を重ねて大幅な増補がなされているが、"内因性精神病"の項に追加されたものは、「ボン大学基底症状評価尺度 Bonn Scale for the Assessment of Basic Symptoms: BSABS」の詳細と、「分裂感情病」への言及、それに「ボーダーライン」や「頓挫型」に対するフーバー自身の見解である。そうした第五版の追加部分については、大幅な引用を行ないながら、ここで解説をしておきたい。

内因性精神病についての補記

① BSABS ── 基底障害構想の背景

　精神分裂病（統合失調症とも呼ばれる）は、今なお謎の多いものであり、そ

の存在さえ、まだ結論の出ない未解決の問題といってよい。しかし、シュナイダーは明確に、身体に基盤のある精神病（外因性精神病）と同じく、分裂病や循環病などの内因性精神病もまた、疾患による結果であると仮定する。
「**精神医学の三分体系** Das triadische System der Psychiatrie」の図（本書6頁）に示すように、これらは、原因がなお不明ではあるものの、心的資質の異常な偏倚（正常からの偏倚）とは異なり、正常と較べても明らかな質的相違を示すとされる。このシュナイダーの仮説 Hypothese は、臨床の現場の多くの精神科医が共有するものではあったが、遺伝学・生化学・生理学さらには脳画像を用いた研究によっても、明確な証拠を明らかにすることはできなかった。ＣＴが出現する時代のはるか前、1957年にすでにフーバーは気脳写（脳室に空気を注入してＸ線で撮像）を用い、脳脊髄液腔、とりわけ第三脳室の拡大（すなわち基底核領域の萎縮を疑う）を伴う「体感症性分裂病」を分裂病の第四の亜型として提唱していた。1968年にはさらに同僚のペニンとともに分裂病者の特定の臨床像（妄想気分などを示す基底状態）と非特異的な脳波所見（パーレンリトミー）との相関について報告するなど、一貫して分裂病の身体因を解明しようと試みていた。

このような文脈のなかで、シュナイダーの弟子であり精神病理学者でもあるフーバーは、分裂病性欠陥状態の精緻な観察から、脳の実質と関係の深い substratnahe 基底症状を見出そうと努力している。1966年に発表された論文「内因性精神病の純粋欠陥症状群と基底状態 Reine Defektsyndrome und Basisstadien endogener Psychosen」は、シュナイダーの仮説を補強し、それを確認しようとする試みであった。

私は大学を卒業後、十数年間、私立の精神病院を臨床の拠点としながら、慢性分裂病の治療に取り組んでいたが、当時、読んだ論文で興味深かったのは、レオンハルトによる欠陥分裂病の記載であり、このフーバーの論文であった。私は、この論文を忠実に訳して、ある個人的な研究会で報告したことがあり、今なおその草稿は手許に残している。時代は、精神医学を医学の枠内で捉えることに反対し、社会的な側面を過度に強調する「反精神医学」の潮流が全世界的な勢いで広がり、精神医学における生物学的研究は片隅に追い遣られ、脳を扱い、遺伝を云々することには、かなり大きな覚悟を必要としていた。

しかし、「臨床の現場で、目の前の患者のために何をなすべきか？」という議論とともに、病気の本態に迫り、その根本的な治療の可能性を探ること

もまた、我々精神科医の果たすべき課題であるはずであった。私が滞独した1980年代初め、ボン大学ではなおフーバー教授を批判するビラが撒かれていたが、反精神医学に対するフーバーの見解は一貫しており、本書の記載に見られるように、いささかのぶれも見られない。

フーバーは、分裂病が進行したとき、脳疾患とは明確に区別される特異的な変化を生じるとするM・ブロイラーの学説に疑いを挟むことから研究を始めている。そして、多くの患者において、幻覚や妄想、シュナイダーの一級症状や二級症状、さらには分裂病性の自閉やプレコックス感でさえも疾病の経過中に消褪するが、衝動性、生気性、統合能力の減弱、目的志向性や目標設定の障害、情動や志向性の制御の障害、負荷に対する耐性の欠如、脱抑制、対人関係の能力の不足などは、分裂病性の症状というよりも、器質性の脳疾患の際に見られる精神的な減弱状態に対応するものと考えた。

このような本質的には不可逆性で分裂病特異性のない欠陥状態を、彼は「**純粋欠陥** reiner Defekt」と呼び、産出性 - 精神病性の症状形成の基盤をなすと考えている。フーバーが「基底状態」と呼んでいるものは、このように特徴的な分裂病症状を発症させる基盤となる状態であり、そこでは、脳の器質性疾患に見られる症状ときわめて近縁の症状が認められるとするものである。フーバーによる"生物学的"精神病理学（'Biologische' Psychopathologieとでも言えようか）は、「純粋欠陥」や「基底状態」の概念から始まっており、これがフーバーの精神医学の原点と言ってよいだろう。

「純粋欠陥」の状態にある患者は、人格の中心には決して本質的な影響を受けておらず、人格変化はわずかであって、欠損症状を自ら知覚している。そして、時間が経つにつれて、批判的に距離をおく力を身につけ、社会的な刺激による危険や、干渉的でわずらわしい影響への抵抗力のなさを考慮し、自らを遮蔽する。ここに、非可逆性とされるものの、環境からの影響を受けやすく、患者に残された固有の活動性を治療によって掘り起こす可能性が残されている。そこで、精神科リハビリテーションや社会復帰活動の効果が期待できるとされる。このように、分裂病に特徴的な症状は乏しいものの、患者がその欠損を自覚することは、「純粋欠陥」のほかにも、精神病後の「可逆性残遺状態」や、発症に先立つ「前精神病状態」（前哨症状群と前駆症に分けられる）の際に認められる。そこで、この三つの状態はそこに現れる現象が重なっていることから、いずれも（広義の）「**基底状態**」と呼ばれるようになっている。

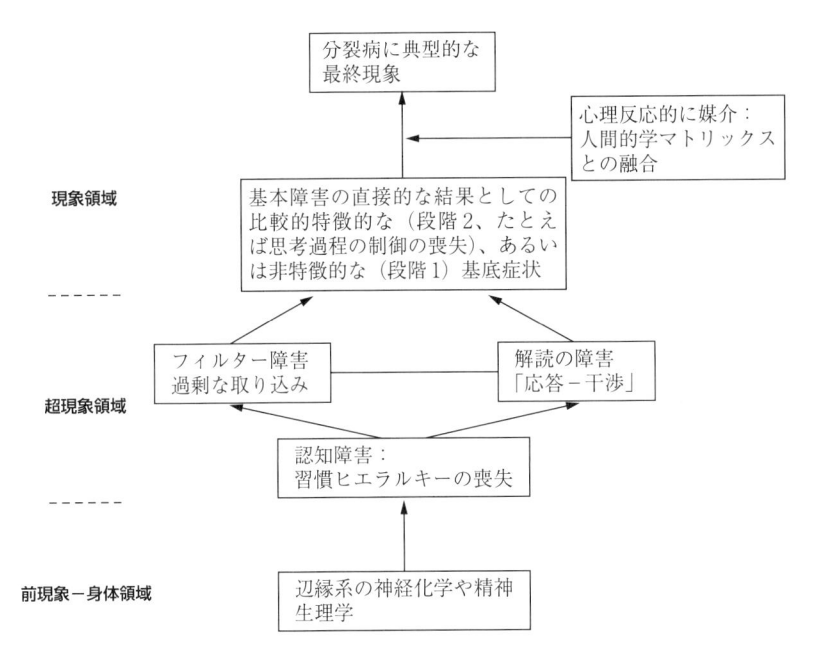

```
                    ┌──────────────┐
                    │分裂病に典型的な│
                    │  最終現象    │
                    └──────┬───────┘
                           ▲            ┌─────────────────┐
                           │←───────────│心理反応的に媒介：│
                           │            │人間的学マトリックス│
                           │            │  との融合       │
                           │            └─────────────────┘
              ┌────────────┴──────────┐
              │基本障害の直接的な結果としての│
 現象領域      │比較的特徴的な（段階 2、たとえ│
              │ば思考過程の制御の喪失）、あるい│
              │は非特徴的な（段階 1）基底症状│
              └──▲──────────────▲──────┘
 ------           │              │
              ┌───┴─────┐   ┌───┴─────┐
              │フィルター障害│   │解読の障害 │
 超現象領域    │過剰な取り込み│   │「応答－干渉」│
              └──────▲──┘   └──▲──────┘
                     │          │
                  ┌──┴──────────┴──┐
                  │ 認知障害：      │
                  │習慣ヒエラルキーの喪失│
                  └────────▲────────┘
 ------                     │
                     ┌──────┴──────┐
 前現象－身体領域     │辺縁系の神経化学や精神│
                     │生理学        │
                     └─────────────┘
```

【図 A】精神病症状の成立（基底障害仮説）

　精神疾患の症状発生を考えるとき、遺伝型 Genotyp から表現型 Phänotyp に至る一連の連鎖を考えるが、遺伝子から精神症状の発生に至るまでにはさまざまな要因が絡まり、この間にはきわめて大きな間隙がある。我々が行なってきた画像研究や精神生理学的研究もまた、この間隙を埋めようとするものであったが、一般的にこの領域を大きく三つの領域に分けて考えることが多い。すなわち、上部構造から下部構造へと並べると、「現象領域」「超現象領域」そして「前現象－身体領域」の三領域である【図 A】。

　分裂病に典型的な症状の発生の基盤と考えられているのが基底症状である（現象領域）が、神経化学や精神生理学的な身体的基盤（前現象——身体領域）との間の、超現象領域に仮定されたのが、「習慣性ヒエラルヒーの喪失」の概念であり、いわゆる情報処理の障害と考えられている。本書でも記載されているように、ここでは、長期記憶から動員された情報システムが非経済的に拡大し、あまり重要ではなく、状況にもふさわしくない瑣事なものが「過剰に取り込」まれ、その状況に一番ふさわしい反応がもはや選択されることなく、競合する反応傾向が抑えられる。そして、流入する情報を分析、比較

解　説　187

【表A】 ＢＳＡＢＳの主要カテゴリーの一覧

A.	直接的マイナス症状を伴う力動欠損（DMS）
A.1	疲弊感や疲労感の亢進
A.2	睡眠欲求の亢進
A.3	緊張力、エネルギー、根気、「我慢強さ」、の減弱
A.4	意欲、活動性、活力、生気、自発性、の減弱
A.5	決断力の不足、決断力の弱化、決断不能
A.6	情動の変化
A.7	疎通性や症状発現の障害
A.8	特定のストレッサーに対する、精神的な負荷能力の減弱
B	間接的マイナス症状を伴う力動欠損（IMS）
B.1	特定のストレッサーに対する、精神的な負荷能力の減弱
B.2	感動しやすさの亢進、興奮しやすさの亢進
B.3	反応性の亢進、強迫、恐怖、自己精神性離人症
C	認知性思考、知覚、行動（運動）障害
C.1	認知性思考障害
C.2	認知性知覚障害
C.3	認知性行動（運動）障害
D	体感症（セネステジー）
E	中枢性‐自律神経障害――不眠や、特定の物質に対する抵抗力の欠如を含む
E.1	中枢性‐自律神経障害
E.2	不眠
E.3	アルコール、カフェイン、ニコチンや他の物質に対する抵抗力の欠如
F	克服の試み（付加カテゴリー）

し、構成する複雑な処理や、記憶素材の評価を調整する脳のなんらかの過程が障害された結果として、反応と解釈に混乱が生じ、最も蓋然性が高い解釈を選択することができなくなる。そこで、自己関係づけの傾向が強まり、プトレマイオス的態度、すなわち、世界の中心に自分がいるとする、独善的態度に陥るとされる。

　基底状態にある多数の症例から得られた様々な自覚症状は、基底症状としてＢＳＡＢＳ（ボン大学基底状態評価尺度）にまとめられた。【表A】は、その主要カテゴリーの一覧である。

　このような「基底症状」は、原則的に以下の順序で発展するとされている。すなわち、まず非特徴的な基底症状（段階１）が現れ、ついで、ある程度独特な表現形式の訴えが見られ（段階２）、さらに何年か後に、心理反応的に媒介（基底症状と人間学的マトリックスとの融合）されて、分裂病に典型的な精神病症状（段階３）が出現する。陰性症状が出現するのは、その後とされ

【表B】第１段階の基底症状から、第２段階へ、そして一級症状への変遷

非特異的 第１段階の基底症状	特異的 第２段階の基底症状	一級症状 （シュナイダー）
非特異的身体感覚	体感症	身体幻覚
思考過程の緩除化（C.1.12） 思考自発性の障害（C.1.13）	思考干渉や途絶 (C1.2, C1.4)	思考奪取、思考吹入
ぼんやり曇って見える (C.2.1) 光過敏（C.2.2)	他人の顔かたちの知覚変化 (C.2.3.5)	妄想知覚
精神運動性緩除化（C.3.4)	運動干渉、自動症状群 (C.3.1, C.3.2)	意志の作為体験

る。

　精神症状を三段階に分けて考える構想は、フーバーの精神医学においては、基底症状の他にも、体感症や妄想知覚において既に見られる。非特徴的な症状から特徴的な症状へ、すなわち、明らかな産出性－精神病性症状への発展を考えるのであるが、「体感症」の場合は、心気症（段階１）から始まり、狭義の体感症（段階２）へ、そして作為の色彩を有する身体幻覚（段階３）を考える。また「妄想知覚」においても同様に、妄想気分（段階１）から、自己関係づけの妄想（段階２）へ、そして狭義の妄想知覚（段階３）に発展すると考えていた。この段階３はいずれの症状にしても、シュナイダーがすでに「一級症状」と考えたものであり、分裂病に特有なものである。基底症状構想をもとにこれらをまとめたのが【表B】であるが、参考としてここに掲げておく。なお括弧の中は、ボン大学基底症状評価尺度の項目である。

　ＢＳＡＢＳの原形は、ハイデルベルク大学精神科で用いられていたハイデルベルク・チェックリストである。その後、フーバーらは「ボン研究」の対象となった202名の患者の所見をもとに、1987年に103項目におよぶ症状チェックリストを完成させた。そこでは各基底症状が一定の標識を用いて定義されている。【表A】および【表C】から【表G】に示したのは、フーバーの『教科書』第五版に掲載されているボン大学の基底症状評価尺度の各項目である。

　ＢＳＡＢＳと類似の尺度として、1982年にアンドリアセンが作成したＳＡＮＳ（陰性症状評価尺度）がある。これは診察者による患者の行動観察と家族の報告を主な情報源とする点でＢＳＡＢＳとは異なり、陰性症状を単

【表C】直接的マイナス症状を伴う力動欠損（BSABSの主要カテゴリーA）

BSABS	直接的マイナス症状を伴う力動欠損
A.1.1	疲弊感、疲労感、全般性衰弱と疲弊、弱々しさ、能力不全（IMSはない）
A.1.2	疲弊感、疲労感（IMSを伴なう）
A.2	睡眠欲求の亢進
A.3.1	緊張力とエネルギーの減弱
A.3.2	根気と「我慢強さ」の減弱
A.4	意欲、活動性、活力、生気、自発性の減弱
A.5	決断力の不足、決断力の弱化、決断不能
A.6.1	基本気分と情動の共感能力の変化
A.6.2	様々な感情の質を類別する能力の欠如
A.6.3	他人の価値感情の肯定や共感感情の弱化
A.6.4	接触を望む気持ちの減弱
A.6.5	病相性の抑うつ性気分変調
A.7.1	接触を望む気持ちがあるものの、接触する能力は減弱する
A.7.2	症状発現の障害
A.8.1	稀で予期できない、特別に新しい要求に対する、精神的な負荷能力の減弱
A.8.2	日常的な、一次性の感情とは中立の社会的刺激に対する、精神的な負荷能力の減弱
A.8.3	時間に迫られた仕事、あるいは急速に変わる様々な要求に対する、精神的な負荷能力の減弱
A.8.4	注意を割く能力がない

IMS: 間接的マイナス症状 (indirekte Minussymptome)

【表D】間接的マイナス症状を伴う力動欠損（BSABSの主要カテゴリーB）

BSABS	間接的マイナス症状を伴う力動欠損
B.1.1	身体的あるいは精神的な職業上の要求に対する、精神的な負荷能力の減弱
B.1.2	稀で予期できない、特別に新しい要求に対する、精神的な負荷能力の減弱
B.1.3	日常的な、一次性の感情とは中立の社会的刺激に対する、精神的な負荷能力の減弱
B.1.4	時間に迫られた仕事、あるいは急速に変わる様々な要求に対する、精神的な負荷能力の減弱
B.1.5	天候の影響に対する、精神的な負荷能力の減弱
B.1.6	情動に影響される事件に対する、精神的な負荷能力の減弱　通常はもっぱら体感症の形で、IMSを伴う
B.2.1	感動しやすさの亢進、興奮しやすさの亢進
B.2.2	日常の事件によって、心を動かされやすくなる
B.2.3	他人の苦しみによって、心を動かされやすくなる
B.2.4	興奮性、易刺激性の亢進
B.3.1	反応性の亢進、素朴さ、無頓着さ、こだわりの無さがなくなる
B.3.2	強迫症状

B.3.3 恐怖症
B.3.4 自己精神性離人症

【表E】認知性思考障害（BSABSの主要カテゴリーC1）

BSABS	認知性思考障害
C.1.1	思考干渉
C.1.2	特定の思考内容の強迫的保続
C.1.3	思考促迫、思考疾駆
C.1.4	思考の途絶
C.1.5	集中力の障害
C.1.6	会話での理解の障害
C.1.7	会話での表現の障害
C.1.8	超短期記憶の障害によって引き起こされる計算能力の障害を含む（超短期記憶の）即時保持の障害
C.1.9	短期記憶の障害
C.1.10	長期記憶の特殊な構造的障害
C.1.11	分類不能な記憶障害
C.1.12	思考過程の緩除化・困難化
C.1.13	思考自発性「思考エネルギー」の障害
C.1.14	再視覚化の障害
C.1.15	表象と知覚、あるいは空想表象と記憶表象の弁別障害
C.1.16	象徴把握の障害（具象化傾向）
C.1.17	「主体－中心性」－自己関係付けの傾向

【表F】認知性知覚障害（BSABSの主要カテゴリーC2）

BSABS	認知性思考障害
C.2.1	ぼんやり曇って見える、一過性の盲、部分視
C.2.2	光過敏、ある刺激に対する過敏、光視症
C.2.3	他の視覚性知覚障害
C.2.4	音過敏、要素幻聴
C.2.5	聴覚性知覚の変容
C.2.6	嗅覚、味覚、感覚（触覚）領域の知覚変化
C.2.7	知覚の意味理解の障害（即時判断の障害）
C.2.8	感覚性過覚醒
C.2.9	知覚の細部への固着
C.2.10	自らの行為の知覚の連続性の障害
C.2.11	現実感喪失

【表G】認知性知覚障害（BSABSの他の視覚性知覚障害 C.2.3 の亜型）

C.2.3	他の視覚性知覚障害
1	後退視と近接視
2	微小視と巨大視
3	変形視症
4	色彩視の変化、多色視
5	他の者の顔や姿の知覚変化
6	自分の顔の知覚変化（いわゆる鏡像現象）
7	知覚対象の偽運動感
8	複視、斜視、逆転視
9	距離の評価の障害、対象の大きさの評価の障害
10	対象の輪郭の解消
11	変形巨視
12	異常に長く視覚刺激を保持する、以前に実際見たものを数分から数時間後に、後から見ること

純に基底症状と対応させることはできない。SANSはDSM-Ⅲの分裂病を、陽性分裂病と陰性分裂病に分けようとし、陰性分裂病を言語貧困化と感情平板化などを主徴とする従来の荒廃状態に近いものと考えている。しかし、ここでは疾病の経過における病状変遷と、横断面での異種混合状態が無視されているため、フーバーは、陰性分裂病から陽性分裂病へは滑らかな移行があり、陰性分裂病と陽性分裂病との間の固定的な区別はできないとしている。BSABSの基底状態は、疾患の最初の徴候であり、この基底状態を基盤にして産出性‐精神病性の陽性症状が発展する。そして、陽性症状が消褪したあとに再び、基底状態が見出されるとされる。このフーバーの基底状態は、もっぱら主観的なものであり、患者の自己描写によって見出すことができるものである。このように、基底症状と陰性症状と全く同じものではなく、本書には「基底症状は、発生期の、いわば産出性の小さな陽性症状」と考えられる、と記載されている【表C・D】。

② 分裂感情病について

クレペリンが、内因性精神病を早発性痴呆と躁うつ病に分類した時から、両者のいずれにも分類しがたい症例が多数あることに気づかれていた。シュナイダーもまた「中間例」と呼び、クレッチマーは「混合精神病」と記載し、我々は、それを「非定型精神病」と呼称してきたが、一般には「分裂感情精神病」という名称が用いられてきた。このような中間型について、フーバー

は『教科書』第五版で、新たに分裂感情性中間領域の章を設けて記載している。ここではまず、ICD-10（F25）の定義が紹介される。すなわち、同時に（あるいは数日もせず）分裂病性症状と躁うつ病症状が同じエピソードで発現する場合であり、異なるエピソードにおいて分裂病症状と感情病症状が認められる時には、この名称は使わない。

　フーバーは、これらの中間領域の症例が、多くの著者によって内因性精神病の独立した型とみなされていることを述べたあとで、自らの見解を次のように記載している。

　　近代的な診断体系では分裂病の一部に、DSM-Ⅲ-Rや、ICD-10では、二桁のカテゴリー、F2「分裂病、分裂病型、そして妄想性障害」のなかに分裂感情障害（F25）として分類されている。これらの名称のなかには長い間、感情性精神病と分裂病性精神病との間の中間型あるいは「中間例」（シュナイダー）が含まれてきた。とりわけ、カザーニンによる分裂感情精神病、レオンハルドやペリスによる類循環精神病、あるいはスカンジナビア精神医学における分裂病様精神病もまた、そのようなものである。このような、分裂感情性中間領域の精神病がそもそも「自然な境界」を持った疾患単位であるかどうかの疑問を、我々はシュナイダーに倣って否定されるべきであると考えている。分裂病性精神病と感情病性精神病との間に「断点」はなく、非連続性は証明されていない。
　　精神病理学的症状学や経過は、むしろ特発性精神症状群の連続性仮説に利があると思われ、分裂病と循環病の間には如何なる鑑別診断学も存在せず、ただ鑑別類型学があるに過ぎない、とするシュナイダーの言葉には説得力がある。
　　分裂感情精神病は、分裂病よりも予後は良好であり、感情病性精神病よりも予後は不良である。このことは、多診断による比較を可能にするために、それぞれの著者によって診断基準が明確に定義された病型や病態で認められている。

　ここで、フーバーはボン研究のデータに基づき、分裂感情病の経過について言及する。

　　シュナイダーの基準による分裂病のボン研究の全症例から、カザーニン、スピッツァーら（RDC）、アングストらの基準による「分裂感情」精神病、レオンハルドやペリスによる「類循環精神病」の四つの型の精神病が取り出された。
　　この分裂感情性中間領域の四つの精神病のタイプは、それぞれ不良な転帰（典型的な分裂病性欠陥症状群）の割合がきわめて少ない。完全寛解の割合は、ボンの分裂病研究の全症例と比べ、有意に高い。しかし、ここではまた、約1/3に精神病理学的な完全寛解が、そして2/3に持続性欠損症状群が見られる。すなわち、稀な典型的欠陥状態（16%）と並んで、主として軽度の純粋欠損症状群が52%に見られる。
　　この純粋欠損症状群を形成する力動性-認知性の基底症状が、分裂感情障害（それ

はシュナイダーによると、おそらく分裂病と循環病の間の連続した中間に位置している）にも、分裂病の場合と同様に常に証明される。この所見は、特発性の精神症状群の連続仮説を支持するものである。

フーバーは繰り返し、「分裂病と循環病の間には如何なる鑑別診断学も存在せず、ただ鑑別類型学があるに過ぎない」とするシュナイダーの言葉を引用する。彼は両者の境界は明確でなく、基底症状もまた循環病に認められることから、両者の連続的移行を考えており、言うなれば、単一精神病 Einheitpsychose の概念に大きく傾いているように思われる。分裂感情病の独立を多くの研究者に納得させるデータは、現在のところまだ乏しいと言わざるを得ないのは確かであろう。

この四つの分裂感情精神病に使用されるクライテリアは、ボン研究によればほぼ長期予後にとって良いメルクマールである。
1. 最急性の発症
2. 疎通性の良い一次性人格
3. 内因性の抑うつ症状
4. 精神−反応性の誘発

分裂感情精神病の場合、長期の経過にとって都合の良い指標が多くなると、シュナイダーの分裂病よりも長期予後は有意に良くなる。シュナイダーの分裂病では良い指標はまれであり、悪い指標がしばしば認められるのである。

分裂病と循環病とを識別する特定の基底欠損が、基底症状の範囲内で証明されるとき、典型的な内因性うつ病（純粋なタイプの循環病）の際の基底症状の存在もまた、連続仮説と一致する。産出性の分裂病性精神病への移行に関係がある基底症状として、認知・知覚・行動の障害と狭義の体感症は、分裂病の場合の方が、循環病の場合よりも頻繁に認められる。

ここで述べられた所見、それにクレペリンの法則の相対化（長らく考えられていたよりも、分裂病の経過はずっと良く、感情性精神病の経過はずっと悪い）、さらに分裂病と分裂感情精神病に長い間先行する前駆症状群の、精神病理学的な指標としての認知性基底症状の証明もまた、一般的には「不連続性の欠如」であり、その上さらに、遺伝性の所見もまた、特発性の精神症状群の連続性概念を支持することができるかもしれない。

分裂病の場合に類似し、カザーニン以来、多くの著者によって修正されてきた分裂感情精神病の概念に関しては、さまざまな定義があって一致することは少ない。他の根拠からも、たとえば、一級親族と双生児による家族研究や双生児研究の場合、極めてまれにしか長期の疾患経過が考慮されず、生涯にわたる疾患経過が考慮されていないために、遺伝研究で同じ診断概念が適用されたにしても結果はさまざまであり、一致は見られない。遺伝研究が指摘するのは、分裂感情病の発端者の親族には、分裂感情精神病と同じく分裂病も存在し、単極性や双極性の感情病もまた存在することであり、分裂病に近い患者と感情病に近い患者とを分離してみたとき、親族での同型表現

Homotypieの傾向自体は強くない。分裂感情精神病の、病因的におそらく異種と考えられる遺伝規定性の病型は、いまだに見出されていない。

　フーバーは分裂感情病に関してこのように締めくくっているが、分裂感情病と類似の概念である非定型精神病の独立性を主張する我々としては、ここで一言、言及することを許していただきたいと思う。

　周知のように、非定型精神病は満田の臨床遺伝学的調査研究によって基礎づけられ、その後多くの研究者によって、日本で発展してきた概念であり、分裂病と躁うつ病の中間（てんかんを含めると、三つの疾患圏の中間）に、独立した非定型精神病という疾患群を考えるものである。

　非定型精神病の独立性を明確に示したデータは、満田による家族内精神病の調査結果であるが、非定型精神病の親族の精神病は、63名中41名が非定型精神病であり、12名の躁うつ病と3名のてんかんが見出されたが、定型分裂病の患者は全く認められなかった。一方、定型分裂病の家族内精神病は、69名のうち66名が分裂病であり、非定型精神病は全く見出せなかった。このように、家族内精神病には、いわゆる同型表現Homotypieの傾向が認められ、定型分裂病と非定型精神病とは、遺伝的に異なった背景を持つことが示唆されている。この結果はきわめて綺麗なデータではあるが、現在の基準から見れば、非定型精神病の診断基準が曖昧であるとの批判は避けがたく、参考文献として掲載はされているものの、本書の文中においての記載はなされていない。

　我々はこの二十数年間、満田の非定型精神病の概念を検証し、その生物学的基盤をさまざまな研究手段を用いて解明しようと努力してきた。

　ここで、我々が呼ぶ非定型精神病とは、急性に発症し、挿間性ないし周期性の経過をとり、予後は一般に良好であるとされるものであり、とりわけ、その病像は、躁うつ病にみられるような情動障害がまれならず前景を占め、活発な幻覚や妄想体験をともなった錯乱ないし夢幻様状態が見られ、なんらかの意識障害が疑われることが多いものである。一方、定型的な精神分裂病と考えられるものは、概ね慢性かつ推進性に経過し、思考、感情、意欲など人格全般の障害を示し、症状は単調で変化に乏しく自閉的な生活態度を示し、その基盤には人格の退行過程が考えられる。このように、我々は、非定型精神病の背後に意識の病理を見、精神分裂病の背後に人格の病理を考え、これが両疾患の基本的な差であると考えている。この分類において常に問題となるのは、再発と寛解を繰り返しながら、ある種の欠陥像を呈する

症例が少なからず認められることであり、病像と経過を見れば非定型精神病に類似するも、その転帰を見れば従来の精神医学では問題なく分裂病と診断される。しかしながら、遺伝負因などの家族内背景の調査では、これらの症例は典型的な非定型精神病と類似した所見を示し、我々はこれらを非定型精神病の一型と考えている。我々がひとまず「急性精神病の遷延型」と呼んだこのような病型は、生物学的所見からも我々の推論を支持するデータが示されている。すなわち、我々が行った探索眼球運動の検査結果では、定型分裂病よりも非定型精神病に近い値を示していて、我々はこれらの症例を分裂病ではなく、非定型精神病の一型とするのが妥当であると考えている。シュナイダーは「ここには、鑑別診断学は存在せず、あるのは鑑別類型学であるに過ぎない」と述べるが、それにもかかわらず、我々は単なる類型学的な分類Typologyではなく、疾病学的な診断、すなわち疾病学Nosologyを目指しているのであって、精神症状の詳細な分析を行なうとともに、生物学的所見に基づいた疾患の分類を志向している。この点で、我々はフーバーとは対立する立場に位置する。我々は、フーバーが精神症状の基本に生物学的基盤を考え、精神症状の総合的な理解を追及していることに常に知的な刺激を受けながらも、疾患分類のための「自然な境界」を求めてきた。

　フーバーは、躁性あるいは抑うつ性精神病の病相は確かに消褪するが、病相後の人格水準が再び以前の状態に回復しない経過を示す場合が存在することを記載している。そして、そのような転帰の場合、彼は「循環病性シューブ」と呼び、分裂病性疾患の非特徴的な残遺（純粋欠陥）とは精神病理学的に区別することができないと主張している。そこで、分裂病と循環病との間には明らかな境界はないとするのだが、病因によってこれらを分類する可能性がないわけではない。

　確かに、症状性精神病におけるように、同一の病因によっても異なる症状が出現することはよく認められる現象である。一方、同じ病像を示しても異なる病因を有することも稀ではない。分裂病や躁うつ病などは、単に症状学によって分類したのであって、本来の診断とは言えない。しかし、我々が一貫して行なっているのは、生物学的所見に基づく精神疾患の分類の可能性である。

　我々は、これまでに様々な機器を用いて検討を行なってきている。まず、行なったのはＣＴなどによる画像研究である。ここでは、定型の分裂病において、フーバーが確認した気脳写による第三脳室の拡大所見のほか、前頭葉

あるいは側頭葉の萎縮を思わせる所見が見られた。これらの所見は、発病初期よりすでに認められるものであったが、非定型精神病の脳では右シルビウス裂周辺に進行性の形態学的変化が生じる可能性が推測された。これは、分裂病の脳には進行性の所見が見られるとする最近のいくつかの報告に一致して、注目するべき所見かもしれない。すなわち、分裂病性精神病（非定型精神病を含む）は、比較的早期に形態学的変化が見られ、発病後はさほどの変化が認められない一群と、進行性の形態学的変化を示す一群に分かれる可能性がある。もちろん、分裂病性精神病の所見には、あまりにも大きな幅があり、まったく所見のないものも少なからず認められる。このような所見の全く認められない一群を加えれば、分裂病性精神病は脳の形態学的差異に基づいて大きく三群に分けられると言えようか。同様な結果は、多かれ少なかれ、ＳＰＥＣＴやＭＲＩでも認められる。さらに行なった事象関連電位や探索眼球運動による研究でも、非定型精神病と定型分裂病との間に有意の差が認められた。我々はこれらの研究成果を、フーバーが主幹をつとめる"Neurology, Psychiatry and Brain Research"誌に主として発表してきた。たしかに、定型分裂病の生物学的検査では、正常対照群と比較すると、統計的に有意の差を示す所見が認められることが多い。しかしながら、躁うつ病（循環病）から分裂病へ至る滑らかな移行、すなわち連続仮説に対し、我々が得た所見がエビデンスとして弱いことは認めざるを得ず、いまだ有効な反論を出せてはいない。しかしながら、弱い所見であるとしても、多くの臨床所見や生物学的検査所見が積み重ねられつつあり、それらの所見を総合したとき、妥当性のある、新しい疾患分類の体系が姿を現すことになるかも知れない。そこに見えてくるのは、おそらく満田が描いたシェーマであり、中心に非定型精神病をおき、周辺にてんかんと躁うつ病、それに分裂病を配した図になるかと思われる。

③ ボーダーラインや頓挫型はどのように理解されるか？

分裂感情病に関する記載とならんで、フーバーの『教科書』第五版で追加された項目は、いわゆるボーダーライン borderline と頓挫型 Formes frustes である。

ボーダーラインの概念は、通常、**ボーダーライン障害やボーダーライン症状群**の同意語として使用されているが、分裂病や感情障害などの内因性精神病と、精神病質性あるいは神経症性人格障害との間の中間領域、あるいは境界領域を意味している。いわゆるボーダーライン - 神経症は、すでに1938年に、「古典的な精神分析にとって、

あまりにも病的」であり、すでに精神病の疑いを抱かせる患者として定義されている（シュテルン）。このボーダーラインの概念と、さまざまなボーダーラインの構想に関する歴史は、我々の世紀の開始にまでさかのぼり、ストーンによって記載されている（ヴァイセナウ・シンポジウムでの発表）。

ボーダーラインについては、正常からの偏倚として考え得るのか、あるいは分裂病の頓挫型と考えるべきなのか、多くの研究者間あるいは学派間でも議論の多いものである。フーバーは、基底状態との関係で詳しい論述を行なっている。

以下に、フーバーの記載を引用する。まず、最初には、ボーダーラインの二つの見方を概略している。

精神分析的に解釈された人格障害。それは独立した診断学的単位とみなされている。ここには、**ボーダーライン人格構造**（カーンバーグ：1967年）が含まれ、精神病と人格障害ないし神経症の間に存在し、特徴的な自我構造によって明らかになる。持続性の性格特性として理解される症状は、とりわけ、とりとめのない、浮動性の不安、恐怖、ヒステリー性もうろう状態、心気症、転換症状（身体幻覚！にまで達する）、強迫症状、それに特定の倒錯である。

精神病性障害——たとえば身体幻覚あるいは妄想思考——は、一過性に生じるか、あるいは転移の状況においてのみ出現する。このタイプは、現実検討能力が保持されている（このことは基底状態の分裂病者でもまた存在する）ことから、分裂病と区別される。さらに、グリンカーやグンダーソンの意味でのボーダーライン人格障害がここに含められる。ＤＳＭ－Ⅲ－Ｒは、ボーダーライン人格障害と分裂病型人格障害とに分類する。

特発性の分裂病や感情性精神病との境界領域。分裂病の場合、症状が乏しい疾患か発病時の疾患が問題になる。それは、ほかの診断クライテリアによって、分裂病性精神病とすることができなかったものである。ボーダーラインのこのような局面は、分裂病性（そして感情病性）精神病の、スペクトラムの存在が前提となる。それは、疑う余地のない**中核の病型**や、より軽くてあまり目立たず、確認するのが難しいか、あるいは全くできない**周辺型**から成り立っている。それは、さまざまな名称で、また、ボーダーラインとしても記載されている。ケティらや、そして後には、エンディコットやスピッツァーのグループは、**ボーダーライン分裂病**Boderline-Schizophrenieと定義し、ストーンやアキスカルは情動性精神病の**ボーダーライン偏倚**Borderline-Varianten der affektiven Psychosenと呼んでいる。古いボーダーラインの概念の場合、基準となるのが特徴のはっきりした分裂病であった。一方、その後（1950年以来）情動性精神病との関連がより強くなり、この点では、ＤＳＭ－Ⅲ－Ｒの気分失調性障害との関連が強調されている。この**分裂病型人格障害**は、おそらく分裂病との遺伝的な関連が認められ、サスとケーラーによって定義されたクライテリアによって、神経症と人格障害から区分される**ボーダーライン分裂病**とほとんど同じである。

次に、ボーダーラインとの関連で、ＩＣＤ-10の記載である「分裂病型障害」（F21）や「特定の人格障害」（F60）が紹介される。

　分裂病型人格障害とボーダーライン分裂病は、ＩＣＤ-10では「分裂病型障害」として分類される。このカテゴリーは、（我々の考えでは、当然）一般的な使用を薦められない。なぜならば、（単純型）分裂病との――また、分裂病質性（妄想性）人格障害との――いかなる顕著な境界も存在しないからである。ここでは、以下の八つのメルクマールのうち三～四個の指標が「少なくとも二年続き、持続的に、あるいはエピソード的に」証明されるべきであるとされる。冷たい、しばしば楽しみの欠如と関係のある情動。奇矯な行動。社会的でない関係。「関係念慮、妄想性念慮、あるいは奇妙な、空想的な確信と自閉的な沈潜、しかしそれは、本来の妄想表象にまでは達しない」。内的な抵抗がない強迫的詮索、しばしば、醜貌恐怖、性的内容や攻撃的な内容を伴う。「時には身体感情障害や離人症や現実感喪失体験」（ＢＳＡＢＳの主要カテゴリーのＤやC.2.11に対応する）。思考と言語は曖昧、迂遠、隠喩的、わざとらしく、しばしば常同的である。錯覚、幻聴や他の幻覚を伴った「一過性で、ほぼ精神病性のエピソード」が、ときおり見られる。**この分裂病型障害は、また、我々の考えでは、分裂病の遺伝的な「スペクトラム」に属する。**
　ＩＣＤ-10で「**特定の人格障害**」の項に分類された「**情緒不安定性人格障害、ボーダーライン型**」は、ＤＳＭ-Ⅲ-Ｒのボーダーライン人格障害に対応していて、Ｋ・シュナイダーの気分不安定性の人格障害にも概ね相応する。これらの患者の特徴は、ＩＣＤ-10によれば、情動の不安定性と並んで、患者自身の自己像、目的、それに強いが気まぐれな関係性の傾向を持った（性的でもある）「内的な選択」の不明確さと混乱であり、これらは、自殺脅迫あるいは自傷性の行動を伴って、繰り返し情動的なクリーゼとして現れる。

　ここから、フーバーは自らの研究結果を踏まえ、ボーダーライン症状群の一部が分裂病の頓挫型と考えられると主張し、分裂病性疾患の基底状態として理解できる、と自説を展開する。

　ボーダーラインの概念やボーダーライン障害から、潜伏性や頓挫型の分裂病、いわゆる**頓挫型**との多種多様な関連が生じる。その議論は、同時に科学的精神医学の始まりにまで遡り、分裂病性疾患の**基底状態**にまで広がる。経過研究は次のことを示している。すなわち、いわゆるボーダーライン症状群の一部は頓挫型として、あるいは分裂病性疾患の基底状態として理解され得る、と。いわゆるボーダーライン障害は、なお完全には発展していない、あるいはもはや発展しない前精神病性の基底状態、精神病後の基底状態や、分裂病性疾患の頓挫性の亜型との症状学的一致が、広範に見られる。頓挫型仮説は、分裂病性疾患の基底状態との関連に基づいて、特定のボーダーライン障害を分裂病の症状形成のほぼ中心に引き寄せる。
　伝統的精神医学では、すでに次のことが明らかである。すなわち、診断学的範疇があまりにも粗くて、多くの分類されない症例が残されていること、そして、あまりに

も狭い分裂病概念を訂正するために、「境界症例の診断」が必要であること、である。

主として遺伝に規定された他の疾患の場合のように、分裂病の場合にもまた、次のことを考えに入れるべきである。すなわち、明らかな分裂病性精神病の家族に、頓挫型が存在すること、そしてその頓挫型は、分裂病に属すると考えるのは困難であるか、あるいは全く考えられないものである。このことは、産出性－精神病性の分裂病性エピソードによって診断が確認される分裂病についても、前精神病性および精神病後の多かれ少なかれ非特徴的な経過期に当てはまる。この非特徴的な状態は、他の分裂病概念を用いても横断像で決して捉えられないのであり、この数十年の間に、そこで見られる基底症状に基づいて、広義の基底状態として記載されるようになったのである。

長期研究の成果、すなわち、古典的および現代的な分裂病概念によって診断したこれらの症状は、ただ一過性－エピソード性の症状として出現し、患者の多くは、ほとんどの間、診断に重要である分裂病の典型的な症状が欠け、むしろ多かれ少なかれ非特徴的であり、分裂病とはみなされない病像を示すというものである。しかし、そのような成果は、長い間、精神病研究に真剣にとりあげられることはなかった。

分裂病の大多数は、ほとんどの期間、典型的な分裂病性の状態を示さない。たとえ、長期の経過を考慮しても、である。

主として病相性あるいはシューブ性に経過するボン研究の分裂病は、平均して4.4回の産出性－精神病性の症状発現を示し、それは、中間値として十四ヵ月持続した。このことは、二十二年間の経過観察の平均的な期間の場合、患者は約五年間のみ産出性－精神病性、残りの十七年間は精神病ではなく、多かれ少なかれ非特徴的な――いずれにせよ、典型的な分裂病性のものではなく――力動的な認知性の基底欠損に罹っている（もし彼らが精神病理学的に完全寛解していない場合であるが）。

診断の統一と合意の目的のため、二、三の確かな症状、典型的な分裂病と見なされている症状が、まさに今までの慣例に従って固定されたことから、疾患の症状学における臨床的で科学的な本質が議論されなくなってしまった。

頓挫性分裂病の患者、あるいは前精神病性や精神病後の基底状態の患者によって、力動性や認知性の欠損として知覚され、記述された基底症状は、段階1の基底症状として――また段階2の基底症状としても――長い経過期間中、非精神病や神経症の領域とは区別されない。それゆえに、たとえば、難なく認められる質的に独特な一級症状とは異なって、信頼性をもってそれらを診断するのがきわめて困難である。この経過観察は、ボーダーラインないし神経症性障害として診断された多くの患者が、分裂病性疾患の前精神病性や精神病後の基底状態であること、神経症とみなされる内因性精神病の基底状態が、典型的な疾患像とは異なっていることを示している。それは、症状の重心が変化し、よく見られる精神病理学的現象が後退し、その他のあまり知られていない、診断的にも重要でない現象が見られるようになっているからである。

分裂病の一級症状のような、派手な症状とは異なり、非特徴的な基底症状の把握にはかなりの困難がつきまとう。ここで、フーバーは基底症状について詳しく説明し、その評価尺度である「ボン大学基底症状評価尺度」につい

て言及する。

　充分に長い経過観察と基底症状の現象学の知識によって、この識別が可能となるのは、精神病性と非精神病性症状の部分的な共通表出にもかかわらず、経過中に、ある程度特徴的な段階２の基底症状が、すなわち、特定の認知性の思考、知覚、そして行動障害、あるいは狭義の体感症が見られ、最後に、産出性－精神病性の一級の体験様式が出現する時である。
　精神病後の可逆性や非可逆性の基底状態と前精神病性の前駆症や前哨症状群との間に、大幅な現象学的一致が見られる。そこで、我々はまず、基底症状を記録する研究の手段を得るため、ボン研究で非可逆性の基底状態（純粋欠損症群）を示した202名の患者から出発した。ボン大学評価尺度は、**他者による評価方法**であり、フランクフルト症状質問表 Frankfurter Beschwerde-Fragebogen: FBF とは異なっているが、しかし、ＦＢＦのように、もっぱら患者による自己描写に基づいていて、いわゆる陰性症状を理解するための尺度（ＳＡＮＳ）とは区別される。ＳＡＮＳの情報源は、まず、診察者による患者の観察である。
　このように、基底障害の構想は、陰性症状の概念と一致するものでない。ＤＳＭ－Ⅲによる分裂病の陽性分裂病と陰性分裂病への分類は、陰性分裂病が陽性分裂病に移行し、逆もまたあり得ることが考慮されていない。しかしまた、横断的な症状群だけが考慮されると、陰性分裂病のクライテリアによって、均質でない状態が見出される。すなわち、分類不明な純粋残遺と混合性残遺、一部の典型的分裂病性欠陥精神病、それに施設病 Institutionalismus の症例である。
　分裂病性疾患の基底状態における基底症状は、主として主観的なものであり、ただ患者の自己描写によって見出すことができる。
　患者は、いわゆる陰性分裂病とは異なり、批判的な距離をとり、洞察、議論、防衛、代償、自己実現への能力を有する。彼らは、以前の様に「もはやそうすることができない」ことを知覚し、現実コントロールが失われていることを嘆くのである。
　現実検討の乏しさ poor reality testing は、ボーダーライン障害の定義では除外基準とされているが、分裂病性疾患の基底状態においても見られない。この状態では、患者の基底欠損は欠損として知覚され、共有され、患者はほとんどの時間、自己知覚や自己想起ができる状態にあるので、彼らは、また克服と自助の戦略をとることができる。

　フーバーは、基底症状が状況因性にも強く変動することから、リハビリテーションや社会復帰活動の可能性に言及している。社会的な付き合いや仕事に関して、いかに負担を感じるかを学び、症状が出現して状態が悪化する状況を避ける。彼らの自閉は、しばしば二次的なものであるとされる。

　治療とリハビリテーションにとって重要であるのは、基底症状が、症状の発現や顕在化に関し、単に内因性ではなくて、状況因性にも強く変動することである。
　ある危機的な状態での基底症状の出現は、仕事の負荷がある場合や、特定の日常の状況（病気によって減退した情報処理能力を、過大に要求する）や、あるいは、情動に刺

激されて「最小限度の契機」がある場合に、自己を知覚する能力を保持して、患者がどのようにして、特定の状況を避けることにより症状の誘発と強化を防ぐのか、そして、どのようにして彼らは、特定の行動様式やテクニックによって、障害を代償し、その影響の下で障害を軽減することができるのかを学ぶことができる。患者は、そのような**克服、遮蔽、そして回避の行動**（BSABSのカテゴリーF）を、比較的過剰な刺激がある不利な状況で発展させるのである。

患者は、社会的な付合いや仕事に関して、いかに負担を感じるかを学び、症状が出現して状態が悪化する状況を避ける。彼らの自閉は、しばしば二次的である。臨床に役立てるための推論や、適切な心理学的ならびに薬物精神医学的な治療構想の発展は、ジュルボールド、フーバー、そしてグロスらによって行なわれた。

分裂病性疾患の、あまり明らかでない基底状態（たとえば、最小残遺、軽度の純粋残遺）は、しばしば「能力低下の傾向」であり、良好な環境との関係で大幅に代償されうる。基底症状は、経過中、明確に個人内で、内因性のみでなく状況因でも変化するので、しばしば発作性、あるいは病相性に生じ、基底状態の構想は素質－ストレスモデル、あるいは脆弱性モデルとほとんど同じである。

基底状態と基底症状は、これらが、もっぱら分裂病に見られるという意味で、決して特異的なものではない。循環病性うつ病や脳疾患の場合にも、部分的には観察される。しかし、一般には段階2であり、段階3への移行は、健常者の場合や、疑いなく精神反応性の障害とされる場合には見られない。

このことは、精神的な症状と脳器質性に規定された症状、非精神病性の症状と精神病性の症状の間の現象学的な交錯が見られる領域において、一般的な限定のもとで当てはまる。**この部分的な共通表出**が見過ごされ、基底状態と我々の臨床的な眼では段階1である基底症状が、非精神病の患者の類似の障害と区別されないということが気づかれなければ、基底症状は精神的な障害のある人間の共通なメルクマールであり、一般的な認知性障害の表現であるという考えが生じる。なぜなら、我々が特殊化し識別する能力は、ここでは充分でないからである。それは、同じように、同じ頻度で、いわゆる神経症や非精神病性の人格障害の場合に、分裂病と同じように生じるのである。

さらに詳しい分析と経過の観察から、特定の認知性基底症状（BSABSの主要カテゴリーC・D）は、産出性－精神病性の、分裂病を証明する一級症状との関連や移行があることが示されている。この基底症状に関しては、それらがこの移行症状を介して、診断学的に重要な古典的分裂病症状と結びついていることが証明される。ボーダーライン症状群として診断される状態の多くは、特発性の分裂病性精神病や分裂感情精神病の前駆症、あるいは精神病後の基底状態と理解される。

これに関して、我々の考えでは、ボーダーラインの基本構造が仮定される（ヒステリー性の基本構造の転換神経症症状は問題とならない）時、精神身体的な研究をしている医師たちの経験が役に立つ。彼らは、精神身体障害、たとえば機能的な心臓症状や胃腸症状、あるいは不安症状群の場合に、抗精神病薬の服用を薦めている。精神療法と精神薬物療法を同時に行なう場合、しばしばかなり費用のかかる精神療法や——それは、特発性の精神病の基底状態の場合にも必要とされる支持的精神療法の限度を越え

ているが——あるいは抗精神病薬による治療の効果があるかどうか、あるとすればどこまでかは、当然ながら留保しておかなければならない。我々が最近二十年間に行った経験によれば、ボーダーラインとして理解された症状群の場合、しばしば、すでに早くから、あるいはその後の経過で、産出性－精神病性の分裂病性発症が観察されている患者が問題となる。すなわち、それは内因性精神病の前駆症であり、あるいは精神病後の基底状態である。

我々が、**内因性精神病の基底状態と「ボーダーライン」**のテーマを、潜伏性・偽神経症性・外来性・偽精神病質性・仮面性の分裂病概念を超えて、体感異常型や前精神病性や精神病後の状態にまで辿ってみると、基底症状概念と頓挫型概念は、「ボーダーライン」や、あるいは人格障害、身体化障害、気分失調症、そして不安障害として分類される症状群の幅広い領域で利用可能であることが示される。

ここで、基底症状に基づいて特発性の精神症状群の早期発見を目指す、体系的な前向き研究が紹介される。ボン研究のＢＳＡＢＳが使用され、神経症あるいは精神病質性の人格障害のように見えるグループから、後で分裂病性精神病が発展する危険性が高い一群が見出されたとする報告が記載されている。

分裂病と関連精神病の早期発見。最初の診察で神経症や精神病質として理解された96名のうち——分裂病の一級症状と二級症状、それに分裂病性表出症状（シュナイダーによる）、それに加え、いわゆる陽性症状と陰性症状が欠けていたので——ＤＳＭ－Ⅲ－Ｒによれば、身体表現性障害、気分変調性障害、不安障害、そして人格障害であると分類されねばならない患者は、平均七年の病後歴で、34％が一級症状を持つ分裂病性精神病（グループ１）に、さらに23％が分裂病性二級症状と表出症状のある精神病（グループ２）に移行し、一方、残りの42％（グループ３）は、最初の診察とその後の診察の間でいかなる分裂病性体験あるいは表出症状も出現しなかった。すべての患者で、診察にボンの研究のＢＳＡＢＳが使用された。この三つのグループを比較すると、一級症状に移行する患者のグループ１は、最初の診察時に有意に高い頻度の認知性思考、知覚、行動障害、とりわけ思考干渉、思考促迫、主観的な遮断現象、言語の表出・受容の障害、それに一連の認知性知覚と行動の障害（たとえば自動性喪失）を示した。顕著な相違は、二級症状を有する精神病への移行があるグループ２と、移行がない患者グループとを比較した場合に見られる。

カテゴリーＣ１・Ｃ２・Ｃ３の特定の認知性基底症状は、しばしば何年も持続する前精神病性の前駆症状群で見られるが、従来の概念に従って分裂病とされる症状が見られるようになるずっと前に、分裂病性疾患を**早期発見**するのに適したものである。基底症状の把握には、ボン研究の手法を用いて、特定の認知性基底現象により神経症あるいは精神病質性の人格障害のように見えるグループから、後で分裂病性精神病が発展する危険性が高い一群を見出すのに成功している。

この前精神病性基底状態の認知性基底現象は、精神病理学的な**脆弱性マーカー**であ

り、すでに分裂病と名づけられた疾患の症状である。それは、長年、精神病発症の前駆症として、あるいは前哨症状群として先行することがある。しかしまた、ある一定の時点において始めて現れる。

最初に精神病があるのではなく、その基盤になる基底症状がすでにあるのである。それは、我々の考えでは、遺伝的－神経化学的に規定された前提要因の仮説によって説明される。誤って神経症やボーダーライン症状群とされ、ＢＳＡＢＳのクライテリアによって限定された一部のものは、明らかな精神病に先行して現われる分裂病性精神病の基底状態と理解される【表Ｅ・Ｆ・Ｇ】。

最後に、基底症状と陰性症状との関係が述べられる。クレペリンが考えたように、精神病の過程で精神病症状の結果として欠陥状態が見られるのではなく、また、陽性症状から陰性症状に発展するのではない。基底症状は、一般的に、陽性症状や陰性症状よりも先行して出現する。その点で、基底症状は、陰性症状ではなくて陽性症状であるとも考えられると言う。

いわゆる陰性分裂病から陽性分裂病へは滑らかな移行があり、陰性分裂病と陽性分裂病（アンドリアセン）との間、タイプⅠ分裂病とタイプⅡ分裂病（クロー）との間の区別は固定的なものではないという以前からの確認は、まさに、陰性症状と基底症状とが同じではないという限りにおいて、補完され、明確にされるべきである。いわゆる陰性症状から陽性症状への移行は、基底症状から産出性－分裂病性の一級症状への発展である。基底症状は、発生期 in statu nascendi の、いわば「小さな産出性の」陽性症状である。

このように、我々は基底症状、陽性症状、そして陰性症状を、同じ疾患から生じた状態として区別しなければならない。それは、分裂病の場合に、この時間的な一連の結果の中で発展することが多い。基底状態は疾患の最初の徴候である。そこから陽性症状が発展する（クレペリンの経過モデルのように、陽性症状から陰性症状へと逆に発展するのではおそらくない）。

もちろん、比較的少数（約10％）に予後不良な、欠損を自ら想起する能力（基底症状に特徴的である）に欠けていて、**最初から病態失認を伴う陰性分裂病**のグループがある。そこでは真の洞察がなく、変化に対して克服と自助の戦略の発展を保持する能力もない。ここでは根深い本態変化を表していて、能力欠損はあまり示さない。

我々は、以下のことを確認している。分裂病の場合、基底症状は、一次性の陰性病態失認性分裂病の少数の下位グループを別にして、一般的に、陽性症状や陰性症状よりも先行して出現する。

たしかに非特徴的で、経過観察によって初めて基底症状として証明される症状と障害（潜行性の基底症状、あるいは段階１の基底症状）は、神経症性－精神病質性障害の場合の訴えと精神病理学的に区別できないが、これらの患者の場合、すでにある程度特徴的な段階２の基底症状と、最終的には産出性－精神病性の一級症状への移行が証明できるために、基本的に（「部分的な共通表出」にもかかわらず）、精神病性と非精神病性、脳因性と心因性の現象を鑑別診断的に区別することが可能であると考えてい

る。そもそも一次性の人格異常が存在する限り、正常からの偏倚と精神病との間にある境界、すなわち、一方では、病前の人格障害と、他方では、すでに存在する「分裂病」という疾患の、現象的な認知－情動性の指標としての前駆症性の基底欠損との間の境界はなくなってしまう。

　古い所見も新しい所見も、どちらかといえば、（我々の考えでは）神経症性－精神病質性人格障害への連続仮説の拡張に反対し、クレッチマーの構想である心理学的－精神病理学的な、分裂気質－分裂病－次元を仮定する連続モデルにも反対するものである。基底症状に基づいた特発性の精神症候群の早期発見の問題にとって、そして、そもそもの基底症状構想にとって、ヘフナーとマウラーによる体系的研究の成果は重要である。それは、分裂病の実際の経過モデルであり、すなわち、クレペリン、クロー、アンドリアセン、そして我々の研究グループとの比較が、とりわけ、分裂病発症のレトロスペクティブな評価手段を用いてなされている。その後、基底症状構想の本質的な仮定が確かめられているものの、クロー、アンドリアセン、そしてクレペリンの構想は支持されていない。

　患者の全体験と行動を識別し規定する基底状態と基底症状についての最近の知識は、患者を了解するための前提であり、それによって、彼らの体験と反応の特徴を洞察できるようになる。それは、我々の考えでは、実際に患者との適切な治療的つきあいを可能にし、さらに多様で充分な心理学的治療や薬物による治療手段を可能にしている。

　以上が、フーバーの『教科書』第五版における「ボーダーライン」と「頓挫型」に関する記載である。多少長くなったが、ほぼそのまま引用しておいた。

　なお、以下にＢＳＡＢＳのカテゴリーＤ（体感症）とＥ．１（中枢性－自律神経障害）を追加、掲載しておく【表H・I】。

おわりに

　本書の冒頭に掲げた「**精神医学の三分体系**」は、今なお、極めて大胆な仮説である。そして、先人が多くの努力をしたにもかかわらず、この仮説を証明することはまだできていない。

　現代の精神医学は、シュナイダーのこの仮説が、正しいか否かを検証することから始まっている。シュナイダーは「ここには、鑑別診断学は存在せず、あるのは鑑別類型学であるに過ぎない」と言うが、我々にとってこの言葉のもつ意味は重い。我々は今なお、臨床の現場で患者から得た情報を吟味し、それを総合し、自然な分類を目指す、地道な努力を必要としている。確

【表H】体感症（BSABSの主要カテゴリーD）

BSABS	体感症
D.1	麻痺・硬直感
D.1.1	身体精神離人症
D.2	運動衰弱感
D.3	限局性の痛覚
D.4	遊走感覚
D.5	感電感覚
D.6	熱感覚〔暑さと寒さ〕
D.7	身体内部の、あるいは身体表面の運動・牽引・圧迫感
D.8	異常な重さ、軽さ、および空虚な感覚、落下・沈下・浮遊と挙上感
D.9	縮小・萎縮、狭窄感、肥大・拡大感
D.10	運動感
D.11	偽前庭感覚、平衡感覚や空間感覚の障害
D.12	知覚・触覚・情動刺激により誘発された異常感覚
D.13	分類不能な体感症
D.14	異常感覚発作
D.15	体感症を伴なわない発作性不安状態

【表 I】中枢性－自律神経障害（BSABSの主要カテゴリーE.1）

BSABS	中枢性 - 自律神経障害
E.1.1	頻脈と除脈の発作
E.1.2	欠陥運動性障害、体温調節障害
E.1.3	嘔気、むねやけ、嘔吐
E.1.4	食欲不振、激しい空腹（大食）、欲求の変化、口渇感の変化、嗜癖類似のニコチンやアルコールの乱用、便秘と下痢
E.1.5	リビドーと性的能力の変化、生理の障害
E.1.6	唾液、汗腺、皮脂腺の分泌障害
E.1.7	多尿、夜尿、乏尿、尿失禁・貯留、大小便強迫
E.1.8	過呼吸（多呼吸、呼吸困難）

かに現在では、精神科医をはじめ多くの精神医療従事者の方たちの努力によって、精神科作業療法やデイケアを主にした社会療法が行われ、精神医療は大きく変化し、相当の効果が得られるようになっている。しかしながら、この過程を経なければ、疾病学的な分類も、遺伝学的な研究もその成果は期待できず、さらに確実な改善が可能となる治療手段を手にすることはないであろう。現在、全国の大学では、内因性精神病の遺伝子を探し出す努力が続けられているが、これらの試みによって病因解明に立ちはだかる壁が一気に

突破されるのであろうか？　我々はまだ、その時代を視界に入れることができない。

　本書は精神医学の教科書として書かれている。そこで、学生、研修医、あるいは精神科の専門医を目指す若手医師諸君が必要と思われる専門用語を、日本語訳とともに原語の併記をしておいた。多少の読みづらさはご容赦いただきたい。なお、精神分裂病は、近年「統合失調症」と呼称されることが多いが、本書はあくまでも精神医学の本であるため、従来どおりの呼称を使用した（出版社の姿勢とは別のところに訳者の意向があることを断っておきたい）。私自身の感想を言えば、学問の対象としての分裂病は、その存在が重く大きいからこそ、この疾病に罹患する患者の処遇、治療への努力、そして病因の解明にこの数十年間、情熱を傾けてきたのである。偏見はこのような努力なくして無くならない。分裂病が学問の発展によって消滅する時代が来るのを切に望むが、なんらかの政治的な力によって学問が束縛され、あるいは利用されることを恐れる。学問の世界に多数決の取り決めは馴染まない。

　本訳書が、精神医学の基本を理解し、今なお謎の多い内因性精神病の臨床に少しでも役立つことができればと願う。

訳者あとがき

　原書である『精神医学教科書』第三版 Gerd Huber, *Psychiatrie*, 1981, Schattauer GmbH. は、第一章「精神医学的診察」、第二章「精神医学の三分体系」、第三章「各論（第一節：身体に基盤のある精神病、第二節：内因性精神病、第三節：心的資質の異常な偏倚）」、第四章「精神薄弱」、第五章「自殺」、第六章「精神薬物療法と精神科救急」、第七章「精神療法・社会療法・社会精神医学」、第八章「法精神医学と鑑定」に分けられている。本書に掲載したのは、第二章〔本書では序章〕と、第三章の第二節〔本書では第一章・第二章〕である。この部分こそがフーバー教授の真骨頂を示しているからである。しかし、原書は教科書であることから精神医学のすべての領域をカバーしており、当地のポリクリの学生に倣って、ドイツに留学した私がまず手にしたのがこの本であった。ギリシャからの留学生バルツォポロウス氏が真っ黒に書き込んだ本書を持って診察していたのを、昨日のことのように思い出す。

　ボン大学で、私は精神科病棟の地下にあるかなり広い部屋を与えられたので、少しずつ本書の翻訳をしていった。疑問な点は秘書のマリア・リンツ女史に尋ねると丁寧に教えてくれた。今にして思えば、彼女にはずいぶんとお世話になった。帰国するときには本書のほぼ全体を訳し終えていたが、出版することは早々に諦めてしまった。時代がＤＳＭなどの操作診断一色になっていたからである。

　本書の出版を考えたのは、操作的診断のマイナス面が、近年とりわけ目に付くようになり、精神医学の本質的議論が等閑になっているのではとの危惧からでもある。精神医学の浅薄化が言われる。物事を単純に割り切る傾向が強くなり、安易な回答が好まれる。いわゆる「分りやすい」ことが好まれ、

本質的なことは避けられる傾向にある。しかし、現実には単純明快なものはなく、精神医学もまたそうである。内因性精神病は、なお「内因性」なのであって解決されない謎である。本書に『精神病とは何か』という大仰な題を敢えて冠したのも、謎を謎として認識してもらいたいからである。分裂病問題は、すでに解決したと言う人もいる。しかし、病名を変えただけで解決できるほど、この問題は単純ではない。ここでは、現実の重さを認め、その疾患の本質に迫ることが重要である。そこに至るにはまだまだ地味な臨床研究の積み重ねを要する。フーバー教授の五十年にわたる分裂病研究の成果は、本書を手にする多くの読者に少なからぬ示唆を与えるに違いない。

　本書の性格上、訳文は繰り返し検討して正確を期した。私としてはできる限りの努力をしたつもりである。校正の段階で、フーバー教授の長年の知己である福田哲雄先生に訳語について相談し、また訳文を通覧してもいただいた。さらに、序文をお願いして快くお引き受けいただいた。
　私からの出版の申し入れに快く応じてくれた新曜社に感謝する。とりわけ津田敏之氏には、版権の獲得から四ヵ月での出版という電撃作戦に付き合っていただいた。ある程度の準備があったとはいえ、索引などには予想以上の時間が必要であった。ずいぶんとご迷惑をかけたかと思う。その労を謝し、ここに厚く御礼を申し上げる。

　　　平成十七年九月九日

　　　　　　　　　　　　　　　　　　　　　　　京都大学精神医学教室
　　　　　　　　　　　　　　　　　　　　　　　　　　林　拓二

文　献

(1) **ACKENHEIL, M., H. HIPPIUS, N. MATUSSEK**: Neuere Entwicklungen und Ansätze der biochemischen Schizophrenieforschung. In: HUBER, G. (Hrsg.): Schizophrenie. Stand und Entwicklungstendenzen der Forschung. Schattauer, Stuttgart-New York 1980.
(2) **ANGST, J.**: Die somatische Therapie der Schizophrenie. Thieme, Stuttgart 1969.
(3) **ANGST, J.**: Verlauf unipolar depressiver, bipolar manisch-depressiver und schizoaffektiver Erkrankungen und Psychosen. Ergebnisse einer prospektiven Studie. Fortschr. Neurol. Psychiat. 48:3 (1980).
(4) **ANGST, J., C. PERRIS**: Zur Nosologie endogener Depressionen. Arch. Psychiat. Nervenkr. 210: 373 (1968).
(5) **BAEYER, W.v.**: Die moderne psychiatrische Schockbehandlung. Thieme, Stutt-gart 1951.
(6) **BAEYER, W.v.**: Wähnen und Wahn. Forum der Psychiatrie, N.F. Bd.6. Enke, Stuttgart 1979.
(7) **BLEULER, E.**: Dementia praecox oder Gruppe der Schizophrenien. In: ASCHAFFENBURG, G. (Hrsg.): Handbuch der Psychiatrie. Spez. Teil,4. Abt. Deuticke, Leipzig-Wien 1911.
(8) **BLEULER, E.**: Lehrbuch der Psychiatrie, 14. Aufl. Umgearb. von M. BLEULER. Springer, Berlin-Heidelberg-New York 1979.
(9) **BLEULER, M.**: Die schizophrenen Geistesstörungen im Lichte langjähriger Kranken- und Familiengeschichten. Thieme, Stuttgart 1972.
(10) **BLEULER, M., G. HUBER, G. GROSS, R. SCHÜTTLER**: Der langfristige Verlauf schizophrener Psychosen. Gemeinsame Ergebnisse zweier Untersuchungen. Nervenarzt 47:477 (1976).
(11) **BÖÖK, J.A., L. WETTERBERG, K. MODRZEWSKA**: Schizophrenia in a North Swedish geographical isolate 1900- 1977. Epidemiology, genetics and biochemistry. Clin. Gen. 14: 373 (1978).
(12) **BROEN, W.E.**: Schizophrenia. Research and theory. Academic press, London 1969.
(13) **CIOMPI, L., C. MÜLLER**: Lebensweg und Alter der Schizophrenen. Eine katamnestische Langzeitstudie bis ins Senium. Monographien aus dem Gesamtgebiete der Psychiatrie. Bd.12. Springer, Berlin-Heidelberg-New York 1976.
(14) **CONRAD, K.**: Die beginnende Schizophrenie. 3.Aufl. Thieme, Stuttgart 1971 .
(15) **DOM, R.**: Neostriatal and thalamic interneurons. Their role in the pathophysiology of Huntington's chorea, Parkinson's disease and catatonic schizophrenia. Acco, Leuven 1976.
(16) **DREYFUS, G.**: Die Melancholie -- ein Zustandsbild des manisch-depressiven Irreseins. Fischer, Jena 1907.
(17) **EWALD, G.**: Zur Theorie der Schizophrenie und der Insulinschockbehandlung. Allg. Z. Psychiat. 110: 153 (1939).
(18) **FUKUDA, T., H. MITSUDA** (Eds.): World issues in the problems of schizophrenic psychoses. Igaku-Shoin Ltd., Tokyo- New York 1979.
(19) **GAUPP, R.** : Zur Lehre von der Paranoia. Nervenarzt 18: 167 (1947).

(20) **GLATZEL, J.**: Moderne Psychiatriekritik – Rebellien oder Reprise. Fortschr. Neurol. Psychiat. 44: 51 (1976).
(21) **GLATZEL, J., G. HUBER**: Zur Phänomenologie eines Typs endogener juvenilasthenischer Versagenssyndrome. Psychiat. Clin. 1: 15 (1968).
(22) **GROSS, G., G. HUBER**: Sensorische Störungen bei Schizophrenien. Arch. Psychiat. Nervenkr. 216: 1119 (1972).
(23) **GROSS, G., G. HUBER**: Schizophrenie -- eine provisorische Konvention. Zur Problematik einer Nosographie der Schizophrenien. Psychiat. Prax. 5: 93 (1978).
(24) **GROSS, G., G. HUBER**: Behandlung der Schizophrenie. II. Soziotherapie. Med. Klinik 73: 531 (1978).
(25) ibid.
(26) **GROSS, G., G. HUBER**: Depressive Syndrome im Verlauf von Schizophrenien. Fortschr. Neurol. Psychiat. 48: 409 (1980).
(27) **GROSS, G., G. HUBER, R. SCHÜTTLER**: Peristatische Faktoren im Beginn und Verlauf schizophrener Erkrankungen. Arch. Psychiat. Nervenkr. 215: 1 (1971).
(28) **GROSS, G., G. HUBER, R. SCHÜTTLER, I. HASSE-SANDER**: Uncharakteristische Remissionstypen im Verlauf schizophrener Erkrankungen. In: HUBER, G. (Hrsg.): Ätiologie der Schizophrenien. Bestandsaufnahme und Zukunftsperspektiven. Schattauer, Stuttgart-New York 1971.
(29) **GRUHLE, H.W.**: Die Schizophrenie. Die Psychopathologie. In: BUMKE, O. (Hrsg.): Handbuch der Geisteskrankheiten. Bd.IX, Spez. Teil V. Springer, Berlin 1932.
(30) **HEIMANN, H.**: Psychophysiologie endogener Psychosen. Schweiz. Arch. Neurol. Neurochir. Psychiat. 125: 231 (1979).
(31) **HELMCHEN, H., H.HIPPIUS**: Psychische Nehbenwirkungen der psychiatrischen Pharmakotherapie. In: KRANZ, H., K. HEINRICH (Hrsg.): Begleitwirkungen und Mißerfolge der psychiatrischen Pharmakotherapie. Thieme, Stuttgart 1964.
(32) **HIPPIUS, H., H. SELBACH** (Hrsg.): Das depressive Syndrom. Urban & Schwarzenberg, München 1969.
(33) **HOCH, P.H., P. POLATIN**: Pseudoneurotic formes of schizophrenia. Psychiat. Quart. 23: 248 (1949).
(34) **HOMBURGER, A.**: Die Schizophrenie. Motorik. In: BUMKE. O. (Hrsg.): Handbuch der Geisteskrankheiten, Bd.IX, Spez. Teil V. Springer, Berlin 1932.
(35) **HUBER, G.**: Zur nosologischen Differenzierung lebensbedrohlicher katatoner Psychosen. Schweiz. Arch. Neurol. Psychiat. 74: 216 (1955).
(36) **HUBER, G.**: Die coenästhetische Schizophrenie. Fortschr. Neurol. Psychiat. 25: 491 (1957).
(37) **HUBER, G.**: Pneumenzephalographische und psychopathologische Bilder bei endogenen Psychosen. Monographien aus dem Gesamtgebiete der Neurologie und Psychiatrie H. 79. Springer, Berlin-Göttingen-Heidelberg 1957.
(38) **HUBER, G.**: Chronische Schizophrenie. Synopsis klinischer und neuroradiologischer Untersuchungen an defektschizophrenen Anstaltspatienten. Einzeldarstellungen aus der theoretischen und klinischen Medizin. Dr. Hüthig, Heidelberg-Frankfurt 1961 .
(39) **HUBER, G.** : Wahn (1954 bis 1963). Fortschr. Neurol. Psychiat. 32: 430 (1964).
(40) **HUBER, G.**: Neuroradiologie und Psychiatrie. In: GRUHLE, H. W., R. JUNG, W. MAYER-GROSS, M. MÜLLER (Hrsg.): Psychiatrie der Gegenwart. Bd.I/1B. Springer, Berlin-Göttingen- Heidelberg 1964.
(41) **HUBER, G.**: Reine Defektsyndrome und Basisstadien endogener Psychosen. Fortschr. Neurol. Psychiat. 34 :409 (1966).

(42) **HUBER, G.**: Symptomwandel der Psychosen und Pharmakopsychiatrie. In: KRANZ, H., K. HEINRICH (Hrsg.): Pharmakopsychiatrie und Psychopathologie. Thieme, Stuttgart 1967.
(43) **HUBER, G.**: Psychiatrische Syndrome bei endogenen Intoxikationen und lebensbedrohlichen Katatonien. In: Verhandlungen der Deutschen Gesellschaft für Innere Medizin. Bd.75. Bergmann, München 1969.
(44) **HUBER, G.** (Hrsg.): Schizophrenie und Zyklothymie. Ergebnisse und Probleme. Thieme, Stuttgart 1969.
(45) **HUBER, G.**: Die coenästhetische Schizophrenie als ein Prägnanztyp schizophrener Erkrankungen. Acta psychiat. scand. 47: 349 (1971).
(46) **HUBER. G.** (Hrsg.): Ätiologie der Schizophrenien. Bestandsaufnahme und Zukunftsperspektiven. Schattauer. Stuttgart-New York 1971 .
(47) **HUBER, G.** : Differentialdiagnose und Therapie der larvierten Depression. Mkurse ärztl. Fortbild. 23: 114 (1973).
(48) **HUBER, G.** (Hrsg.): Verlauf und Ausgang schizophrener Erkrankungen. Schattauer. Stuttgart-New York 1973.
(49) **HUBER. G.**: Indizien für die Somatosehypothese bei den Schizophrenien. Fortschr. Neurol. Psychiat. 44: 77 (1976).
(50) **HUBER. G.** (Hrsg.): Therapie, Rehabilitation und Prävention schizophrener Erkrankungen. Schattauer, Stuttgart-New York 1976.
(51) **HUBER, G.**: Schizophrenien. Therapie und Rehabilitation. In: FLÜGEL, K.A. (Hrsg.): Neurologische und psychiatrische Therapie. Peri mod, Erlangen 1978.
(52) **HUBER. G.**: Hinweise auf eine somatische Grundlage schizophrener Erkrankungen. Münch. med. Wschr. 121: 205 (1979).
(53) **HUBER, G.**: Neuere Ansätze zur Überwindung des Mythos von den sog. Geisteskrankheiten. Fortschr. Neurol. Psychiat. 47: 449 (1979).
(54) **HUBER, G.**: Hauptströme der gegenwärtigen ätiologischen Diskussion der Schizophrenie. In: PETERS, U.H. (Hrsg.): Die Psychologie des 20. Jahrhunderts. Bd.X. Kindler, Zürich 1980.
(55) **HUBER, G.** (Hrsg.): Schizophrenie. Stand und Entwicklungstendenzen der Forschung. Schattauer, Stuttgart-New York 1980.
(56) **HUBER, G., J. GLATZEL, E. LUNGERSHAUSEN**: Über zyklothyme Residualsyndrome. In: SCHULTE, W., W. MENDE (Hrsg.): Melancholie in der Forschung, Klinik und Behandlung. Thieme, Stuttgart 1969.
(57) **HUBER, G., G. GROSS**: Wahn. Eine deskriptiv-phänomenologische Untersuchung schizophrenen Wahns. Forum der Psychiatrie, N.F. Bd.2. Enke, Stuttgart 1977.
(58) **HUBER, G., G. GROSS, R. SCHÜTTLER**: Nosologie der Schizophrenie. Münch. med. Wschr. 118: 1663 (1976).
(59) **HUBER, G., G. GROSS, R. SCHÜTTLER**: Schizophrenie. Verlaufs- und sozialpsychiatrische Langzeituntersuchungen an den 1945 bis 1959 in Bonn hospitalisierten schizophrenen Kranken. Monographien aus dem Gesamtgebiet der Psychiatrie. Bd.21. Springer, Berlin-Heidelberg-New York 1979.
(60) **HUBER, G., G. GROSS, R. SCHUTTLER**: Langstreckenvelauf der Schizophrenie und neuroleptische Therapie. In: HIPPIUS, H. (Hrsg.): 20 Jahre Haloperidol – Rückblick und Ausblick. Urban & Schwarzenberg, München-Wien-Balumore (im Druck).
(61) **HUBER, G., H. PENIN** : Klinisch-elektroenzephalographische Korrelationsuntersuchungen bei Schizophrenen. Fortschr. Neurol. Psychiat. 36: 642 (1968).
(62) **HUBER, G., R. SCHÜTTLER**: Behandlung der Schizophrenie. I. Psychopharmakotherapie. Med. Klin. 73: 525 (1978).

(63) **HUBER, G., E. ZERBIN-RÜDIN**: Schizophrenie. Erträge der Forschung. Bd.115. Wiss. Buchgesellschaft, Darmstadt 1979.
(64) **JANZARIK, W.**: Die "Paranoia (Gaupp)". Arch. Psychiat. Nervenkr. 183: 328 (1950).
(65) **JANZARIK, W.**: Dynamische Grundkonstellationen in endogenen Psychosen. Springer, Berlin–Göttingen-Heidelberg 1959.
(66) **JANZARIK, W.**: Schizophrene Verläufe. Eine strukturdynamische Interpretation. Springer, Berlin-Heidelberg-New York 1968.
(67) **JANZARIK, W.**: Die Krise der Psychopathologie. Nervenarzt 47: 73 (1976).
(68) **JASPERS, K.**: Allgemeine Psychopathologie. 9.Aufl. Springer, Berlin-Heidelberg-New York 1973.
(69) **JOST, K.**: Störungen des unmittelbaren Behaltens bei Schizophrenien. Inaug. Diss., Frankfurt 1979.
(70) **KAHN, E.**: Zur Frage des schizophrenen Reaktionstypus. Z. Neurol. Psychiat. 66: 273 (1921).
(71) **KIELHOLZ, P.**: Diagnose und Therapie der Depressionen für den Praktiker. 3.Aufl. Lehmann, München 1971.
(72) **KISKER, K.P., L. STRÖTZEL-SÜLLWOLD**: Zur vergleichenden Situationsanalyse beginnender Schizophrenien und erlebnisreaktiver Fehlentwicklungen bei Jugendlichen. Arch. Psychiat. Nervenkr. 202: 1 (1961); 203: 26 (1962).
(73) **KLEIST, K.**: Gehirnpathologie. Barth, Leipzig 1934.
(74) **KÖHLER, G.-K.**: Gibt es noch Indikationen für die Heilkrampfbehandlung? In: HUBER, G. (Hrsg.): Das ärztliche Gesprach, Bd.32. Tropon-Werke, Köln 1980.
(75) **KÖHLER, K.**: Konzepte und Kriterien der Schizophreniediagnose in der gegenwärtigen englischsprachigen Psychiatrie. In: HUBER, G. (Hrsg.): Schizophrenie. Stand und Entwicklungstendenzen der Forschung. Schattauer, Stuttgart-New York 1980.
(76) **KORNHUBER, H.H.**: Gedanken eines Neurologen zum Schizophrenieproblem In: HUBER, G. (Hrsg.): Ätiologie der Schizophrenien. Bestandsaufnahme und Zukunftsperspektiven. Schattauer, Stuttgart-New York 1971.
(77) **KRAEPELIN, E.**: Psychiatrie. Ein Lehrbuch für Studierende und Ärzte. Bd.1-4. 8.Aufl. Barth, Leipzig 1909-1915.
(78) **KRANZ, H.**: Depressionen. Ein Leitfaden für die Praxis. Banaschewski, München 1970.
(79) **KRETSCHMER, E.**: Psychotherapeutische Studien. Thieme, Stuttgart 1949.
(80) **KRETSCHMER, E.**: Der sensitive Beziehungswahn. 4. erw. Aufl., hrsg. von W. KRETSCHMER. Springer, Berlin-Heidelberg-New York 1966.
(81) **KRETSCHMER, E.**: Körperbau und Charakter. 25.Aufl. Erg. u. hrsg, von W. KRETSCHMER. Springer, Berlin-Heidelberg-New York 1967.
(82) **LANGFELDT, G.**: The prognosis in schizophrenia. Acta psychiat. scand. Suppl. 110: 7 (1956).
(83) **LEMKE, R.**: Über die vegetative Depression. Psychiat. Neurol, med. Psychol. 1: 161 (1949).
(84) **LEONHARD, K.**: Aufteilung der endogenen Psychosen in der Forschungsrichtung von WERNICKE und KLEIST. In: KISKER, K.P., J.-E. MEYER, M. MÜLLER, E. STRÖMGREN (Hrsg.): Psychiatrie der Gegenwart. Bd.II/1,2.Aufl. Springer, Berlin-Heidelberg-New York 1972.
(85) **LUNGERSHAUSEN, E.**: Über akut beginnende zyklothyme Depressionen. Arch. Psychiat. Nervenkr. 206: 718 (1965).
(86) **MATUSSEK, N.**: Stoffwechselpathologie der Schizophrenie und Zyklothymie. In: KISKER, K.P., J.-E. MEYER, M. MOLLER, E. STRÖMGREN (Hrsg.): Psychiatrie der Gegenwart. Bd.I, 2.Aufl. Springer, Berlin-Heidelberg-New York 1979.
(87) **MAUZ, F.**: Die Prognostik der endogenen Psychosen. Thieme, Leipzig 1930.

(88) **MAYER-GROSS, W.**: Die Schizophrenie. Die Klinik. In: BUMKE, O. (Hrsg.): Handbuch der Geisteskrankheiten. Bd.IX, Spez. Teil V. Springer, Berlin 1932.
(89) **MAYER-GROSS, W., E. SLATER, M. ROTH**: Clinical psychiatry. 2.ed. Cassel, London 1960.
(90) Memorandum on the use of electroconvulsive therapy. Ed, by the Royal College of Psychiatrist's. Brit. J. Psychiat. 131: 261 (1977).
(91) **MITSUDA, H., T. FUKUDA** (Eds.): Biological mechanisms of schizophrenia and schizophrenia-like psychoses. Igaku-Shoin Ltd., Tokyo 1974.
(92) **OLTMAN, J.E., S. FRIEDMAN**: Life cycles in patients with manic-depressive psychosis. Amer. J. Psychiat. 119: 174 (1962).
(93) **PAULEIKHOFF, B.**: Atypische Psychosen. Versuch einer Revision der Kraepelinschen Systematik. In : HUBER G. (Hrsg.): Schizophrenie und Zyklothymie. Ergebnisse und Probleme. Thieme, Stuttgart 1969.
(94) **PETRILOWITSCH, N.**: Zur Psychopathologie und Klinik der Entfremdungsdepression. Arch. Psychiat. Nervenkr. 194: 298 (1956).
(95) **PFEIPFER, W.M.**: Transkulturelle Psychiatrie. Thieme, Stuttgart 1971.
(96) **POLJAKOV, J.**: Schizophrenie und Erkenntnistätigkeit. Thieme, Stuttgart 1970.
(97) **POPPER, E.**: Der schizophrene Reaktionstypus. Z. Neurol. Psychiat. 62: 194 (1920).
(98) **REICHARDT, M.**: Hirnstamm und Seelisches. Fortschr. Neurol. 16: 81 (1944).
(99) **RÜMKE, H.C.**: Die klinische Differenzierung innerhalb der Gruppe der Schzophrenien. Nervenarzt 29: 49 (1958).
(100) **SCHARFETTER, Ch.**: Symbiontische Psychosen. Huber, Berlin-Stuttgart-Wien 1970.
(101) **SCHEID, K.F.**: Febrile Episoden bei schizophrenen Psychosen. Thieme, Leipzig 1937.
(102) **SCHEID, W.**: 50 Jahre Psychiatrie aus persönlicher Sicht. In: Das drztliche Gesprach : Ärzte zu Themen der Zeit, H. 2. Tropon-Werke. Köln o.J.
(103) **SCHEID, W.**: Der Zeiger der Schuld in seiner Bedeutung für die Prognose involutiver Psychosen. Z. ges. Neurol. Psychiat. 150: 528 (1934).
(104) **SCHEID, W.**: Lehrbuch der Neurologie. 4.Aufl. Thieme, Stuttgart 1980.
(105) **SCHIMMELPENNING, G.W.**: Die paranoiden Psychosen in der zweiten Lebenshalfte. Karger, Basel-New York 1965.
(106) **SCHNEIDER, K.**: Die psychopathischen Persönlichkeiten. 9.Aufl. Deuticke, Wien 1950.
(107) **SCHNEIDER, K.**: Klinische Psychopathologie. 12.Aufl. Thieme, Stuttgart 1980.
(108) **SCHULTZ-HENCKE, H.**: Lehrbuch der analytischen Psychotherapie. 2.Aufl. Thieme, Stuttgart 1970.
(109) **SCHÜTTLER, R., G. GROSS, G. HUBER**: Die Bedeutung sozialer Faktoren für den Verlauf schizophrener Erkrankungen. In: HUBER. G. (Hrsg.): Verlauf und Ausgang schizophrener Erkrankungen. Schattauer, Stuttgart- New York 1973.
(110) **SCHÜTTLER, R., G. HUBER, G. GROSS**: Psychopathologische Remissionstypen bei Schizophrenen und echoencephalographischer Befund am 3. Ventrikel. Arch. Psychiat. Nervenkr. 218: 251 (1974). .
(111) **SCHWARZ, H.**: Zirkumskripte Hypochondrien. Mschr. Psychiat. 72: 150 (1929).
(112) **STAUDER, K.H.**: Die tödliche Katatonie. Arch. Psychiat. Nervenkr. 102: 614 (1934).
(113) **STERN, W.**: Die Inteligenz der Kinder und Jugendlichen und die Methoden ihrer Untersuchung. 4.Aufl. Barth, Leipzig 1928.
(114) **STERNBERG, E.**: Verlaufsgesetzlichkeiten der Schizophrenie im Lichte von Langzeituntersuchungen bis zum Senium. In: HUBER, G. (Hrsg.): Schizophrenie. Stand und Entwicklungstendenzen der Forschung. Schattauer, Stuttgart-New York 1980.

(115) **SÜLLWOLD, F.**: Das unmittelbare Behalten und seine denkpsychologische Bedeutung. Hogrefe, Göttingen 1964.
(116) **SÜLLWOLD, F.**: Zur Phänomenologie und Bedeutung des unmittelbaren Konfigurationsgedächtnisses. Z. exp. angew. Psychol. 27: 26 (1980).
(117) **SÜLLWOLD, L.**: Kognitive Primarstörungen und die Differentialdiagnose Neurose/beginnende Schizophrenie. In: HUBER, G. (Hrsg.): Verlauf und Ausgang schizophrener Erkrankungen. Schattauer, Stuttgart-New York 1973.
(118) **SÜLLWOLD, L.**: Uncharakteristische Basisstadien der Schizophrenie und deren Bedeutung für die Rehabilitation von Residualsyndromen. In: HUBER, G. (Hrsg.): Therapie. Rehabilitation und Prävention schizophrener Erkrankungen. Schattauer, Stuttgart-New York 1976.
(119) **SÜLLWOLD, L.**: Symptome schizophrener Erkrankungen. Uncharakteristische Basisstörungen. Monographien aus dem Gesamtgebiete der Psychiatrie. Bd.13. Springer, Berlin-Heidelberg-New York 1977.
(120) **TASCHEV, T., M. ROGLEV**: Das Schicksal der Melancholiker im fortgeschrittenen Alter. Arch. Psychiat. Nervenkr. 217: 377 (1973).
(121) **TELLENBACH, H.**: Melancholie. Problemgeschichte. Endogenität, Typologie, Pathogenese, Klinik. 3.Aufl. Springer, Berlin-Heidelberg-New York 1976.
(122) **TREFF, W.M.**: Über pathomorphologische Befunde bei der Schizophrenie. In: HUBER. G. (Hrsg.): Ätiologie der Schizophrenien. Bestandsaufnahme und Zukunftsperspektiven. Schattauer. Stuttgart-New York 1971.
(123) **WALCHER, W.**: Die larvierte Depression. Hollinek, Wien 1969.
(124) **WEITBRECHT, H.J.**: Studie zur Psychopathologie krampfbehandelter Psychosen. Thieme, Stuttgart 1949.
(125) **WEITBRECHT, H.J.**: Psychiatrie in der Zeit des Nationalsozialismus. Politeia – Bonner Universtätsreden zu öffentlichen Fragen. H. 11. Hanstein, Bonn 1968.
(126) **WEITBRECHT, H.J.**: Was heißt multikonditionale Betrachtungsweise bei den Schizophrenien? In: HUBER. G. (Hrsg.): Ätiologie der Schizophrenien. Bestandsaufnahme und Zukunftsperspektiven. Schattauer, Stuttgart-New York 1971 .
(127) **WEITBRECHT, H.J.**: Depressive und manische endogene Psychosen. In: KISKER, K.P., J.-E. MEYER, M. MÜLLER, E. STRÖMGREN (Hrsg.): Psychiatrie der Gegenwart. Bd.II/1,2.Aufl. Springer, Berlin-Heidelberg-New York 1972.
(128) **WEITBRECHT, H.J.**: Psychiatrie im Grundriß. 3.Aufl. Springer, Berlin-Heidelberg-New York 1973, (4.Aufl. 1979, neubearb, von J. GLATZEL).
(129) **WEIZSÄCKER, V.v.**: Studien zur Pathogenese. 2.Aufl. Thieme, Stuttgart 1946.
(130) **WING, J.K.**: Eine praktische Grundlage für die Soziotherapie bei Schzophrenien. In: HUBER, G. (Hrsg.): Therapie. Rehabilitation und Prävention schizophrener Erkrankungen. Schattauer, Stuttgart-New York 1976.
(131) **WINKLER, W.Th., H. HÄFNER**: Kontakt und Übertragung bei der Psychotherapie Schizophrener. Z. Psychother. med. Psychol. 4: 179 (1954).
(132) **WYRSCH, J.**: Die Person des Schizophrenen. Haupt. Bern 1949.
(133) **WYRSCH, J.**: Allgemeines über die Prognose bei Schizophrenen. In: HUBER, G. (Hrsg.): Verlauf und Ausgang schizophrener Erkrankungen. Schattauer, Stuttgart-New York 1973.
(134) **ZERBIN-RÜDIN, E.**: Genetische Faktoren bei der Schizophrenieentstehung. In: HUBER, G. (Hrsg.): Ätiologie der Schizophrenien. Bestandsaufnahme und Zukunftsperspektiven. Schattauer, Stuttgart-New York 1971.
(135) **ZERBIN-RÜDIN, E.**: Psychiatrische Genetik. In: KISKER, K.P., J.-E. MEYER, M. MÜLLER, E. STRÖMGREN (Hrsg.): Psychiatrie der Gegenwart. Bd.I/2,2.Aufl. Springer,

Berlin-Heidelberg-New York 1980.
(136) **ZUTT, J.**: Der ästhetische Erlebnisbereich und seine krankhaften Abwandlungen. Ein Beitrag zum Wahnproblem. Nervenarzt 23: 163 (1952).

「解説」での参考文献

[1] **BERNER, P.**: Fortschritte in der Kassifikation endogener Psychosen. In: HUBER, G. (Hrsg.): Fortschritte in der Psychosenforschung? 7. "Weißenauer" Schizophrenie-Symposion. Schattauer, Stuttgart-New York 1987.
[2] **EBEL, H., J. KLOSTERKÖTTER, G. GROSS, G. HUBER**: Basic symptoms in schizophrenic and affective psychoses. Psychopathology 22: 224-32 (1989).
[3] **GROSS, G, G. HUBER**: Die Bedeutung diagnostischer Konzepte und Kriterien für die biologisch-psychiatrische Forschung bei schizophrenen und schizoaffektiven Psychosen. In: HOPF, A., BECKMANN, H. (Hrsg.): Forschungen zur biologischen Psychiatrie. 54-62. Springer, Berlin-Heidelberg, New York 1984.
[4] **GROSS, G, G. HUBER**: The relevance of Jasperrsian-Scneiderian paschopathology for today's psychiatry. Neurology, Psychiatry and Brain Research. 8: 53-68, 2000.
[5] **GROSS, G., G. HUBER, B. ARMBRUSTER**: Schizoaffective psychoses – long-term prognosis and symptomatology. In: MARNEROS, A., M.T. TSUANG (eds.): The schizoaffective psychoses. 188-203. Springer, Berlin-Heidelberg-New York 1986.
[6] **GROSS, G., G. HUBER, J. KLOSTERKÖTTER**: Früherkennung der Schizophrenien. Fundamenta Psychiatr. 5: 172-8 (1992).
[7] **GROSS, G., G. HUBER, J. KLOSTERKÖTTER**: Early diagnosis of schizophrenia. Neurol Psychiatr. Brain Res. 1: 17-22 (1992).
[8] **GROSS, G., G. HUBER, J. KLOSTERKÖTTER, M. LINZ**: BSABS. Bonner Skala für die Beurteilung von Basissymptomen (Bonn Scale for the Assessment of Basic Symptoms). Springer, Berlin-Heidelberg-New York 1987.
[9] **GROSS, G., H.H. STASSEN, H. HUBER, J. KLOSTERKÖTTER**: Reliability of the psychopathological documentation scheme BSABS. In: STEFANIS, C., A. RABAVILAS, C. SOLDATOS (eds.): Psychiatry: A world perspective. Vol 1. 199-203. Excerpta medica, Amsterdam-New York-Oxford 1990.
[10] **HÄFNER, H., K. MAURER**: Are there two types of schizophrenia? In: MARNEROS, A., N.C. ANDREASEN, M.T. Tsuang (eds.): Negative versus positive schizophrenia. 134-59. Springer, Berlin-Heidelberg-New York 1991.
[11] **HOPF, A.**: BECKMANN, H. (Hrsg.): Forschungen zur biologischen Psychiatrie. Springer, Berlin-Heidelberg- New York 1984.
[12] **HUBER, G., G. GROSS, R. SCHÜTTER**: Larvierte Schizophrenie? In: HEINRICH, K. (Hrsg): Der Schizophrene außerhalb der Klinik. 19-33. Huber, Bern-Stuttgart-Wien 1982.
[13] **HUBER, G.**: Das Konzept substratnaher Basissymptome und seine Bedeutung für Theorie und Thepapie schizophrener Erkrankungen. Nervenarzt 54: 23-32 (1983).
[14] **HUBER, G.** (Hrsg.): Basisstadien endogener Psychosen und das Borderline-Problem. 6. "Weißenauer" Schizophrenie-Symposion. Schattauer, Stuttgart-New York 1985.
[15] **HUBER, G.**: Newer concepts of symptoms in schizophrenia and affective illness: Introduction. In: PICHOT, P., P. BERNER, R. WOLF, K. THAU (eds.): Psychiatry. The state of the art. Vol 1. 459-63. Plenum Press, New York-London 1985.
[16] **HUBER, G.**: Negative or basic symptoms in schizophrenia and affective ellness: Introduction.

In: SHAGASS, C., R.C. JOSIASSEN, W.H. BRIDGER, K.J. WEISS, D. STOFF, G.M. SIMPSON (eds.): Biological psychiatry 1985. 1136-8. Elsevier, Amsterdam-New York 1986.

[17] **HUBER, G.** (Hrsg.): Fortschritte in der Psychosenforschung? 7. "Weißenauer" Schizophrenie-Symposion. Schattauer, Stuttgart-New York 1987.

[18] **HUBER, G.**: Klinische und psychopatologische Argumente für eine Differentialtypologie idiopathischer Psychosen. In: SIMHANDL, C., P. BERNER, H. LUCCIONI, C. ALF (Hrsg.): Klassifikationsprobleme in der Psychiatrie. 128-45. Ueberreuter, Wien-Berlin 1990.

[19] **HUBER, G.**: Die Konzeption der Einheitspsychose aus der Sicht der Basisstörungslehre. In: MUNDT, C., H. SAß (Hrsg.): Für und Wider die Einheitspsychose. 61-72. Thieme, Stuttgart 1992.

[20] **JANZARIK, W.**: Strukturdynamische Grundlagen der Psychiatrie. Enke, Stuttgart 1988.

[21] **KENDELL, R.E.**: The classification of depressions. A review of contemporary confusion. Br. J. Psychiatry. 129: 15-28 (1976).

[22] **KISKER K.P., J.-E. MEYER, M. MÜLLER, E. STÖMGREN** (Hrsg.): Psychiatrie der Gegenwart. Bd I/1, I/2, II/1, II/2, 2.Aufl. Springer, Berlin-Heidelberg-New York 1972 (Bd II/1 u. 2), 1975 (Bd III), 1979 (Bd I/1), 1980 (Bd I/2).

[23] **KLOSTERKÖTTER, J.**: Formes frustes or the borderland of schozophrenia – a key for understanding of endogenous psychoses. Zbl Neurol. Psychiatr. 244: 187-94 (1986).

[24] **KLOSTERKÖTTER, J., G. GROSS**: Wahrnehmungsfundierte Wahnwahrnehmungen. In: BÖCKER, F., W. WEIG (Hrsg.): Aktuelle Kerfragen in der Psychiatrie. 111-21. Springer, Berlin-Heidelberg-New York 1988.

[25] **KOEHLER, K.**: Konzepte und Kriterien der Schizophreniediagnose in der gegenwärtigen englischsprachigen Psychiatrie. In: HUBER, G. (Hrsg.): Schizophrinie. Stand und Entwicklungstendenzen der Forschung. 4. "Weißenauer" Schizophrenie-Symposion. 85-93. Schattauer, Stuttgart-New York 1981.

[26] **MARNEROS, A., A. DEISTER, A. ROHDE**: Affektive, schizoaffektive und Schizophrene Psychosen. Eine vergleichende Langzeitstudie. Springer, Berlin-Heidelberg-New York 1991.

[27] **MARNEROS, A., M.T. TSUANG** (eds): The schizoaffective psychoses. Springer, Berlin-Heidelberg-New York 1986.

[28] **PAULEIKHOFF, B.**: Atypische Psychosen. Versuch einer Revision der Kraepelinschen Systematik. In: HUBER, G. (Hrsg.): Schizophrenie und Zyklothymie. Ergebnisse und Probleme. 87-94. Thieme, Stuttgart 1969.

[29] **PROPPING, P.**: Psychiatrische Genetik. Springer, Berlin-Heidelberg-New York 1989.

[30] **RETTERSTØL, N.**: The Scandinavian concept of reactive psychosis, schizophreniform psychosis and schizophrenia. Psychiatr. Clin. 11: 180-7 (1978).

[31] **STONE, M.**: The borderline syndromes: constitution, personality and adaptation, McGraw-Hill, New York 1980.

[32] **STONE, M.**: Genetische Faktoren in schizotypen Patienten. In: HUBER, G.: Basisstadien endogener Psychosen und das Borderline-Problem. 6. "Weißenauer" Schizophrenie-Symposion. 225-34. Schattauer, Stuttgart-New York 1985.

[33] **SÜLLWOLD, L., G. HUBER**: Schizophrene Basisstörungen. Monographien aus dem Gesamtgebiete der Psychiatrie, Bd 42. Springer, Berlin-Heidelberg-New York 1986.

[34] **WÖLLER, W., P.J. HUPPERTZ**: Borderline – eine diagnostische Einheit? Fortschr Neurol. Psychiatr. 52: 338-45 (1984).

[35] **SAß, H.**: Psychopathie – Soziopathie - Dissozialität. Zur Differentialtypologie der Persönlichkeitsstörungen. Springer, Berlin-Heidelberg-New York 1987.

索　　引

「循環病」および「分裂病」は末尾にまとめて記載

あ　行

ＩＣＤ（疾病の国際分類）　8, 14.
あぶら顔　111.
アヘン療法　47.
アトニー様発作　111.
アミトリプチリン　41, 44-48, 71, 170-171, 174.
アミン（生体〜）　41, 52, 71, 153, 154, 167.
誤った見当識　86, 106.
アルコール嗜癖　10, 14, 52, 61, 111, 160.
アルコール精神病　9, 19, 99-101, 103, 161.
異記憶　107.
移行現象　106.
医師−患者関係　176.
意識混濁　10, 48, 81, 86, 93, 115, 128-129.
意識障害　86, 167.
──分裂病性〜　129.
異質感　101-102.
意志の被影響感　122-123.
異常人格　14-15.
──診断　15, 17, 73.
──理念型　15.
異常体験反応　15, 64-65, 130, 160.
──診断　15, 129.
──理念型　15.
一次性性格　75, 96, 108.
──〜と精神病　96, *157-158*.
──〜と転帰　157.
──敏感−神経質　158.
一次予防　162.［予防もみよ］
遺伝　13, 14, 15, 23, 24, 25, *69-72*, 73, 80, 119, 148-154, 156, 158, 160.［分裂病・循環病もみよ］
遺伝様式　13, 70, 152.

移動性感覚　102.
イミプラミン　44, 174.
インシュリンショック療法　168.
インシュリン療法（小〜）　47.
ヴィジョン　104.
迂遠　92.
うつ状態（診断と鑑別診断）　60.
うつ病　［循環病性うつ病もみよ］
──心因性〜　43, 64, ***65-66***.
──神経症性〜　41, 43, 65.
──診断と鑑別診断　60, 65.
──精神病質性〜　65.
──反応性〜　36, 41, 57, 65, 72.
──疲弊性〜　60, 65.
──二次的に生気化された反応性の〜　57, 65.
運動感　102, 105.
運動減弱感　102.
運動性常同症　91.
運動促迫状態　86.
エピソード　10, 26, 30-31, 62, 81, 90, 100, 105, 111, 113, 116-118, 129, 133.
親子間の相互作用　162.
恩給退職性破綻　63.

か　行

外因性精神病　23.［器質性精神病もみよ］
外因反応型　9-10.［器質性精神病もみよ］
回転式の再発　46.
概観　8, 59.
外傷性脳障害　10, 89, 128.

219

――~と脳器質性うつ病　61.
階層規則　17, 64.
概念規定（ポジティブな~）　25.
概念の移動　93.
概念の崩壊　93.
会話の障害　35, 92-93, 178.
可逆性　7, 9-10, 12, 61, 63, 69, 74, 88, 96, 102, 107, 113-114, 128, 133, 137, 141, 143, 149, 156, 168.
加工　76, 95, 98, 100, 107, 124.
――二次性の~　134, 154.
過呼吸　111.
過少刺激　159, 177.
過剰な取り込み　154.
過食　111.
家族研究　24, 69, 150, 151.
家族療法（分析的な~）　180.
硬さ　87, 127.
カタレプシー　84, 90-91, 127.
葛藤　15, 47, 57, 65, 75-76, 159-160.
過程活動性　124, 140, 156.
過程性　136.
過程概念　26, 142.
過程仮説　156.
カテコールアミン　71-72, 153-154.
金縛り状態　92, 102, 111.
仮面うつ病　*37-38*, 39.［循環病性うつ病もみよ］
感覚のなさ　102.
感覚過敏　102, 140.
感覚過敏性クリーゼ　103.
感覚性障害　99, 102, 104-105, 110, 135, 155.［知覚変化もみよ］
環境　14-15, 63, 69-70, 76, 80, 85, 87, 95, 104-105, 124, 132, 137, 148-150, 152, 155, 176, 179.［環境要因もみよ］
環境要因　24, 70, 74-75, 80, 98, 149, 152, 456, *158-165*.
間歇期　*30-31*, 56-57, 68, 72, 115.
ガンザーもうろう状態　130.
感情調整薬　42-48, 55, 63, 71, 140, 143, 154, 166, 168, 170-172, 174-175.［精神薬物療法もみよ］
――依存　43.
――副作用と併発症　46.
――相乗作用　42.

感情の欠如感　86.
感情のない感情　34, 50, 140.
感情誘因性　39.
感性的な症状　85.
汗腺　40, 111.
感染性疾患　61.
観点　41, 58, 63, 90, 93, 113, 138, 145, 168.［立場もみよ］
――最終的（目的論的）な~　95.
観念奔逸　32, *51*, 54, 92.［形式的な思考障害もみよ］
鑑別診断学　16, 25, 37, 64, 116, 120, 129.
鑑別類型学　16, 25, 51, 63, 73, 120, 129.
顔貌　105.
緘黙症　90.
記憶の障害　62, **106-107**, 167.
偽記憶　107.
偽幻覚　103.
――感情誘因性~　39.
危険率　70-71, 150-151.
――経験的な~　71, 150.
器質性精神病　8, 10, 17, 58, 81, 100, 120.
――早期発見と早期治療　17-18.
――多元的見方　19.
――必須症状　11.
――病因　5.
偽自発性運動　91, 102.［自動症もみよ］
偽神経症性分裂病　17, 131.
偽神経衰弱性症状群　89, 133, 139.
基底障害　124, 134, 149, 154-156, 178.
――身体基質に近縁の~　93, 135, 153, 155.
――過剰刺激　180.
基底状態　102, 106, 113, 133-134, 141, 154, 156, 174.
――抑うつ的色彩の~　63.
気分変調　10, 29-33, *34-35*, 36-38, 43, *50*, 54, 58, 61-62, 66, 68, *86-88*, 114, 119, 123, 126-127, 139, 174.［循環病・分裂病もみよ］
――生理前の~　61.
基本症状　87, 88, 95, 115, 121.
共生性精神病　130.
共通表出　111, 124.
強迫　35, 40, 62, 74, 97, 106, 126, 140, 158.［循環病性うつ病もみよ］

拒絶症　90-91.
巨大視　105.
キールホルツの図　170, 174.
緊張病　85, 114, **115-116**, 127, 129, 144, 170-171.
——脳疾患性の〜　116.
——致死性・生命脅迫性（いわゆる悪性）〜　115-116, 147, 168.
——〜症状　51, 84, 88, 90-92, 113-115, 120, 127-128, 134, 146.
緊張病者　84, 92.
筋肉運動感覚　102.
寓話テスト　93.
口とがらし　91.
屈曲　119, 129.
——生命的〜　119.
——第二の陽性の〜　［第二の陽性屈曲をみよ］
グループ精神療法　177, 180.　［精神療法もみよ］
クレペリンの法則　24, 67, 68, 79.
経過　79-81, **132-144**.
——病相性〜　79.
——良好な〜　143.
——不良〜　143-144.
経過型（循環病の）　**29-30**.
——双極性〜　30-31.
——単極性〜　29.
——単極性‐躁性〜　29, 68.
——単極性‐抑うつ性〜　30-31.
経過研究　81, 132, 136, 138, 145, 156.
経過診断　25, 82.
経過様式　**136-138**, 143, 154.
傾斜視　105.
形成異常性徴候　157.
けいれん療法　47, 55, 107, 116, 118, **166-168**, 171.
——適応　166-168.
欠陥　9-10, 13, 24-26, 68, 79, 81-82, 108, 114-115, 132, 134, 136, 138-139, 141.　［残遺症状群・純粋欠陥もみよ］
欠陥精神病　26, 88-89, 108, 136, 138, 142-144, 146, 150, 157, 172.　［分裂病もみよ］
血清リチウム値　48.
欠乏状況　163.
幻覚
——機能性〜　99, 104.

——幻嗅　98, 103, 126, 146.
——幻視　103-104, 126.
——触覚性〜（幻触）　100-101, 121.
——身体〜　101, 103, 106, 115, 118, 155.
——聴覚性〜（幻聴）　84, 98-101, 121, 126, 141, 146.
——幻味　98, 103, 126.
幻覚剤　153.
幻覚症　10, 99.
衒奇（奇矯）　91, 127.
衒奇症　90-91, 127.
言語性常同症　90-91.
現実感喪失　37, 105.
幻声　99-101, 115, 121.　［分裂病性一級症状・分裂病性二級症状もみよ］
——対話性〜　100, 121.
——命令性の〜　100, 121.
——批評性〜　100, 121.
現代人の二重拘束状況　163.
見当識（〜の障害）　86, 106.
原不安　38.
健忘症状　9, 107, 167.
抗うつ薬　［感情調整薬・精神薬物療法をみよ］
拘禁反応　130.
光視症　105.
構造変形　96, 141, 142-143, 146, 157, 172, 174.
酵素欠損　14, 156.
抗精神病薬　42-43, 45, 49, 55, 61, 63, 90-91, 95, 112, 154, 163, 166-175, 177.　［精神薬物療法もみよ］
——依存　43.
——抗精神病作用　169-170.
——相乗作用　42.
抗精神病薬性パーキンソン症状　170.
後退視　105.
行動異常　90.
行動障害　178.
行動のトレーニング　178.
抗ドーパミン作用　154.
更年期　63.
抗パーキンソン剤　173.
高用量　45.
克服機構　154.

索　引　221

個々の症例の予後　144, 146.
語唱　91.
孤独　63, 95.
小娘・馬鹿娘症状群　85.
コルサコフ症状群　10.
こわばった感覚　102.
壊れたぜんまい症状群　89.
混交　93.
混合状態　*54.*
混合精神病　64, 129, 147.
昏迷　10, 90, 115, 127, 170.
──心因性〜　130.
──躁病性〜　54.
──抑うつ性〜　36.

さ　行

サイケデリックなモデル　164.
最終現象（分裂病状の〜）　134.
最小残遺　128, 138, 141.［分裂病もみよ］
罪責感　38-39, 101.
──二次性の〜　39.
罪責妄想　64.
──一次性の〜　39, 57.
サーカディアン・リズム　153-154.
作業テスト　58, 107, 141.
作業療法（エルゴテラピー）　84, 179.［リハビリテーション・社会療法もみよ］
錯感情　85, 87, 139.
錯表情　85, 87.
鎖状形成　151.
挫折状態　［内因性－若年性挫折状態をみよ］
雑音への過敏性　105.
錯覚性誤認　99, 104.
残遺症状群　8, 81, 89, 108, 132, 146.［分裂病もみよ］
──混合性の〜　107, 136, 146.
──純粋〜　63, 107, 119, 128, 136, 138, 146.［純粋欠陥もみよ］
──特徴的な残遺状態　142, 144.
──無力性の〜　67, 119, 128.
──非特徴的な〜　83, 89, 136, 138, 156, 174.

産出性－精神病性要因　143, 174.
散瞳　111.
散乱（思考の〜）　51, 92-93.［形式的な思考障害もみよ］
ジアゼパム　46, 172.
自我－環界障壁の易通過性　105.
自我障害　98, 105-106.
──分裂病性の〜　91-92, 105.
──〜と離人症　106.
──〜と強迫　106.
自我退縮　101.
自我の弱さ　101.
しかめ顔　85, 90-91.
志向弓の緊張解除　89, 93.
思考化声　100, 121.
思考過程の制御の喪失　93, 118-119, 139.［思考障害もみよ］
思考干渉　178.
思考散乱　51, 92, 93.
思考障害　35, 88, 115, 119.
──形式的な〜　87, *92-94*, 120, 127-128.
──内容的な〜　*94-98.*
思考奪取　92, 105, 122-123.
思考中断（途絶）　92, 126-127.
思考伝播　105, 122, 123.
思考における志向性の減弱　89.
思考吹入　105, 122-123.
思考没収　105.
思考滅裂　51, 87-88, 92, 94, 126-128, 134, 168, 176.
思考制止　32, 34, *35*, 54, 57, 66, 92.
自己経験　134.
自己の知覚　52.
自己反省　134.
自殺企図　42, 101.
自殺傾向　31, 42-43.
自殺の危険性　31, 43.
自殺のリスク　31, 47, 176, 180.
自殺頻度　31, 42, 68.
支持的精神療法　41, 47, 130, 175, 180.
思春期危機　130.
視床下部下垂体副腎皮質系　72.
姿勢の常同症　90-91, 127.

肢端チアノーゼ　111.
疾患因子　18.
疾患仮説（間接的な証拠）　24, 153.［身体病仮説もみよ］
疾患単位　4-5, 9, 152.
――小～　5, 13, 24.
疾患の発病　*133-135.*
疾病学的単位　［疾患単位をみよ］
ＣＴ所見　120, 146, 155.
自動症　90-92, 102, 106, 111, 127.
――分裂病性自我障害への移行　91.
自動的な熟練した動き　178.
自分自身のための行動　178.
自閉　87, 115, 127, 139, 155.
――二次性の～　87, 140, 176, 178.
嗜癖　14-15, 19, 43, 52, 111.
社会因　148, *158-165.*
社会学主義　163.
社会感情的方法　179.
社会主義患者集団　164.
社会心理学的要因　163.
社会的地位の上昇　145.
社会的寛解　142.
社会的治癒　143, 145, 148.
社会的予後　68, *144-147.*
社会文化的要因　85, 134.
社会療法　84, 90, 145, 149, 166, 176.
習慣性ヒエラルヒーの喪失　124, 154-155, 179.
集中力　54, 67, 89, 118.
――～の障害　35, 107, 134, 139, 141.
周辺群　64, 80.
終末状態　［分裂病をみよ］
縮小体験と拡大体験　102.
循環病　【末尾にまとめて記載】
純粋欠陥　12, 67, 83, 89, 96, 103, 108, 113, 128, 134-135, 138-143, 149, 156, 174.［分裂病もみよ］
消化の障害　40.
障害者工場　179.
症状学的系列　7.
症状性うつ病　［うつ病・症状性をみよ］
症状の誘発（薬剤性～）　174.
症状発現　85.
症状変遷　84, 120, 134.

症状力動（同質性の～）　58.
症状を誘発する条件　178.
焦燥性うつ病　36, 54.
状態－経過－単位（精神病理学的～）　23-24.
状態診断　82.
情動　29, 34, 39, 76, 85, 97-98, 102-104, 110, 123, 137, 158-159, 176-178, 180.
情動（～の障害）　79, 85, *86-88*, 89, 92, 114-115, 121, 127-128, 139, 155.
衝動行為　86, 89-90.
情動性錯覚　104.
情動的ショック　159.
職業療法　179.［社会療法・リハビリテーションもみよ］
食欲不振　40, 47-48, 110-111.
徐脈（発作性の～）　111.
初老期被害妄想　117.
自律神経　*40*, 45-46, 50, *53*, 64, 71, 103, 110-111, 117, 133, 135, 159, 167, 170, 173.
――～性うつ病　38-39, 46, 119.［循環病性うつ病もみよ］
――～の中心器官　110.
――～性の障害　13, 33-34, 37-38, 52, 59, 102-103, 110-111, 140, 156.
心因　151-152, *158-165.*
人格障害　5, 14, 17.［体験反応性発展もみよ］
人格全体の病　83.
人格体質性精神病　23.
人格変化（体験反応性）　［体験反応性人格変遷をみよ］
心気症（限局性の～）　119.
心気性多幸症　103, 119.
神経感情調整薬　43-45, 55.［精神薬物療法もみよ］
神経症　14-15.［異常体験反応もみよ］
神経症の形成（二次性の）　47.
神経伝達物質　41, 154.
――アセチルコリン系　153.
――ＧＡＢＡ系　153.
――セロトニン系　153.
神経分泌　154.
神経学と精神医学　18.
進行性　10, 62, 68, 136, 142.
人生発展の意味連続性　108.

索引　223

振戦 48, 110-111
心臓律動障害 40.
身体医学 4.
身体症状 37, **110-112**.
身体的な診察 7, 16, 120.
身体病仮説 149. [分裂病もみよ]
診断 5, 7, 9, 17-19, **57-58**, 79, 81-82.
診断学 9, 17, 30, 57-58, 103-104, 106, 125-127.
心的資質の偏倚 4-5, 7-9, 12-13, 16-17, 19, 23-25, 64, 81.
浸透率 149.
心不全 61.
人物誤認 96, 155.
錐体外路性多動（ジスキネジー） 91, 111, 135.
心理主義 131.
睡眠－覚醒調節（～の障害） 111.
睡眠障害 40, 45-46, 57, 110.
スタインワックスの電気的筆圧測定 141.
生化学的所見 69, 71, **152-157**.
性格反応 131.
生気障害（生気性身体感情の障害） 34, **37-38**, 40, 66. [体感症・循環病性うつ病もみよ]
生気性 33, 39, 65-66, 128.
──～落ち込み 36-37, 62, 65.
──～うつ病 38, 57, 65-66. [循環病性うつ病もみよ]
性差 32.
生殖過程 160.
精神医学（二者択一的な～） 164.
精神運動性 43, 53, 62, 73, 90-91, 129-130.
──～興奮 32, **51**, 56, 58, 90-91, 115, 127, 168, 171.
──～制止 34-35, **36**, 43, 57, 174.
精神的エネルギー・ポテンシャルの減衰 89, 138. [ポテンシャル減衰もみよ]
精神薄弱 14, 19.
精神反応性障害 15, 120. [異常体験反応もみよ]
精神病質人格 14.
精神病誘発剤 153.
精神病理学 4, 5, 7-8.
精神病理学的症状の移行 73.
精神枕 91.

精神薬物療法 34, 41-42, 46, 134, 140, 167, **168-175**. [分裂病・循環病もみよ]
──維持療法 91, 134, 172, 175, 180.
──回転式の再発 46.
──相乗作用 42.
──遅効剤 173.
──長期治療 90, 134, 170, 172-173, 175.
──治療期間 168, 175.
──デポ剤 173.
──投与原則 45.
──病相原則 45.
──パーキンソン症状群 169-170, 173.
──標的症状 43, 63, 114, 168, 170-171, 174.
──副作用と伴発症 42-43, 45-46, 48, 61, 167, 170-173.
──薬物動態 42, 172.
精神力動的方法 179-180. [精神療法もみよ]
精神療法 4, 41, 43, 47, 56, 117, 130-131, 138, 148-149, 166, 168, 175-177, 180.
──分析的～ 47.
性的偏倚 14.
制縛性うつ病 40. [循環病性うつ病もみよ]
責任能力 55, 178.
接近と距離 177.
接枝分裂病 19.
説明妄想 95, 98, 106.
セロトニン 41, 71, 153.
セロトニン型 71.
セロトニン代謝（～の障害） 41, 71-72.
前駆症 [分裂病をみよ]
詮索強迫 35.
全体的な見方 3.
全体の治療プラン 179.
前庭感覚 102.
前頭葉症状群 8, 11.
せん妄（薬物因性～） 46.
素因と環境 15, 149, 158.
喪失状況 63, 75, 159.
双生児研究 24, 69-71, 80, **149-152**, 158, 162.
躁性精神病 [循環病性躁病をみよ]
早発性痴呆 25, 79, 150.
躁病 [循環性躁病もみよ]
──刺激性～ 50.

——錯乱性〜　51.
　——吹きこぼれ〜　51.
疎隔　102, 106.
疎隔状況　63.
疎隔性うつ病　37, 119.
側頭葉症状群　11.
疎通性障害　*86-88*, 115, 121, 127, 139, 158, 176.
存在への罪責　39.

　　　た　行

体温調節（の障害）　111.
体格　72, *157-158*.
　——闘士型　157.
　——形成異常型　80.
　——肥満型　72, 157.
　——細長型　80, 157-158.
体感症　37, 40, 57, 101-103, 105, 110-111, 114, 126-127, 133-135, 137, 139-140, 146, 155-156.
　——段階1,2,3の〜　101, 103, 135.
体感症性うつ病　37-39, 119.　［循環病性うつ病もみよ］
体感症性分裂病　38, *117-119*.
　——鑑別診断　119.
　——生命的屈曲　119.
　——前駆症　119.
　——発病年齢　119.
　——予後　119.
体験反応性　5, 14, 18, 36-37, 103.
　——重畳　47, 123, 127.
体験様式（異常な〔分裂病性の〕〜）　25, 92, 94-95, 98, 100, 108, 115-116, *120-128*, 129, 139, 155, 168.
退行期うつ病　62-63.
　——器質性に陥る〜　62.
退行期精神病（抑うつ性の〜）　54, 62-63.
退行期パラノイア　117.
体質　14, 23, *72-74*, 80, 96, 98, 107, 140, *157-158*.
体質圏（循環性－肥満性の〜）　73.
第二の陽性屈曲　136.
唾液の過少（あるいは過剰）分泌　111.
唾液分泌障害　40.

たがをはめられ、バンドで締められ、輪をはめられた感覚　102.
多元的見方　［観点をみよ］
立場（態度・見方）
　——現象学的〜　5, 16, 35-36, 61, 67, 99, 104, 121, 133, 153, 156, 177.
　——コペルニクス的〜　124, 155.
　——診断中心の〜　3.
　——人間中心の〜　3.
脱神話化　165.
脱抑制（切迫性の〜）　50-52, 89, 114-115.
「他の刺激に反応しない自発性の欠如」　89.
多病相性経過型（分裂病の〜）　143.
単一精神病　64, 68, 70.
段階的リハビリテーション　179.
短期予後　67.
炭酸リチウム　48.
単相性経過型　143.
断眠　47.
知覚障害　［幻覚をみよ］
知覚変化　53, 96, 99, 104-105, 110-111, 156.　［感覚障害もみよ］
知能　14, 79.
　——〜の障害　*107-109*.
　——病前の〜　107.
遅発性うつ病　31, 62-63.
遅発性分裂病　62, 116, 158.
痴呆　11, 24, 35, 62, 79, 81, 86, 93, 107, 109, 115, 128, 138.
注意　101, 107, 139, 163.
　——選択的〜　93, 107, 141, 178.
　——〜の障害　93.
中核群　69, 80.
中間施設　179.
中間例　16, 25, 51, 64, 129.
長期予後　13, 67-68, 116, 142, 144-147, 160, 168, 172.
調整能力（感情的な）　87.
治療抵抗性　55, 142-143.
　——うつ病　47.
　——分裂病性精神病　172.
治療的共同体　180.
　——治療的コミューン　164.

痛覚　37, 102.
通過症状群　7, 10, 167.
通電感覚　102.
つぎはぎ言葉　127.
罪の責任を負う人　57.
低血圧発作　46.
底部　30.
テスト心理学的検査　89, 107, 140.
てんかん　3, 5, 7, 18, 23, 62, 81, 101, 125, 129, 166-167.
──精神運動性─　129.
──もうろう状態　103.
転換神経症　38.
電気けいれん療法　47, 167.
「転帰診断」　82.
転地による改善　137.
動機　12, 29, 34, 39, 57-58, 65, 89, 125-126.
動機なき関係づけ　97.
道化症症群（心因性の）　131.
投薬－作用関係　42.
動揺　30.
──軽躁性の─　30, 57, 66.
──軽うつ性の─　30.
投与原則　45.
途絶　90, 92, 127, 146.
ドーパミン仮説　154.
トランキライザー　45.［精神薬物療法もみよ］
トランスメチル化仮説　154.
トレーニング・プログラム　178.
頓挫型　119, 149.

な　行

内因性　23, 26, 73-74, 76, 80, 155.
内因性うつ病　［循環病性うつ病をみよ］
──落ち込み　34.
内因性精神病　*12-13, 21-26*.［循環病・循環病性うつ病・循環病性躁病・分裂病もみよ］
内因性若年性挫折状態　106.
内因性－抑うつ性初発症状（あるいは再発症状）　147.
内因反応性気分失調　60, 62, 64, 74, 80, 119.

内因反応性の極　131, 152, 157.
内分泌疾患　61, 129.
涙がでない泣き声　34.
涙分泌（〜の障害）　40.
握りかえし　90.
二次性予防　179.［予防・一次性予防もみよ］
二重見当識　86, 106.
二重拘束　161-163.
二重視　105.
日内変動　36, 46, 57-58, 154.
二分律　24.
二命名テスト　107.
入院　31, 42, 45, 47, 52, 55, 84, 114, 117-118, 137, 171-173, 179, 181.
尿閉　46.
人間学的マトリックス　135, 155.
認知性基底欠損　107, 177.
認知性の一次障害　85, 94, 135, 156.［基底障害もみよ］
ネオロギスム　91.
根こそぎ状況　63.
熱感　102, 118.
脳萎縮性心気症（血管性脳過程を基礎にする〜）　119.
脳幹症状群　11.
脳局在性精神症状群　11, 129.
脳疾患　10-11.
──一次性の〜　10.
脳腫瘍　10, 16, 38, 61, 125, 129.
──器質性精神症状群　7, 9, 11, 17, 61, 63, 99.
脳梅毒　5, 10, 18, 61.
脳に関係する一般の身体疾患　9.
脳波所見　118, 156.
脳病質　7.
脳ペプチド　154.
能力欠損　108.
ノルアドレナリン仮説　71.
ノルアドレナリン型　71.
ノルアドレナリン代謝　41, 71-72.

は 行

排卵抑制剤　61.
破瓜－単純型（分裂病の）　***114-115.***
破瓜型初期症状と長期予後　146.
吐き気　110.
パーキンソン症状群　169, 173.
──薬物因性～　170.
発病の危険性　70, 151.
発展性パラノイア（精神病質性の）　116.
発病年齢　***81-82***, 114, 119.
──～と長期予後（分裂病の）　146.
パラノイア（パラフレニー）　24, 97, 116-117, 143, 148.
──一次性性格と生活史　96.
パレイドリア　104.
ハロペリドール　55, 170-172, 174.
反医学的精神医学　164.
反響言語　90-91, 127.
反響動作　90-91, 127.
反精神医学　164.
反応性（情動的な～）　86, 98.
ハンブルク・ウェクスラー成人用知能テスト　140.
非可逆性　7, 9-10, 12, 61, 63, 88, 128, 133, 137, 142-143, 146, 149, 156.
──慢性分裂病の～　143.
比較文化精神医学　161.
微小視　105.
引越しうつ病　63.
「非特徴的なもののなかの特徴的なもの」　141.
批判的距離（～をとる能力）　83.
皮膚描画症　111.
疲弊性うつ病　60, 65.
病因　***69-76, 148-165.***
病感　39, 50, 64.
表現性　71.
病識　39, 50, 55, 139, 176.
──部分的な～　39.
表出障害（分裂病性～）　85, 88, 91, 114-115, 121, 127, 134, 141.
病前性格　［一次性性格をみよ］

病相期間　62.
病相原則　45.
病相の数　***30-31.***
病像変遷（一部は薬物因性の～）　68.
標的症状群　43, 63, 114, 168, 170-171, 174.
漂流仮説　160.
貧困妄想　39, 57, 64.
ファーゼ（病相）　26.
フィルター障害　93-95, 105, 107, 154.
不合理性の教え　161.
副症状　88, 121.
不注意性錯覚　104.
不調和仮説　148.
プライベートな葛藤　75, 160.
プラス症状と過剰刺激　176.
分別能力　51.
分裂感情精神病　25, 64, 147.
分裂病　［末尾にまとめて記載］
平穏期　137.
閉経　65.
併用薬　46.
β－レセプター阻害剤　46.
別離体験　63, 75, 159.
ヘテロジーン　71, 152.
変形視　105.
偏見　178.
ベンゾジアゼピン　172.
ベントンのテスト　141.
防衛過程　101.
崩壊家庭　146, 161-162.
ホスピタリズム　176.
ボーダーライン症状群　73.
発作性頻脈　111.
ポテンシャル減衰　138, 143, 146, 155-156, 159, 174.［エネルギー・ポテンシャルの減衰もみよ］
ポリジーン　71, 152.
本態変化　15, 36, 62, 88, 108, 129, 135, 141.
ボン分裂病研究　82, 108, 115, 126, 132, 136, 142, 147, 151-152, 158-160, 175.

ま 行

マイナス症状と過少刺激　176-177.
膜　154.
的はずれ応答　93.
慢性化　49, 68, 74, 85, 96.
慢性（非可逆性）器質性精神病　9-11.［急性器質性精神病もみよ］
命令自動症　90-91, 127.
メランコリー親和型　158.
メランコリー発作　43.
妄想
　——急性の～　95.
　——心気～　39, 117.
　——感情誘因性の～　39.［妄想性反応もみよ］
妄想加工　95, 98, 100, 124.
妄想機能　124.
妄想気分　95-97, 115, 156.
妄想—幻覚型（分裂病）　113-114, **116-117**.
妄想思考　34, **38-40**, 57, 64, 90, 98, 141.
妄想体系　98, 138.
妄想知覚　94, 96-98, 100, 121, 123-124, 126, 155.
　——記憶性の～　98.
　——段階1,2,3の～　95-96, 124, 135.
　——単純な自己関係づけ　97, 124.
妄想着想　96-98, 107, 115-116, 124, 126.
妄想追想　98, 107.
妄想反応　97, 116, 123-124, 126, 130.［過敏関係妄想もみよ］
妄想様体験（躁病）　50, 52, 95
もうろう状態　10, 103, 129-130.
　——分裂病性～　86.
目標の方向性（～の喪失）　89.
モデル精神病　153.
モノアミンオキシダーゼ（MAO）阻害剤　41, 43, 153.
モノジーン　152.

や 行

薬物治療抵抗性　47, 55, 168, 171-172, 174.
薬物動態　42, 172.

誘発因子　75, 159.
　——身体的な～　160.
　——生殖過程　160.
　——精神的な～　160.
　——特異的な～　70.
　——非特異的な～　160, 177.
誘発状況　75, 160.［誘発因子もみよ］
　——特異的な～　75.
誘発反応　130.
有病率　82.
養子研究　**149-152**, 162.
要素性幻聴　101.
抑うつ性初期症状　146.
「抑うつ感のないうつ病」　36, 38.［循環病性うつ病もみよ］
欲動（の障害）　31, 36, 89, 115.
欲求の変化（病的な）　111.
予後に関するクライテリア　145-146.
予防　48-49, 55, 70, 149, 159, 162, 166, 173, 177, 179.

ら 行

ライフ・イベント　75, 137.
ラビット症状　111.
罹病率　**32**, 69.
力動不全　12, 89, 135, 138, 174.
離人症　37, 88, 106.［分裂病・循環病性うつ病もみよ］
リチウム　48, 68
　——中毒　48
　——副作用　48
　——～による予防　48, 55
リハビリテーション　68, 143-145, 164, **175-181**.
　——職業に関連した～　179, 181.
　——段階的な～　179.
リビドーとポテンツの喪失　40.
了解（発生的）　12, 123, 125, 131, 148.
両価傾向　87, 90.
両価性　87, 90, 161.
両価性の葛藤　75, 160.
両親の階層（社会的な～）　146, 160.

「良心の声」 39.
リンビック・システム 93, 105, 110, 153, 155-156.
類循環精神病 25, 146.
レマネンツ 74.
連環 153.
——身体的－前現象性の〜 153.
——症状性－精神病理学的な〜 153.

練習プログラム 178.
蝋屈症 90, 127.
老年期分裂病 62.

わ 行

腕白・生意気野郎症状群 85.

循 環 病

循環病 24-25, 27-, 57-66. [循環病性うつ病・循環病性躁病・症状性循環病・内因性うつ病もみよ]
一次性性格 (72-74).
遺伝 69-72.
概念 29.
間歇期 30.
鑑別診断 58-66.
器質性に陥る 63.
軽躁性動揺 30, 57.
軽うつ性動揺 30.
経過型 29-30.
混合状態 54.
自殺
——自殺傾向 31.
——自殺頻度 31, 68.
周期 31.
循環気質性（類循環性）一次性性格 (72-74).
状況性被影響性 (76).
症状
——症状学 32-33, 50-53.
——症状性 [症状性循環病をみよ]
身体病仮説 (69).
診断 57-58.
生化学の所見 (41), 69.
性差 32.
精神病理学的（横断）症状学 (60).
前うつ病的状況 74.

体質 72-74.
多因子性の見方 60.
テスト 58.
転帰 67-68.
発病
——発病危険性 70.
——発病年齢 31-32, 62.
——罹病率 32.
病因 69-76.
病相
——病相期間 30.
——病相数 30.
——病相性の経過 58.
病像変遷 68.
分裂病に対する鑑別類型学 16, 25, 51, 63, 73, 120, 129.
慢性化 68, 74.
誘因 62, 65, 74-76.
——精神的 (63), 74-76.
——身体的 74-76.
予後 67-68.
——生命に対する 68.
リチウムによる予防 48, 68.

循環病性うつ病 34-49. [内因性うつ病・循環病・内因性精神病もみよ]
意志の制止 36.

索 引 229

型　34.
仮面（マスクされた）うつ病　*37-38*, 46, 59.
感情のない感情　34, 50.
寛解　46.
鑑別診断　38, *58-66.*
偽幻覚　39.
狭義の体感症　57.
強迫症状　40.
けいれん療法　47.
罪責妄想（一次性）　39.
思考制止　*35*, 54.
自己関係づけ　39.
自殺傾向　42.
症状学　*34-40.*
焦燥性うつ病　54.
自律神経
　——自律神経性うつ病　38, 46.
　——自律神経障害　*40.*
神経症形成（二次性）　47.
身体感情障害　*37-38.*
睡眠障害　40, 57.
生化学的所見　41, 71.
生気
　——生気障害　*37-38.*
　——生気性特徴　57.
　——生気性うつ病　35, 38, 57.
精神器質性症状の代償　(62).
精神的エネルギー・ポテンシャルの減衰　35.
精神病理学的症状の非特異性　(57).
精神薬物療法　42-49.
　——一般的原則　42.
精神療法　47.
制縛性うつ病　40.
疎隔
　——疎隔性うつ病　37.
　——疎隔体験　37.
体感症性うつ病　37, 46.
治療　*41-49.*
　——入院　42.

治療抵抗性　47.
日内変動　36, 57.
病感と病識　39.
不完全な型　46.
閉経　40.
便秘　40.
妄想性・妄想様体験　38-39.
誘発　63, 65.
抑うつ
　——抑うつ性気分変調　*34*.
　——妄想思考　*38-40.*
　——抑うつ性昏迷　36.
　——抑うつ感のないうつ病　36, 38.
欲動障害　36.［精神的エネルギー・ポテンシャルの減衰もみよ］
力動性減衰（生気性落ち込み）　35-36.
リチウムによる予防　48.
リビドーとポテンツの喪失　40.

循環病性躁病　*50-56.*［循環病・内因性精神病もみよ］
感覚性障害　53.
観念奔逸　*51*, 54.
鑑別診断学と鑑別類型学　51, *58-66.*
錯乱性　51.
刺激性　50.
社会的な結果　(52-53).
症状学　*50-53.*
身体的－自律神経症状　*53.*
診断　*57-58.*
生気感情の昂揚　*52.*
精神運動性興奮　*51-52.*
精神薬物療法　55.
精神療法　56.
躁性気分変調　50.
治療　*55-56.*
病感と病識　50, 55.
ふきこぼれ躁病　51.
妄想様体験　52-53.
リチウム治療　55.

分 裂 病

分裂病　*77-*. [内因性精神病もみよ]
　亜型　85, ***113-119***.
　――心因性と身体因性の現象　124.
　　　――移行（症例間の）　113.
　　　　　――症例内の　113.
　遺伝　80, 149-152, 158.
　とうつ病（内因性）　63-64.
　運動性症状　[運動性症状をみよ]
　オフェリア型　84.
　概念　132, 150.
　加工と変形（二次的な）　101, 134.
　家族研究　149-152.
　過程活動性　140.
　環境要因　149, ***158-165***.
　完全寛解　[完全寛解をみよ]
　鑑別診断　***128-131***.
　――非精神病性障害に対する　129-131.
　　　――器質性精神病　131.
　器質性精神病との交錯　81.
　基底障害（身体基質に近縁の）　93, 134-135, 153, 156. [基底障害もみよ]
　――精神病性　124.
　基底状態　63, 106, 133-134, 141, 150. [基底状態もみよ]
　偽神経症性　17, 131.
　気分変調　***86-88***.
　緊張病症状　[緊張病症状をみよ]
　経過　80-81, ***132-147***.
　　　――経過型　143-144.
　　　――経過診断　82.
　　　――経過様式　***136-138***.
　欠陥　88, 108, 138. [分裂病・残遺状態・分裂病欠陥・欠陥精神病・典型的分裂病・純粋欠陥もみよ]
　構造変形　[構造変形をみよ]
　行動　***84-85***.
　個々の症例の予後　144.
　再発
　　　――精神病性の再発　137.
　　　　　――誘発　137.
　　　――内因性-抑うつ性の再発　147.
　残遺状態　89, 128, 138-144. [最小残遺・完全寛解・残遺症状群・純粋欠陥・欠陥精神病・典型的分裂病・構造変形・慢性純粋精神病もみよ]
　――可逆性と非可逆性　128, 137, 142-143.
　思考障害　[思考障害をみよ]
　自己の知覚　(83), (141).
　自殺傾向　101, 147.
　疾患
　　　――疾患要因　80.
　　　――疾患の発病　***133-135***.
　ＣＴ検査　146.
　社会
　　　――社会的予後　***144-147***.
　　　――社会文化的要因　85, 160.
　　　――社会療法　90, 145, 166.
　周辺群　80.
　終末状態　143. [残遺症状群もみよ]
　　　――比較的安定　142.
　シューブ　81.
　循環病に対する鑑別類型学　16, 25, 51, 63, 73, 120, 129.
　純粋残遺　106. [残遺症状群・純粋欠陥もみよ]
　症状
　　　――症状学　***83-109***.
　　　――症状性　[症状性分裂病をみよ]
　　　――症状変遷　84, 134.
　状態診断　82.
　初回発症（内因性-抑うつ性の）　147.
　自律神経障害　[自律神経障害をみよ]
　人格
　　　――人格全体の病　83.
　　　――人格変化　139, 141.
　身体
　　　――身体症状および身体精神性移行症状　***110-112***.
　　　――身体的仮説（間接的証拠）　(12-13), 80, (148), ***152-156***.
　　　――身体療法　137, 148. [けいれん療法・インシュ

索　引　231

リン療法・精神薬物療法もみよ]
診断　**120-128**, 132.
生化学的所見　**152-156**.［身体的仮説もみよ］
性差　(82).
精神病理学的症状の特異性　100.［非特異性もみよ］
精神療法　138, 148-149, 166.
前駆症　119, 130, **133-135**, 150, 156, 158, 177.
——薬物療法　174.
前哨症状群　130, **133-135**, 177.
潜伏性　81, 119.
双生児研究　**149-152**.
体感症　［体感症をみよ］
体験反応性特徴　137.
体質　80, **157-158**.
第二の陽性屈曲　［第二の陽性屈曲をみよ］
多因子性病因　80, 148, 158.
単純型　115, 129, 135.
知覚変化　［知覚変化をみよ］
中核群　80.
長期予後　114, 116, 142, 144-147.［予後もみよ］
治療　［身体療法をみよ］
テスト心理学的検査　140-141.
転帰　**132-147**.
——精神病理学的　**138-144**.
——「転帰診断」　82.
特殊な地位の相対化　156.
内因反応性の極　227, 233.
二次症例　146.
二重見当識　106.
認知的一次障害　85, 94.［認知的一次障害もみよ］
脳波の偏倚　95, 156.
能力欠損　108.
発病
——発病危険性　151.
——発病と長期経過　146.
——発病年齢　**81-82**, 119, 146.
病因　**148-165**.
表出　**84-85**.

病前
——病前性格　98, 107, 157.
——病前の知的水準　107.
病態
——病態発生　152.
頻度　**81-82**.
マイナス症状　89, 114.
慢性の　143.
妄想　［妄想をみよ］
誘発　130-131, 137-138, 158-165.
——個々の症例に特異な　(138).
——身体的な　159.
——生殖過程　160.
——精神反応性の　(131), 137, 159.
——分裂病特異性の　138.
誘発因子
——急性　(158), 159.
——潜在的な　(160).
——非特異的な　159.
有病率　82.
養子研究　151.
予後　**144-147**.
——生命に関する予後　147.
——予後に影響する要因　145.
理念型　138.
リハビリテーション　［社会療法・リハビリテーションをみよ］

分裂病因性の母親　151-152, 161.
分裂病群　25.
分裂病質性人格　157.
——精神病質　157.
分裂病性破局　144.
——一級症状　95, 121-122.
——二級症状　121-123.
分裂病スペクトラム診断　25.
分裂病性自閉　87, 155.
分裂病のない分裂病　135.

著者略歴

ゲルト・フーバー　Gerd Huber

1921年生まれ。ハイデルベルグ大学で医学を学び、医師国家試験合格。同大学精神科でK・シュナイダー教授、引き続きフォン・バイアー教授の助手となる。さらにミュンヘン・ドイツ精神医学研究所のショルツ教授の下で助手を務める。その後、ハイデルベルグ大学精神科外来医長および神経放射線科外来医長。ボン大学精神科に移り、ヴァイトブレヒト教授の下で病棟医長。そして、ウルム大学正教授兼州立ヴァイセナウ精神病院院長、リューベック医科大学精神科主任教授を歴任。1978年よりボン大学精神科主任教授。1987年にボン大学精神科を退官。

専門研究領域は臨床精神医学、精神病理学、社会精神医学。1971年より、分裂病研究に関するヴァイセナウ・シンポジウムを隔年に開催。クルト・シュナイダー賞、ヴァイトブレヒト賞の国際学術委員会を設立。1993年に"Neurology, Psychiatry and Brain Research"誌を創刊して主幹を務める。分裂病の経過研究と基底障害構想、体感異常性分裂病の提唱、妄想の精神病理学など著書・論文多数。『妄想』は日本語訳（木村定・池村義明訳、金剛出版、1983年）が出版されている。

訳者略歴

林 拓二（はやし・たくじ）

昭和20年生まれ。京都大学医学部卒業。医師国家試験合格後、七山病院（精神科）の常勤医師として勤務。この間、大阪医大の満田久敏教授に師事、非定型精神病の研究を始める。新阿武山病院（精神科）の常勤医師を経て、七山病院に勤務した後、昭和57年より58年までボン大学精神科（G.フーバー教授）の客員医師。その後、愛知医大精神科（大原貢教授）助手・助教授を経て、愛知医大精神科教授。平成13年より、京都大学大学院精神医学教室教授。

専門研究領域は、臨床精神病理学、非定型精神病の精神生理・画像診断学的研究。日本生物学的精神医学会、日本精神科診断基準学会、国際Wernicke-Kleist-Leonhard学会、日本精神病理学会などの会員。非定型精神病の臨床精神病理学的・生物学的研究の論文多数。

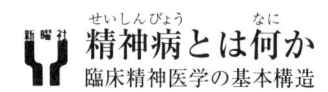

精神病とは何か
臨床精神医学の基本構造

初版第1刷発行　2005年10月14日

著　者　G.フーバー
訳　者　林　拓二 ⓒ

発行者　堀江　洪
発行所　株式会社 新曜社
　　　　〒101-0051　東京都千代田区神田神保町2-10
　　　　電話（03）3264-4973（代）・FAX（03）3239-2958
　　　　e-mail　info@shin-yo-sha.co.jp
　　　　URL　http://www.shin-yo-sha.co.jp/

印　刷　亜細亜印刷株式会社　　　　Printed in Japan
製　本　イマヰ製本所

ISBN 4-7885-0965-2　C 3047

―― 新曜社《医療精神人間学》ラインナップ ――

V.vonヴァイツゼッカー 著／木村敏 訳
病いと人
医学的人間学入門
A5判396頁／5040円

G.グロデック・野間俊一 著
エスとの対話
心身の無意識と癒し
四六判368頁／3570円

松木邦裕 著
精神病というこころ
どのようにして起こり いかに対応するか
四六判240頁／2520円

成田善弘 監修
医療のなかの心理臨床
こころのケアとチーム医療
A5判304頁／3990円

M.シュピッツァー 著／村井俊哉・山岸洋 訳
脳 回路網のなかの精神
ニューラルネットが描く地図
A5判382頁／5040円